FRAUEN, ESSEN UND HORMONE

Dr. Sara Gottfried

FRAUEN, ESSEN UND HORMONE

Das Vier-Wochen-Programm
für hormonelles Gleichgewicht,
Gewichtsabnahme und ein neues Selbst

Unimedica

Hinweis:

Dieses Buch enthält unter anderem die Forschungsergebnisse und Ideen der Autorin. Es ersetzt nicht die Konsultation eines Arztes oder einer Ärztin. Holen Sie bitte immer ärztlichen Rat ein, ehe Sie mit einer Diät oder medizinischen Behandlung beginnen. Der Verlag und die Autorin lehnen die Verantwortung für jegliche negativen Auswirkungen, die sich direkt oder indirekt aus den in diesem Buch enthaltenen Informationen ergeben, ab.

Einige Namen und identifizierende Details wurden geändert.

Impressum:
Dr. Sara Gottfried
FRAUEN, ESSEN UND HORMONE
Das Vier-Wochen-Programm für hormonelles Gleichgewicht,
Gewichtsabnahme und ein neues Selbst
1. deutsche Auflage 2025
ISBN 978-3-96257-312-6

Titel der Originalausgabe:
WOMEN, FOOD, AND HORMONES
A 4-week plan to achieve hormonal balance, lose weight, and feel like yourself again

Illustrationen von Sara Gottfried, MD, and Kevin Plottner
Published by special arrangement with HarperCollins Publishers LLC.

Übersetzung aus dem Englischen: Alice von Canstein
Projektmanagement, Layout und Satz: Buch&media GmbH, München
Herausgeber:
Unimedica im
Narayana Verlag GmbH,
Blumenplatz 2, D-79400 Kandern
Tel.: +49 7626 974 970-0
E-Mail: info@unimedica.de
www.unimedica.de

Das Rezept für Karottenkuchen-Shake wurde adaptiert von Kelly LeVeque; die Rezepte für Tahini-Brot, Blumenkohl-Ceviche sowie Heilbutt mit Mandelkruste stammen von Nathalie Hadi; das Rezept für Tofu-Masala-Suppe wurde von Dr. Anu French bereitgestellt; die Rezepte für Schakschuka, Knuspriger Gurkensalat mit Tahini-Dressing, Tahini-Dressing, Bowl aus Kimchi, Shirataki und Pak Choi, Zitronen-Kräuter-Mojo, Slowcooker-Hühnchen, Hähnchensticks mit Nusskruste, Mandel-Kokos-Makronen, Schokoladen-Avocado-»Eis«, Avocado-Limetten-Sorbet wurden aus dem Buch *Brain Body Diet* von Sara Gottfried, MD, adaptiert; die Rezepte für Eier-Avocado-Auflauf, Mayonnaise, Ranch-Dressing, Meeresalgen-Salat, Grünkohl und Caesar-Salat, Basische Brühe mit Kollagen, Hühnerknochenbrühe, Rinderknochenbrühe, Lachs-Avocado-Bowl mit Miso-Dressing, Black Cod mit Miso, Geschmortes Kurkuma-Zimt-Hühnchen, Rinder- und Gemüseeintopf, Kokos-Leckerbissen ohne Backen, Zartbitterschokolade-Kokosnuss-Pudding wurden aus *10 Jahre jünger!* von Dr. Sara Gottfried adaptiert.

INHALT

TEIL I

Frauen, Ernährung und Hormone verstehen

EINLEITUNG:
Die Sprache der Hormone

Kaum etwas wird so missverstanden wie der Zusammenhang zwischen Ernährung und den weiblichen Hormonen. Immer wieder erlebe ich es in meiner Praxis: Frauen kommen zu mir, weil sie erschöpft, übermüdet und reizbar sind. Und nebenbei klagen sie noch darüber, dass sie Pfunde zugelegt haben, die sie nicht loswerden, obwohl sie Sport treiben und versuchen, sich richtig zu ernähren. Häufig setzen die Probleme ein, wenn die Frauen Mitte dreißig sind. Meinen Patientinnen fällt es schwerer, ein gesundes Gewicht zu halten, und die zusätzlichen Pfunde, die über Weihnachten auf die Rippen kamen, halten sich trotz großer Disziplin im Januar hartnäckig. Die Diätpläne, mit denen sie in der Vergangenheit gute Ergebnisse erzielten, funktionieren jetzt nicht mehr. Sie sind enttäuscht, weil Diäten, die bei männlichen Kollegen oder auch dem Partner Erfolge zeigen, bei ihnen längst nicht so gut gelingen.

Meine Patientinnen sind dann meist überrascht, wenn ich ihnen erkläre, dass die Lösung für ihre Symptome nicht darin liegt, Kalorien zu zählen oder stundenlang auf dem Laufband zu trainieren, sondern darin, die Sprache der Hormone zu lernen.

Ich weiß genau, was Sie jetzt denken: Hormone? Ja, richtig. Hormone!

Als approbierte Ärztin, die seit mehr als 25 Jahren Medizin und seit 15 Jahren personalisierte Medizin praktiziert, kann ich Ihnen deutlich sagen, dass Sie keine echte Gesundheit erreichen können, wenn Ihr Hormonhaushalt nicht im Gleichgewicht ist. Doch ich kann Ihnen dabei helfen, dies zu erreichen, und zwar mit der Anwendung einer Wissenschaft, die den Körper respektiert.

Was genau meine ich damit? Wenn Ihre Ernährungsweise und Ihr Lebensstil die Produktion Ihrer Hormone unterstützen, unterstützen Ihre Hormone auch Sie. Das ist wie eine kühle Brise an einem heißen Sommertag, wenn Ihr Essen Ihrem Körper sagt, er soll Fett verbrennen und die Gesundheit fördern. Sie legen sozusagen den Stoffwechselschalter um, und Ihr Körper verändert sich. Gerade wenn man das 35. Lebensjahr hinter sich hat und die Zahl auf der Waage kaum noch nach unten geht, ist dies besonders wünschenswert.

Warum stagniert die Zahl auf der Waage? Weil Ihr Stoffwechsel zum Stillstand kommt. Ihr Stoffwechsel ist die Summe aller biochemischen Reaktionen in Ihrem Körper, auch derer, die mit den Hormonen zusammenhängen, und die bestimmen, wie Sie sich fühlen und wie schnell oder langsam Sie Kalorien verbrennen. Der Stoffwechsel ist die Grundlage für Ihre Gesundheit, sowohl heute als auch morgen. Wenn Sie die Sprache der Hormone lernen, können Sie den Stoffwechsel verbessern, Fett verlieren und letztlich ein gesundes Gewicht halten, indem Sie Fett verbrennen statt anzusetzen. Gleichzeitig werden Sie lästige Symptome wie Erschöpfung, Heißhungerattacken, Launigkeit und ein schwaches Immunsystem los. Viel zu viele Gesundheitspläne funktionieren nicht, weil sie von Männern für Männer entworfen wurden und nicht für die komplexen hormonellen Bedürfnisse von Frauen. Ich werde Ihnen zeigen, wie Sie dieses Ziel auf eine Art und Weise erreichen können, die Ihre einzigartige weibliche Biologie respektiert.

WAS SOLL MAN ESSEN?

Viele meiner Patientinnen wollen wissen, was sie essen sollen, um gesund zu bleiben, sind aber verunsichert. Das kann ich ihnen nicht zum Vorwurf machen, denn es kursieren so viele widersprüchliche Aussagen über Ernährung. Außerdem hat sich im Lauf der Zeit die Antwort auf diese Frage verändert. In den 1980ern hatten Fette einen schlechten Ruf, später war es Zucker. Als Fastenprotokolle in Mode kamen, lag der Fokus nicht mehr darauf, was man essen sollte, sondern wann man essen sollte. Häufig berichten mir Patientinnen, sie hätten die verschiedensten Ernährungspläne ausprobiert, aber dennoch an Gewicht zugenommen. Oder sie sind mit den zahlreichen Möglichkeiten überfordert, sodass sie bei ihrem üblichen Essenstrott bleiben, weil sie einfach nicht wissen, welches Ernährungsprogramm das richtige für sie ist.

Was man nicht essen soll, ist leicht zu sagen. Fakt ist, dass es eine enge Verbindung zwischen dem Verzehr von verarbeiteten Lebensmitteln, Gewichtszunahme und einem schlechten Immunsystem gibt. Mehr als die Hälfte der Kalorienzufuhr der US-Amerikaner und vieler anderer westlicher Länder stammt mittlerweile aus ultraverarbeiteten Lebensmitteln: Chips, Limonade, Kekse, Süßigkeiten und andere gentechnisch veränderte Nahrungsmittel. Die Ergebnisse sind eindeutig. Die USA wurden während der Corona-Pandemie härter getroffen als viele andere Länder. Außerdem sind die Zahlen für Gewichtszunahme, Fettleibigkeit, Diabetes, kardiovaskuläre Erkrankungen, Krebs und Depressionen hoch. Die Nahrungsmittel, die wir zu uns nehmen, sorgen dafür, dass wir außergewöhnlich ungesund und somit anfällig für chronische Erkrankungen und Viren wie Corona sind.

Wie lautet nun meine Antwort auf die uralte Frage, was wir essen sollen? Essen Sie für Ihre Hormone!

Essen ist das Rückgrat der Hormone, die Ihr Körper bildet. Was Ihre Gesundheit und Ihren Stoffwechsel anbelangt, so ist Nahrung Medizin. Ich werde die Verwirrung darüber, was gesund ist und was nicht, noch aufklären und Ihnen jegliche Unterstützung liefern, die Sie benötigen, um Erfolge zu erzielen. Ich werde Ihnen ein bewährtes Ernährungsprogramm an die Hand geben, das speziell auf die Bedürfnisse Ihrer Hormone zugeschnitten ist und Ihnen innerhalb von vier Wochen zu einer besseren Gesundheit verhilft.

Zu Beginn möchte ich sagen, dass gesunde Fette äußerst wichtig für das langfristige hormonelle Gleichgewicht sind. Gesunde Fette machen Sie satter, und sie verlangsamen oder beseitigen die Blutzuckerspitzen, die dazu führen können, dass Sie Fett anreichern. Sie benötigen auch eine moderate Proteinmenge – nicht so viel, dass sich das Protein in Zucker umwandelt, aber auch nicht so wenig, dass Ihre Muskeln abbauen. Außerdem sind manche Richtlinien wichtig, von denen Sie sicher schon gehört haben, zum Beispiel, dass man Zucker und ein Übermaß an raffinierten Kohlenhydraten vermeiden soll, dass man gesunde Fette wie hochwertiges Olivenöl (Öl aus kaltgepresstem, rein mechanischem Verfahren, in der Regel deklariert als »natives Olivenöl extra«, Anm. d. Verlags) und Avocadoöl verwenden sollte, aber auch, dass bestimmte Fastenpläne eine wichtige Rolle spielen. Diese Strategien habe ich zu einem umfangreichen Programm zusammengefasst, das ich das »Gottfried-Programm« nenne. Mit diesem Ernährungsprogramm können Sie Ihren Stoffwechsel so umstellen, dass er nicht mehr starr und unflexibel ist, sondern dynamisch reagieren kann. Dadurch verlängern Sie Ihre Gesundheitsspanne (damit ist die Zeitspanne gemeint, in der Sie innerhalb Ihrer Lebensdauer gesund bleiben), unterstützen Ihr Immunsystem und verbessern Ihre Gesundheit insgesamt.

WIE ICH MICH MIT MEINER ERNÄHRUNG ENTWICKELTE

Antworten auf Ernährungsfragen bekam ich nicht an der Harvard Medical School oder der University of California in San Francisco, wo ich mein Praktikum und meine Facharztausbildung in Geburtshilfe und Gynäkologie absolvierte. Während meines Medizinstudiums wurden Ansätze, die auf Ernährung und eine Veränderung des Lebensstils abzielten, zwar geduldet, aber nicht wirklich gefördert. Diese desinteressierte Haltung war für mich immer ein wissenschaftlicher Widerspruch. Seitdem hat sich bei diesem Thema jedoch viel getan. Wir wissen heute, dass eine bessere Ernährung und ein angemessener Lebensstil die beste Krankheitsprävention sind, umgekehrt Krankheiten damit aber auch rückgängig gemacht werden können, wenn man sich auf Lebensstilveränderungen einlässt. Diese Tatsache wurde mehrfach wissenschaftlich bewiesen, auch wenn die Schulmedizin diese Entdeckungen lange Zeit ignorierte.

Schauen wir uns zum Beispiel das Hormon Insulin an, von dem Sie bestimmt schon gehört haben. Die Hauptaufgabe von Insulin ist, dafür zu sorgen, dass Glukose in Ihre Zellen gelangt, wodurch gleichzeitig der Glukosespiegel im Blut absinkt. Es ist ein wichtiges Hormon für die Behandlung und Prävention von Diabetes. Die Fachliteratur zeigt auf, dass Ernährungs- und Lebensstilansätze bei Diabetes – einer Erkrankung, bei der die Zellen nicht mehr auf Insulin reagieren – besser funktionieren als Medikamente.[1] Dies liegt möglicherweise daran, dass diese beiden Faktoren nicht in die normale Biochemie eingreifen, sondern stattdessen dafür sorgen, dass der Patient wieder in den Zustand des physiologischen Gleichgewichts, der sogenannten Homöostase, zurückfindet. Trotzdem haben nur wenige Ärzte (mich selbst eingeschlossen) gelernt, wie man eine Ernährungsanpassung wirkungsvoll einsetzt oder wie Ratschläge zu Verhaltens- und Lebensstiländerungen lauten.

Darum habe ich mir all das selbst beigebracht. Zum Glück stand mir eine ideale Patientin zur Verfügung, die unter zahlreichen hormonellen Problemen litt: ich. Mein persönlicher Kampf, meine Hormone ins Gleichgewicht zu bekommen, hat meine Karriere als Ärztin und Autorin angespornt. Ich schreibe über dieses Thema als Ärztin und Wissenschaftlerin, bin selbst aber auch ein Fallbeispiel.

An der medizinischen Hochschule lehrte man mir, Patienten, die abnehmen wollten, zu raten, sie sollten mehr Sport treiben und weniger essen. Als ich selbst diesen Rat befolgte, verschlechterte ich dadurch mein hormonelles Ungleichgewicht noch mehr, denn bei diesem Konzept wird die entscheidende Rolle, die Stoffwechselhormone spielen, und wie sie speziell bei Frauen funktionieren, nicht berücksichtigt. Als ich in meinen Dreißigern war, litt ich plötzlich an Depressionen, dem prämenstruellen Syndrom und zu viel Bauchfett. Ich kämpfte mit meinem Gewicht, weil meine Testosteron-, Wachstumshormon-, Östrogen- und Progesteronspiegel zu niedrig und meine Insulin- und Cortisolspiegel zu hoch waren. Dadurch war ich schon wegen Kleinigkeiten gestresst. Ich trainierte stundenlang, ohne dass sich etwas auf der Waage oder in meiner Muskulatur tat. Ich ernährte mich größtenteils vegan und bekam nicht die gesunden Fette, die ich benötigte, um diese Hormone im Körper zu synthetisieren. Quasi über Nacht wurde mein Trizeps wabbelig. Auf meinen Fingernägeln tauchten Längsrillen auf und ich bemerkte Fettpölsterchen an meinen Knien. Wie bitte?! Am schlimmsten war aber, dass ich mich die meiste Zeit über erschöpft und überfordert fühlte. Mir fehlte der innere Frieden. Wenn es Ihnen wie mir oder meinen Patientinnen geht, dann merken Sie gar nicht, dass Ihre Hormone aus dem Gleichgewicht sind. Stattdessen fällt Ihnen vielleicht auf, dass Sie Schlafprobleme haben, nicht abnehmen können oder dass Ihr Sexualtrieb nachgelassen hat. Vielleicht bringt auch Ihr körperliches Training keinen Erfolg.

Als man mir wegen meiner Beschwerden zu einem Antidepressivum und zur Anti-Baby-Pille riet, hatte ich das Gefühl, das wäre nicht die richtige Behandlungsform. Eine einfache Blutuntersuchung zeigte schließlich, dass meine Hormone aus dem Gleichgewicht geraten waren. Als ich dieses Ungleichgewicht anging, merkte ich, dass die Hormone der Ursprung all meiner Beschwerden waren. Dann entdeckte ich bei fast all meinen Patientinnen, die von ihren wohlmeinenden Ärzten Medikamente erhalten hatten, ebenfalls ein hormonelles Ungleichgewicht. Ich schrieb mehrere Bücher darüber, wie man Hormone wieder ausgleichen kann: *Die Hormonkur*, *Die Hormondiät* und *Brain Body Diet*. Dennoch hatte ich den Zusammenhang zwischen Hormonen, Essen und Stoffwechselflexibilität nicht verstanden. Ich möchte Ihnen Zeit bei der Lösungsfindung sparen. Ich habe entdeckt, was funktioniert, um meine Hormone wieder in den Zielbereich zurückzukatapultieren, Fett zu verbrennen und an Gewicht zu verlieren. Das können Sie auch schaffen.

Zum Glück verändert sich die Kultur der Medizin, und Wissenschaft und Technik machen Fortschritte. Dank dieser Entwicklungen hat sich mein Vorgehen in der Praxis verbessert.

Heute helfe ich meinen Patientinnen dabei, ihre Ernährungsweise so anzupassen, dass ihre Hormone ins Gleichgewicht kommen. Dies geschieht durch die sogenannte personalisierte Medizin, ein sich immer mehr entwickelnder Ansatz zur Behandlung und Prävention von Krankheiten, der berücksichtigt, dass jeder Mensch andere Gene, eine andere Umgebung und einen anderen Lebensstil hat.[2] Für die Analyse werden komplexe Daten benötigt, für deren Erfassung alle möglichen Mittel dienen wie zum Beispiel tragbare Sensoren in Uhren und Ringen zur kontinuierlichen Messung von Glukose im Blut, Nährstoff-Tracker, Bluetooth-Körperfettwagen und Ernährungstracker-Apps, Stresstests, Stresshormontests, Herzfrequenzvariabilität, genetische und epigenetische Profile, Selbsttests für zu Hause (ja, sogar einschließlich Stuhltests), Blutabnahme per Fingerstich und verschiedenste Berechnungsmodelle. Es handelt sich dabei um Teamarbeit, an der sowohl der Patient als auch andere Fachleute aus dem medizinischen Bereich beteiligt sind; wir greifen auf ein gemeinsames Dashboard mit Informationen zu, in dem Gesundheit und Fortschritt dokumentiert werden.

Doch müssen auch Sie so weit gehen, um abzunehmen und gesünder zu werden? Nicht unbedingt. Ich habe die Informationen und Erfahrungen, die ich im Laufe der letzten fünf Jahre gesammelt habe, während ich meine Patientinnen durch mein Ernährungsprogramm führte, in diesem Buch zusammengefasst. Es ist die Grundlage für *Frauen, Ernährung und Hormone.*

KEINE EINHEITSFORMEL, DIE FÜR ALLE PASST

Die medizinische Fachzeitschrift *The Lancet* schrieb, wir seien mit einer Informationsflut konfrontiert, die teilweise korrekt, teilweise aber auch falsch sei und die es daher den Menschen erschwert, im Bedarfsfall auf vertrauensvolle und zuverlässige Orientierungshilfen zurückzugreifen.[3] Unbestätigte Theorien und sogenannte Wunderkuren tragen zur heutigen »Infodemie« bei, wie man die Flut an Falschinformationen zu den Ursachen unserer Adipositasepidemie und der Stoffwechselkatastrophe bezeichnen kann. Die Situation wird noch dadurch verkompliziert, dass Ernährungspläne nicht bei allen Menschen gleichermaßen funktionieren und viele dieser Pläne von Männern aufgestellt und an Männern, nicht an Frauen, getestet wurden.

Die Tatsache, dass Sie über eine einzigartige Biologie verfügen, kann im Medienhype um den neuesten Ernährungswahn leicht untergehen.

Lassen Sie uns einen Blick auf die Wissenschaft werfen und uns den Ernährungstrend anschauen, nach dem momentan am häufigsten im Internet gesucht wird: die ketogene Ernährung, auch Keto-Diät genannt. Dabei handelt es sich um eine sehr kohlenhydratarme Ernährungsweise, die den Körper in den Zustand der Ketose versetzt, was bedeutet, dass er Fett statt Zucker verbrennt. Nur sehr wenige Buchautoren, die über die Keto-Diät schreiben, oder deren Praktizierende achten auf die konträren Ergebnisse, über die die Wissenschaft bei Untersuchungen dieser Ernährung berichtet. So ist diese Ernährungsform zum Beispiel nicht die beste Wahl für Menschen mit Krebsrisiko oder die bereits an dieser Erkrankung leiden.[4] Laut einigen Studien sind Ketone, die der Körper unter einer Keto-Diät produziert, möglicherweise mit einem Fortschreiten des Krebses, Metastasierung und schlechten klinischen Ergebnissen assoziiert.[5]

Die Keto-Diät ist keine schnelle Lösung, die zu jeder Person passt. Manche Frauen, die sich einer klassischen Keto-Diät unterziehen, nehmen ab. Manche sind dadurch fokussierter oder können möglicherweise bestimmte Krebsformen verhindern. Auf der anderen Seite entwickeln manche Frauen eine Schilddrüsenfunktionsstörung. Für wiederum andere ist diese Diät körperlich anstrengend, auch wenn ihnen das nicht bewusst auffällt; dennoch können Stresshormone den Gewichtsverlust verhindern. Bei fast der Hälfte der Frauen, die sich an die Keto-Diät halten, treten Veränderungen bei den Geschlechtshormonen auf und die Regelblutung setzt nicht mehr ein; allerdings ist die Qualität der Studien, die zu diesen Ergebnissen kamen, nicht einheitlich. Manche Frauen nehmen unter Diäten, wie der Keto-Diät, sogar zu, und meistens warnt niemand sie vor den Auswirkungen, die sie auf Hormone haben können.

Angesichts dieser so unterschiedlichen Ergebnisse und Einschätzungen, von beeindruckend bis hin zu potenziell gefährdend, sollte jeder, der eine Keto-Diät in Erwägung zieht, vorher mit einem Arzt sprechen. Wir brauchen Ärzte, damit jemand aus den widersprüchlichen Informationen die richtigen Schlüsse zieht und darauf achtet, dass Frauen sich an Ernährungspläne halten, die sich bewährt haben und funktionieren, sodass sie gesund bleiben.

EIN GEGENMITTEL ZUR INFODEMIE

Ich bin Ärztin und Wissenschaftlerin und praktiziere personalisierte Medizin. Ich bin klinische Assistenzprofessorin für Integrative Medizin und Ernährungswissenschaft am Sidney Kimmel Medical College der Thomas Jefferson University in Philadelphia, Pennsylvania. Dort bin ich auch Direktorin für personalisierte Medizin am Marcus Institute of Integrative Health.

In *Frauen, Ernährung und Hormone* bringe ich Ihnen die wissenschaftliche Theorie des Hormonausgleichs bei, indem Sie lernen, was, wie und wann Sie essen sollen, und zwar mit dem Gottfried-Programm. Ich liste auch Hunderte Zitate aus Peer-Review-Zeitschriften auf, um meine Aussagen zu den wichtigsten Stoffwechselhormonen, die ich Ihnen in Kürze vorstellen werde, zu untermauern.

Doch ich greife mir selbst vor. Schon bald werden Sie die Namen und Funktionen der wichtigsten Hormone kennenlernen und erfahren, wie sie zusammenarbeiten, um in Ihrem Körper eine außergewöhnliche Symphonie zu komponieren – oder die Alarmglocken schrillen zu lassen. Zu lernen, wie jedes Instrument, jedes Hormon funktioniert und was Sie tun können, um die wunderschöne Musik der ausgeglichenen Hormone zu fördern, ist so nützlich. Sind Ihre Hormone im Einklang, sehen Sie nicht nur besser aus, Sie fühlen sich auch viel besser.

Wenn Sie zu einem herkömmlichen Arzt gehen, um die Symptome eines hormonellen Ungleichgewichts behandeln zu lassen, erhalten Sie wahrscheinlich ein Rezept für Tabletten. Der Arzt erzählt Ihnen womöglich, dass eine Veränderung des Lebensstils nicht ausreicht. Aber das konnte ich nicht feststellen. Als eine führende Ärztin in der Bewegung der integrativen, personalisierten und funktionellen Medizin bin ich sogar davon überzeugt, dass Veränderungen des Lebensstils die größte Hoffnung auf eine umfassende Lösung darstellen. Entscheidungen über den Lebensstil, angefangen bei der Ernährung, spielen eine sehr große Rolle für das hormonelle Gleichgewicht und somit für Ihre Gesundheit insgesamt. In diesem Buch werden Sie mehr über die neuesten wissenschaftlichen Durchbrüche auf dem Gebiet der Hormone und Ihrer Gesundheit erfahren. Sie werden in Teil 2, der das Gottfried-Programm umfasst, lernen, wie Sie durch das richtige Essen und die richtigen Getränke Ihre Hormone wieder in Gang bringen.

Beim Gottfried-Programm handelt es sich nicht um eine fade Diät, sondern um einen wissenschaftlich basierten Ansatz, der Frauen zu besserer Gesundheit verhilft. Falls Sie meine früheren Bücher gelesen haben, wissen Sie bereits, dass ich nicht einfach auf die neuesten Trends aufspringe. In meinem Buch *Brain Body Diet* stelle ich den Wert der Keto-Diät als Abnahmeplan für Frauen infrage. Seit ich *Brain Body Diet* schrieb, habe ich jedes Jahr die Studien zu diesem Thema durchforstet. Nach zwei misslungenen Versuchen, mich an die Keto-Diät auf klassische Art und Weise zu halten, kam ich zu einem Ansatz, der für mich funktionierte und bei den meisten Frauen Wirkung zeigen kann. Dann brachte ich meinen Patientinnen die Umsetzung bei und konnte dabei zusehen, wie Hunderte von ihnen ihre Abnehmziele erreichten und ein gesundes Gewicht hielten, indem sie eine modifizierte Keto-Diät in Verbindung mit einer gezielten Entgiftung und Fasten befolgten. Bei meinem Ansatz werden die individuellen Unterschiede und die weibliche Physiologie berücksichtigt.

In diesem Buch gebe ich generelle Ratschläge, die bei vielen meiner Patientinnen zum Erfolg führten. Aber nicht alle Menschen sind gleich. Eine ketogene Ernährung, die von mir empfohlenen Nahrungsergänzungsmittel oder andere Bereiche meines Programms sind möglicherweise für Frauen (oder Männer) mit bestimmten Erkrankungen, Krankheitsgeschichten oder Unverträglichkeiten nicht geeignet.

Und natürlich kann ich in diesem Buch keine individuellen medizinischen Ratschläge geben. Ehe man eine neue Diät oder einen Gesundheitsplan ausprobiert, ist es immer ratsam, einen Arzt, eine Ärztin oder sonstiges medizinisches Fachpersonal zu fragen, ob der Plan für einen geeignet ist.

WARUM FRAUEN ANDERS REAGIEREN ALS MÄNNER

Auch wenn Frauen häufiger als Männer ein paar Extrapfunde haben, ohne dass dies mit gesundheitlichen Risiken verbunden wäre, stehen sie eher unter dem gesellschaftlichen Druck, schlank sein zu müssen. Als Ärztin habe ich das persönliche Leid von Frauen aller Formen, Größen und ethnischer Herkünfte gesehen, die sich abkämpfen, den unrealistischen Gewichtsstandards in ihrer Kultur zu entsprechen. Sogar Frauen, die nicht übergewichtig sind, haben häufig Probleme mit ihrem Körperbild und eine ungesunde Beziehung zum Essen.

Ich möchte, dass Sie erkennen, dass jeder Mensch ungeachtet seines Körpertyps gesund und stark sein und sich energievoll fühlen kann. Während viele Männer und Frauen sich beispielsweise der Keto-Diät unterziehen, weil sie an Gewicht verlieren wollen, sollte das Ziel die Gesundheit generell und nicht Gewichtsverlust um jeden Preis sein. Dennoch müssen wir uns fragen, warum Frauenkörper so anders auf Essen reagieren als Männerkörper.

In diesem Buch decke ich das Keto-Paradox auf: Warum hilft eine klassische Keto-Diät Männern beim Abnehmen, während sie bei manchen Frauen zu Gewichtszunahme führt? Warum werden durch die klassische Keto-Diät manche Krankheiten rückgängig gemacht, während sich andere dadurch verschlimmern? Wann hilft sie gegen Entzündungen und wann verursacht sie sie? Ich komme immer wieder auf dieselbe Antwort: Es sind die Hormone!

Eine fettreiche, kohlenhydratarme Ernährung führt aus vielerlei Gründen zu einem Gewichtsverlust, aber wahrscheinlich nicht ganz so, wie Sie meinen. Viele Menschen glauben: »Wenn ich auf Keto umstelle, dann kann ich jede Menge sattmachende Fette essen, nehme trotzdem ab und passe bald wieder in das hübsche Kleid, das ich in meinen Zwanzigern immer trug.« Nun, vielleicht. Doch die klassische Keto-Diät, so wie sie heutzutage meist praktiziert wird, funktioniert bei vielen Frauen nicht (und das süße Kleid bleibt im Schrank hängen), weil der Prozess der Ketogenese falsch verstanden wird und daher nicht zum Erfolg führt. Viele meinen auch, eine kohlenhydratarme Ernährung würde einfach deshalb zu einem Gewichtsverlust führen, weil, wenn man weniger Kohlenhydrate isst, der Insulinspiegel sinkt und Fett verbrannt wird. Wäre es so, würde man abnehmen, wenn man statt normaler Limonade Diät-Limo trinkt, aber so ist es nicht. Denn wenn Sie einen Hormonschädling (Zucker) gegen einen potenziell noch schlimmeren tauschen (künstliche Süßstoffe), gerät Ihr Hormonhaushalt noch mehr aus dem Gleichgewicht. Greift man statt herkömmlicher Limonade zu Diät-Limo, führt das häufig zu einer Gewichtszunahme.[6] Außerdem ist es so, dass man zwar vielleicht abnimmt, wenn man dem Körper über längere Zeit die Kohlenhydrate entzieht, dies aber leider zu weiteren Problemen führen kann, und zwar denen, die der Keto-Diät einen schlechten Ruf eingebracht haben.

Ich habe aus nächster Nähe erlebt, zu welcher Frustration die klassische Keto-Diät führen kann. In meiner Praxis und meinen Online-Kursen habe ich zahlreiche »Keto-Flüchtlinge«. Manche Frauen haben zu viel Stress, um die klassische Keto-Diät erfolgreich durchführen zu können (Stress beeinträchtigt die Hormone, wie wir auf Seite 55 sehen werden), oder sie bekommen nicht die Kohlenhydrate, die sie für eine normale Hormonregulation benötigen. Unter der Keto-Diät haben sie zugenommen oder nicht abgenommen, oder sie zweifeln am Ernährungsplan aus vielen tierischen Fetten und einer hohen Kalorienzufuhr. Sie litten vermehrt unter Entzündungen und starken Stimmungseinbrüchen und reden insgeheim sogar vom gefürchteten »Keto-Crotch« (wenn Sie nicht wissen, was das ist, können Sie sich glücklich schätzen). Sie fragen sich, warum sie sich durch Butter in ihrem Kaffee und Fat Bombs (ein beliebtes Keto-Dessert) nicht hervorragend fühlen oder sie toll aussehen, obwohl ihre Ehemänner und männlichen Kollegen schwören, damit Erfolge zu erzielen.

Die klassische Keto-Diät wurde nämlich an Männern getestet und muss an Frauen angepasst werden, damit diese Erfolge erzielen können.

Es ist nicht eindeutig geklärt, warum Frauen anders auf eine Keto-Diät reagieren als Männer.[7] Doch Experten haben die Vermutung, dass Hormone dabei eine primäre Rolle spielen. Es gibt nämlich die sogenannte Gender-Stress-Gap – die erwiesene Tatsache, dass Frauen doppelt so häufig unter Stress, Ängsten und Depressionen leiden. Frauen haben auch häufiger Schilddrüsenprobleme und Autoimmunerkrankungen. Frauen reagieren empfindlicher auf eine eingeschränkte Kohlenhydrat- und Kalorienzufuhr als Männer; dieser Mangel kann im Körper ein Alarmsignal auslösen, durch das die Menstruation aussetzt und Entzündungen gefördert werden – und möglicherweise erklärt, warum so viele Frauen, die sich einer Keto-Diät unterziehen, keinen regelmäßigen Zyklus mehr haben. Experten gehen zudem davon aus, dass Frauen im Vergleich zu Männern eher von einem Blutzuckerabfall betroffen sind. Vielleicht ist eine Kombination aus diesen Faktoren die Ursache des Problems.

Doch eines wissen wir mit Sicherheit: Ihre Hormone bestimmen den Erfolg oder Misserfolg einer klassischen Keto-Diät. Sie können nicht die gewünschten Ergebnisse erzielen, wenn Sie Ihre Hormone nicht in die Rechnung miteinbeziehen. Darüber werde ich in Teil 1 eingehender sprechen und Ihnen Fragebögen an die Hand geben, anhand derer Sie feststellen können, ob Ihre Hormone im Gleichgewicht sind.

Wir alle verfügen über diese Hormone, auch wenn sich der jeweilige Hormonspiegel je nach Alter verändert und manche Frauen verglichen mit anderen möglicherweise höhere oder niedrigere Hormonspiegel aufweisen. Diese Hormone funktionieren unterschiedlich (beispielsweise benötigt man für Knochenstärke sowohl das Wachstumshormon als auch Testosteron, doch diese beiden stärken die Knochen auf unterschiedliche Art und Weise). Sie werden jedoch alle von unserer Ernährung beeinflusst.

Studien haben beispielsweise gezeigt, dass eine Ernährung, die reicher an Fett und insbesondere an mehrfach ungesättigten Fettsäuren ist (in vielen Nüssen, Leinsamen und Fisch enthalten), zu einem höheren Testosteronspiegel bei Frauen führt. (Mehr dazu finden Sie in den Anmerkungen.)[8] Doch auch hier weisen die Forschungsarbeiten eine Lücke auf: Die Auswirkungen einer ketogenen Ernährung auf den Testosteronspiegel wurden bei gesunden Frauen noch nicht untersucht.

Wenn es ums Abnehmen geht, haben Männer den sogenannten Testosteronvorteil. Bei ihnen ist der Testosteronspiegel normalerweise zehnmal so hoch wie bei Frauen. Da Testosteron für den Aufbau von Muskelmasse verantwortlich ist, haben Männer mehr Muskeln und können Kalorien schneller verbrennen. Wenn sie sich einer Diät unterziehen, sei es nach dem Keto-Plan oder dem einer anderen Diät, verlieren sie schneller an Gewicht als Frauen. Nur bei Männern hat sich gezeigt, dass eine Keto-Diät den Testosteronspiegel hebt, die fettfreie Körpermasse verbessert und die Fettmasse insgesamt reduziert.[9] Anders gesagt: Männer profitieren bei einer klassischen Keto-Diät von einem doppelten Testosteronvorteil. Sie fangen mit höheren Testosteronspiegeln an, dann kommt die Keto-Diät und daraus folgt ein Testosteron-Boost, sodass sie mehr Fett verbrennen und mehr Muskeln aufbauen. Also nehmen sie ab und sehen schnell besser aus.

Während höhere Testosteronspiegel also Männern einen Vorteil verschaffen können, können ein niedrigerer Testosteron- und ein höherer Östrogenspiegel für manche Frauen von Nachteil sein und zu langsameren oder geringeren Ergebnissen führen. Andererseits hat Östrogen eine positive Wirkung auf den Körper, ungeachtet des Alters der Frau. Östrogen ist der Hauptgrund dafür, warum wir vor dem 52. Lebensjahr seltener an Herzerkrankungen leiden als Männer und warum wir Fett im Bereich der Hüfte und der Oberschenkel ansammeln, was eine um einiges gesündere Stelle für Fettreserven ist als am Bauch. Zum Glück müssen wir unseren genauen Hormonspiegel nicht kennen, es sei denn, Sie möchten es unbedingt wissen. Ich werde Sie anhand der Ergebnisse Ihrer Fragebögen anleiten, das Ernährungsprogramm so anzupassen, dass es für Sie passt.

WIE ICH IHNEN HELFEN KANN – VON FRAU ZU FRAU

Das Gottfried-Programm ist darauf ausgerichtet, das Keto-Paradox durch einen auf Frauenkörper zugeschnittenen Plan zu umgehen. Mit ihm werden Sie ein niedrigeres Gewicht halten und gleichzeitig eine gesunde Menge an qualitativ hochwertigen Kohlenhydraten essen können, wodurch ein besseres Hormongleichgewicht und eine höhere Fettverbrennung erzielt werden.

Wir alle benötigen Unterstützung. Dieses Buch soll Ihnen helfen, Ihre Ernährung wieder mit Ihren Hormonen in Einklang zu bringen, sodass Sie sich vollständig und im Frieden mit Ihrem Körper und Ihrer

Ernährung fühlen: nicht mehr im Kampf, nicht mehr mit dem Gefühl, schwabbelig oder träge zu sein, nicht mehr der ständigen Frage ausgesetzt, warum nichts zum Erfolg führt. Die in diesem Buch vorgestellten Strategien und Fallstudien zeigen eine positive Einstellung zum Körper. Das Ziel soll nicht sein, dass Sie dünn werden, sondern dass Sie wieder die gesündeste Version Ihrer selbst werden. Das Ernährungsprogramm funktioniert, wenn Sie es richtig anwenden. Und es steckt eine gründliche Wissenschaft dahinter.

Ich verspreche Ihnen, dass die Orientierung an wissenschaftlichen Erkenntnissen dabei an oberster Stelle steht, damit Sie keinen gesundheitlichen Risiken ausgesetzt sind. Ich werde Sie auch bei der Überlegung unterstützen, ob das Gottfried-Programm für Sie das Richtige ist und ob Sie für den Erfolg noch eine Übergangslösung benötigen. Ich werde Ihnen nicht zum Konsum von sogenanntem Fake Food raten, das zwar kurzfristig funktioniert, aber keine langfristige Freiheit rund um Ernährung und einen gesunden Darm bietet, und ich werde Ihnen auch zu nichts raten, was nicht ausreichend belegt ist. Ich werde Ihnen dabei helfen, Ihre persönliche Kohlenhydratgrenze zu bestimmen bzw. herauszufinden, wie weit Sie sich auch mal gehen lassen können – jeden Tag, jede Woche, jeden Monat –, damit Sie auf einer Geburtstagsfeier ein Stück Kuchen genießen oder ab und an bei einem Abendessen mit Freunden schlemmen dürfen. Ich werde Sie darin unterstützen, den Jo-Jo-Effekt zu umgehen, bei dem man erst ab- und dann wieder zunimmt und der viele Frauen betrifft.

Mein Versprechen, Ihnen Wissen zu vermitteln und dabei Ihre Gesundheit im Blick zu haben, gebe ich allerdings nicht leichtfertig ab, und ich verspreche Ihnen auch nicht, dass Sie innerhalb einer Woche gertenschlank sind, ohne dass Sie etwas dafür tun müssen. Das wäre eine gefährliche Vorstellung.

Stattdessen werde ich Ihnen leicht umsetzbare Hilfsmittel an die Hand geben, damit Sie das Gottfried-Programm auf Ihren Körper abstimmen und von allen Vorteilen profitieren können: Fettverbrennung, Reduzierung von Entzündungen, Krebsbekämpfung, Ausgleich von Hormonen und Darmbakterien, Verbesserung neurologischer Erkrankungen und eine höhere Lebenserwartung. Ich zeige Ihnen eine bewährte Lösung, die durch Forschungsarbeiten und Hunderte Erfolgsgeschichten untermauert ist. Inklusive meiner eigenen.

LERNEN SIE IHRE HORMONE KENNEN

Dieses Buch präsentiert Ihnen eine ganz neue Art der Ernährung für Ihr Hormonsystem. Die Hormone entscheiden, was der Körper mit dem Brennstoff, den Sie zu sich nehmen, macht. Ihre Hormone befinden sich in einem sehr empfindlichen Gleichgewicht und spielen zusammen wie die Instrumente in einem Orchester. Im Lauf des Tages schwanken die Hormone in einem ganz speziellen Rhythmus und steigen und fallen wie Crescendi in einer Symphonie. Jedes Hormon ist wie ein bestimmtes Instrument, das zum richtigen Zeitpunkt, in der richtigen Lautstärke und im richtigen Rhythmus spielen muss. Zusammen erschaffen sie eine wunderschöne Harmonie, die Ihnen ein stabiles Gefühl von Wohlbefinden und Anmut vermittelt.

Welches sind denn nun die Stoffwechselhormone? Man hat Tausende entdeckt und erforscht, aber die wichtigsten Hormone, auf die wir uns hier konzentrieren wollen, sind Insulin, Cortisol, Leptin, Ghrelin, die Schilddrüsenhormone, Östrogen, Testosteron und das Wachstumshormon. Stoffwechselhormone haben Einfluss auf eine Vielzahl von Mikrokommunikationen und -prozessen im Körper. Um nur ein paar zu nennen: Hormone sind beteiligt an Sättigung (Leptin, Insulin), Hunger (Ghrelin, Cortisol), weiblichen Eigenschaften (Östradiol), mehr maskulinen Eigenschaften (Testosteron, das bei Frauen am häufigsten vorkommende Hormon, das für Vitalität, Muskelmasse und Kraft benötigt wird) und Fettverbrennung (Insulin, Wachstumshormon und Cortisol). Das sind die Hormone, die Ihre Reaktion auf Nahrung regulieren, wobei es sich um eine bidirektionale Beziehung handelt.

Die Stoffwechselhormone regulieren Ihre Reaktion auf Nahrung und die Nahrung wiederum reguliert die Stoffwechselhormone. Insulin hat dabei den größten Einfluss. Es ist so wie der Türsteher eines Clubs, der der Glukose entweder die Tür öffnet oder nicht. Öffnet der Türsteher die

Tür nicht, um die Glukose hineinzulassen, steigt der Glukosespiegel in Ihrem Blut an und kann mit der Zeit zu einer Insulinblockade und Fettanreicherung führen. Das ist das zentrale Problem der Insulinresistenz, das lange vor einer Diabetesdiagnose identifiziert werden kann.

Wir werden uns nicht damit aufhalten, jedes einzelne Hormon bis ins Detail zu erläutern, denn das ist auch gar nicht nötig, damit das Gottfried-Programm für Sie funktioniert. Wichtig zu wissen ist, dass diese Hormone alle im Hintergrund arbeiten und entweder dabei helfen, dass Sie abnehmen und sich gut fühlen – oder nicht.

Wenn man über Hormone schreibt, kommt man nicht drumherum, die Wahrheit über Frauen über 35 Jahre beim Namen zu nennen: Die Hormonspiegel fangen schon in den Zwanzigern (Testosteron, DHEA), Dreißigern (Wachstumshormon, Progesteron) und Vierzigern bis Fünfzigern (Östrogen) zu sinken an. Gleichzeitig können andere wichtige Stoffwechselhormone, Insulin und Leptin (und sein Verwandter, Ghrelin, das Hungerhormon) ansteigen. Durch diese kombinierten Hormonveränderungen fühlt sich das Leben nun möglicherweise schwieriger an. Warum ist das so?

- Der Stoffwechsel verlangsamt sich, aber der Appetit nimmt zu, was bedeutet, dass sich quasi über Nacht Bauchfett ansammelt, was zu Entzündungen führt. Ihr Gewicht klettert nach oben.
- Die Leber, das primäre Organ, das den Fettabbau reguliert, verliert an Reserve. Sie ist damit beschäftigt, Hormone zu verstoffwechseln, Giftstoffe auszuscheiden, sich um Ihr letztes alkoholisches Getränk zu kümmern, den Cholesterinspiegel anzupassen, herauszufinden, welchen Brennstoff Sie gerade zu sich nehmen (Kohlenhydrate? Proteine? Fette?) und allgemein den Laden für den Rest des Körpers zu schmeißen.
- Das gesamte restliche Verdauungssystem leidet ebenfalls. Ihr Darm ist an der Hormonregulierung beteiligt. Die meisten meiner Patientinnen leiden an einem oder mehreren Problemen mit dem Darm, die die Fettverbrennung behindern können. Dabei kann es sich beispielsweise um ein Ungleichgewicht der Darmflora (Dysbiose) oder das Leaky-Gut-Syndrom (vermehr-

te Durchlässigkeit der Darmwand, was auftreten kann, wenn sich die Verbindungsstellen zwischen den einzelnen Zellen der Darmschleimhaut auflösen) handeln.

- Möglicherweise bekommt Ihr Darm nicht ausreichend Ballaststoffe:[10] Was wir essen, hat einen großen Einfluss auf das Mikrobiom unseres Darms. Diese Beziehung wird als Wirt-Mikroben-Interaktion bezeichnet. Wir benötigen die richtigen präbiotischen Ballaststoffe, um nützliche Bakterien zu füttern und dadurch die Immunfunktion und das hormonelle Gleichgewicht zu verbessern. Erfahrungsgemäß leiden die meisten von Hormonproblematiken Betroffenen auch an einem Ballaststoffmangel, so wie viele meiner Patientinnen.

Wenn Sie sich an das Gottfried-Programm halten, gehen Sie jedes dieser Probleme an – vom Stoffwechsel bis hin zur Darmgesundheit. Die Anzahl Ihrer gesunden Darmbakterien wird zunehmen, und Sie werden sich von denen verabschieden, die bei Ihnen vielleicht für Fettansatz und Entzündungen sorgen.

WAS IST DAS GOTTFRIED-PROTOKOLL?

Das hormonausgleichende Gottfried-Programm fußt auf drei Grundpfeilern: Entgiftung, Ernährungsketose und Intervallfasten. Nachdem ich fünf Jahre lang am Gottfried-Programm gearbeitet hatte, stellte ich fest, wie wichtig die Reihenfolge dieser drei Grundpfeiler ist, um die Fettverbrennung bei Frauen über 35 zu aktivieren.

- **Entgiftung.** Die körpereigenen Entgiftungswege zu aktivieren, ist wichtig, um die Probleme zu verhindern, die Frauen in der Ketose häufig erfahren. Darum gehen wir dies als Erstes an. Warum? Durch eine Entgiftung wird Ihre Leber gereinigt und alle rezirkulierenden, müden Hormone, die Ihren Stoffwechsel blockieren, ausgeschwemmt.

- **Ernährungsketose.** Ihr Körper gelangt in die Ernährungsketose, wenn Sie einen Ernährungsplan befolgen, der wenige Kohlenhydrate, mäßig viel Protein und viel Fett enthält. Ich habe die klassische Keto-Diät so angepasst, dass sie den Insulinspiegel bei Frauen besser wiederherstellen und bei der Gewichtsabnahme helfen kann. Kurz gesagt: Sie werden mehr pflanzliche Nahrungsmittel essen, löffelweise hochwertiges Olivenöl, ab und an einen Löffel mittelkettiges Triglyceridöl (fördert Gewichtsverlust, Sättigung und Ausscheidung von Alkohol), Präbiotika und Probiotika konsumieren sowie Nettokohlenhydrate und andere Makronährstoffe berechnen. Anhand Ihrer Makronährstoffe werden Sie Ihr ketogenes Verhältnis ermitteln und dann Ihr Glukose-Keton-Verhältnis messen (mehr dazu in Teil 2). Der Erfolg einer Keto-Diät ist vielschichtig – ein Teil davon ist psychologischer Natur. Die fettverbrennende Wirkung der Diät führt häufig schnell zu einer Gewichtsabnahme, einer verbesserten Körpermasse und einer erhöhten Stoffwechselrate, was wiederum dazu führt, dass man sich leichter an den Ernährungsplan hält und bessere Ergebnisse erzielt. Trotzdem gibt es Fallstricke, und ich werde Ihnen zeigen, wie Sie diese umgehen können. (Auf Seite 28 erkläre ich anhand einer graphischen Darstellung, wie die Keto-Diät funktioniert.)
- **Intervallfasten.** Diese Art des Fastens bedeutet, dass Sie an einem Tag 12 bis 24 Stunden lang nichts essen. Die Daten haben gezeigt, dass Intervallfasten ein besonders effektives Mittel ist, um den Gewichtsverlust zu fördern, weil sich dadurch das Gleichgewicht vieler Hormone verbessert (darunter Insulin, Ghrelin, Leptin und nachmittägliches Cortisol) und zu einer Umstellung des Stoffwechsels führt, wie kürzlich eine Untersuchung des *New England Journal of Medicine*[11] zeigte. (Eine Stoffwechselumstellung tritt ein, wenn mittels Fasten und anderen Techniken der Insulin- und der Glukosespiegel so weit heruntergedrückt wird, dass der Körper von der Kohlenhydrat- zur Fettverbrennung umschaltet.) Durch Fasten wird die Regulierung von Entzündungen unterstützt und die Hirnfunkti-

on verbessert, sodass man mehr auf Zack ist, der Blutdruck sinkt und möglicherweise Leptin angepasst wird, sodass man weniger hungrig ist.[12] Immer noch nicht überzeugt? Intervallfasten unterstützt den Cholesterinspiegel (mehr darüber erfahren Sie in den Anmerkungen zur Einleitung im Anhang des Buches unter Punkt 13).[13] Das vielleicht Wichtigste ist jedoch, dass ich festgestellt habe, dass Intervallfasten äußerst wirkungsvoll bei Frauen über 35 ist, die abnehmen und sich besser fühlen wollen: Rund 95 Prozent meiner Patientinnen erzielen damit Erfolge.

WARUM STOFFWECHSELFLEXIBILITÄT SO WICHTIG IST

Zuvor habe ich den Stoffwechsel als die Gesamtheit aller chemischen Reaktionen definiert, die zum einen bestimmen, wie Sie sich fühlen, zum anderen, mit welcher Geschwindigkeit Sie Kalorien verbrennen. Es ist wichtig, die Geschwindigkeit seines Stoffwechsels zu verstehen, aber ein anderer, oftmals übersehener Aspekt des Stoffwechsels ist seine Flexibilität. Ehe Sie Ihre Kohlenhydratzufuhr und möglicherweise sich selbst unnötig beschränken, sollten Sie herausfinden, wie flexibel Ihr Stoffwechsel ist. Kohlenhydrate sind nicht das Problem, doch ein Mangel an Stoffwechselflexibilität könnte es sein.

Was versteht man unter Stoffwechselflexibilität? Es handelt sich um die Fähigkeit des Körpers, sich an Veränderungen des Stoffwechselbedarfs anzupassen,[14] beispielsweise, wenn man einen Apfel (reich an gesunden Kohlenhydraten) versus ein Stück Lachs (reich an gesunden Fetten) isst oder wenn man sechzehn Stunden lang nichts zu sich nimmt und der Körper Fett verbrennen muss, um an Energie zu kommen. Wenn Sie Diabetes haben, stark übergewichtig sind oder einen »apfelförmigen« Körper haben, also mehr Fett um die Taille als an der Hüfte, liegt bei Ihnen eher eine Stoffwechsel*in*flexibilität vor. Bei Stoffwechselflexibilität gibt es ein breites Spektrum, von normaler Flexibilität bis zur Inflexibilität. Hinweise darauf, dass eine Inflexibilität des Stoffwechsels besteht, sind ein hoher Blutzuckerspiegel, Insulinresistenz (wenn das Insulin im Blut ansteigt), Prädiabetes, frühe Schäden der Blutgefäße, anormale Lipide, Bluthochdruck und Fettleibigkeit.

Ein inflexibler Stoffwechsel ist ein großes Problem, das viele Menschen betrifft: Laut den Centers for Disease Control, einer Behörde des US-amerikanischen Gesundheitsministeriums, steigt die Adipositasrate in den USA immer weiter an.[15] (In Deutschland ist laut RKI mehr als die Hälfte der Menschen übergewichtig. Jüngsten Zahlenerhebungen zufolge nimmt Übergewicht weltweit deutlich zu, Anm. d. Verlags.) Bis zu 38 Prozent der US-Bevölkerung leidet an Prädiabetes.[16] (In Deutschland geht man von rund 20 Prozent der erwachsenen Bevölkerung aus, weltweit liegt die Schätzung für Prädiabetes bei über 10 Prozent. Stand: 2021, Anm. d. Verlags.) Sogar bei normalgewichtigen oder leicht übergewichtigen Menschen kann ein Mangel an Stoffwechselflexibilität vorliegen. (Das beeinflusst nicht nur, wie gut Sie in Ihre Kleider passen; Übergewicht führt auch zu Problemen bei der Bekämpfung von Infekten, wie dem Coronavirus, und möglicherweise spricht man auf Impfungen nicht so gut an.)[17] Die gute Nachricht lautet, dass man eine Stoffwechselinflexibilität mit personalisierter Medizin umkehren kann durch die richtige Ernährung, Bewegung und Schlafhygiene.

Das Gottfried-Programm bringt Sie auf den richtigen Weg zur Stoffwechselflexibilität: ein niedriger Nüchternblutzucker nach dem Fasten über Nacht und eine leichte Ketose durch die Produktion einer kleinen Menge Ketone (ein Anzeichen dafür, dass Sie Fett verbrennen), ein normaler Blutzucker nach dem Essen und ein normales Verhältnis von Taille zu Hüfte. Sie werden nicht mehr nach Kohlenhydraten süchtig sein. Kurz gesagt: Sie werden befreit sein!

SIE SIND NIE EIN HOFFNUNGSLOSER FALL!

Sie sind nie zu alt dafür, Ihre Hormone ins Gleichgewicht zu bringen. Trotzdem höre ich Frauen häufig sagen: »Ich bin in den Wechseljahren, für mich ist es zu spät.« Das stimmt nicht. Viele Hormone, insbesondere Insulin, das Wachstumshormon, Testosteron und Östrogen, werden durch Ernährung, Entgiftung, Ketose und den Zeitpunkt von Mahlzeiten verändert. Es gibt keine Altershöchstgrenze, um ein hormonelles Gleichgewicht erzielen zu können.

Außerdem sind Sie niemals ein hoffnungsloser Fall. Selbst wenn Sie frustriert sind, weil sich keine Ergebnisse einstellen und Sie das Gefühl haben, Ihr Stoffwechsel ist so langsam wie noch nie zuvor, können Sie noch Fortschritte erzielen – das kann ich mit Fallstudien untermauern –, es dauert möglicherweise nur etwas länger. Vielleicht nehmen Sie am Anfang ein Pfund am Tag ab, wie es bei der 45-jährigen Lara in den ersten fünf Tagen der Fall war. Oder es geht langsamer, wie bei der 51-jährigen Lotus, die aber mittlerweile 39 Pfund abgenommen hat, obwohl sie einen langsamen Stoffwechsel hatte, als sie mit dem Gottfried-Programm anfing. Bitte betrachten Sie das Ganze langfristig.

Zum Glück können Sie das evidenzbasierte Gottfried-Programm erfolgreich umsetzen, Ihre Stoffwechselhormone wieder auf Trab bringen und abnehmen, egal, ob Sie sich omnivor, pescetarisch, vegetarisch oder vegan ernähren.[18] Meine Rezepte und Beispiel-Menüpläne lassen sich frei kombinieren, sodass Sie Ihre täglichen Ziele triumphierend erreichen können.

Wenn Sie Ihre Symptome mit Medikamenten bekämpfen, ist die Wahrscheinlichkeit, wirklich zu heilen, geringer, als wenn Sie mit dem auf den Prinzipien der Lebensstilmedizin basierenden Gottfried-Programm einen neuen Weg einschlagen. Sie werden Ihren Körper auf eine ganz neue Art lieben und wertschätzen, und Sie werden sich gern so ernähren, weil Sie sich gut fühlen werden und Ihre gesundheitlichen Probleme zurückgehen.

VERLEIHEN SIE IHREN JAHREN MEHR LEBEN

Wenn Sie über 35 Jahre alt sind und Fett verbrennen wollen, ist das weniger eine Frage der Disziplin als der, *was* Sie essen, *wann* Sie essen und wie Ihre Hormone auf die Nahrung ansprechen. Den wenigsten Menschen ist bewusst, dass die Hormone den Stoffwechsel bestimmen. Geraten Ihre Hormone ab etwa 35 aus dem Gleichgewicht, können Sie durch die Einhaltung bestimmter Regeln verhindern, dass Sie um die Taille herum zulegen und ein höheres Risiko für Herzerkrankungen, Diabetes und Krebs haben. In Kapitel 1 erzähle ich Ihnen mehr über meine persönliche Geschichte, und im Lauf des Buches werden Sie andere Frauen kennenlernen, die das Gottfried-Programm umgesetzt und durch diese neue Form des Essens für ihre Hormone Fett verbrannt und abgenommen haben.

Ich zeige Ihnen eine bewährte Methode, um in eine milde Ketose zu kommen, die Ihre Abnehmhormone (Leptin und Ghrelin) aktiviert, Entzündungen rückgängig macht und Ihnen zu mehr innerem Frieden verhilft. Das Gottfried-Programm basiert auf meiner eigenen, kleinen klinischen Studie mit zehn übergewichtigen und fettleibigen Frauen vor und nach einer Keto-Diät. Dafür habe ich einen personalisierten Ansatz mit einem sogenannten N-aus-1-Versuchsaufbau gewählt, weil dies die wohl hochwertigsten wissenschaftlichen Erkenntnisse liefert. Bei dieser Forschungsmethode steht jede Einzelperson im Fokus einer separaten Fallstudie.[19]

Sobald Sie die Grundlagen dessen, was und wann Sie essen sollten und wie Ihre Hormone auf die zugenommene Nahrung ansprechen, gelernt haben, kreieren Sie eine Symphonie der Hormone, durch die Sie den ganzen Tag lang voller Energie sind – ohne das typische Vier-Uhr-nachmittags-Tief. Sie werden Fett verbrennen, statt es um die Hüfte herum anzulagern, wo es Ihr Risiko für die meisten chronischen Erkrankungen steigert. Sie werden wieder in Ihre Kleidung passen, sodass Sie nur noch zehn Sekunden und keine zehn Stunden mehr brauchen, um das passende Outfit zu finden – denn all Ihre Kleider werden an Ihnen toll aussehen. Sie werden sich körperlich, psychisch und emotional rundum zufrieden fühlen, sodass Sie abends keine doppelten Portionen mehr essen, weil Sie meinen, Sie hätten es sich verdient. Sie werden mehr Zeit für die Dinge haben, die Ihnen am Herzen liegen.

KAPITEL 1

DIE WAHRHEIT ÜBER FRAUEN, HORMONE UND GEWICHT

Gib mir die Gelassenheit, die Hormone hinzunehmen, die ich nicht ändern kann, den Mut, die zu ändern, die ich ändern kann, und die Weisheit, das eine vom anderen zu unterscheiden.

Ich nenne dies das Gelassenheitsgebet für die Hormone. Warum ich ein Gebet anführe? Wenn Sie jemals hormonell bedingt zugenommen haben, kurz vor Ihrer Periode aus unerklärlichen Gründen plötzlich fünf Pfund mehr wogen oder an PMS oder schlaflosen Nächten litten, weil sich Ihre Hormone veränderten, werden Sie es wohl verstehen.

Unsere Hormone herrschen über unseren Körper, bestimmen, was wir denken und fühlen und wie wir aussehen. Und auch wenn ich nicht die Zeit zurückdrehen und Ihnen die Hormone zurückgeben kann, die Sie mit Anfang zwanzig hatten (und leider auch nicht den schnellen Stoffwechsel, der damit verbunden war), so lautet die gute Nachricht doch, dass wir wissenschaftlich basierte Leitfäden haben, um die wichtigsten Hormone wieder ins Gleichgewicht zu bringen. Mein Ziel mit diesem Buch ist, Ihnen alles an die Hand zu geben, was Sie benötigen, um genau das zu erreichen. Und darum geht es in dem Gelassenheitsgebet für die Hormone.

Menschen mit einer endokrinen Störung, wie hormonelles Ungleichgewicht auch genannt wird, haben am häufigsten mit Gewichtsproblemen zu kämpfen. Insbesondere Frauen sind davon betroffen. Diejenigen meiner Patientinnen mit den hartnäckigsten Problemen, abzunehmen, haben alle diese endokrine Störung. In diesem Buch werden Sie ihre Geschichten kennenlernen und erfahren, wie sie letztlich ihren Frust in Erfolg wandeln konnten.

Hier ist das Gelassenheitsgebet in Aktion:

Melissa und ich saßen in meiner Praxis und schauten uns das Ergebnis ihrer Hormonuntersuchungen an. Melissa berichtete über leichte Veränderungen bei ihrer Periode, was darauf schließen ließ, dass bei ihr der Übergang in die Perimenopause eingesetzt hatte. Mit 38 hatte Melissa rund 15 Kilo Übergewicht und einen Taillenumfang von 100 Zentimetern. Sie erzählte mir, sie hätte schon alles probiert, um abzunehmen. Sie bat mich: »Erklären Sie mir, was ich bei meinen Hormonen ändern kann und was nicht. Ich weiß, dass ich mit zunehmendem Alter den Kurs nicht mehr groß korrigieren kann. Aber wenn ich die Änderungen durchziehe, die Sie empfehlen, nehme ich dann ab? Oder habe ich hormonelle Probleme, die man nicht mehr in den Griff bekommen kann?«

Nein! Ihre Hormone sind nicht irreparabel. Wie die meisten meiner Patientinnen, die übergewichtig oder fettleibig sind oder nur unter großen Mühen ein gesundes Gewicht halten können, kämpfte Melissa mit ihrem hormonellen Ungleichgewicht. (Neben den Veränderungen bei der Regelblutung war das verräterische körperliche Anzeichen bei Melissa ihre apfelförmige Figur – ein gängiger Ausdruck dafür, wenn jemand um die Körpermitte herum breiter ist und der Taillenumfang geteilt durch den Hüftumfang bei über 0,85 liegt. Bei Melissa betrug das Verhältnis von Taille zu Hüfte 0,92.) Nach einiger medizinischer Detektivarbeit fanden wir bei ihr Probleme mit Insulin und der Schilddrüse – zwei der häufigsten hormonellen Ungleichgewichte, die eine Gewichtsabnahme erschweren. Meiner Erfahrung nach ist Insulin das größte Problem, aber Schilddrüsen- und Geschlechtshormone kommen direkt danach und hängen damit zusammen.

Laut Traditioneller Chinesischer Medizin ist dies ein Anzeichen für eine Leber-Qi-Stagnation (Qi wird übrigens »Tschi« ausgesprochen) und meinem Empfinden nach ein Hinweis darauf, dass ihre Hormone nicht im Gleichgewicht waren.

Die Leber, Hormone und Traditionelle Chinesische Medizin

Auch wenn ich keine Traditionelle Chinesische Medizin (TCM) praktiziere, habe ich im Laufe der Jahre einiges von dieser alten Heilslehre gelernt. Laut TCM steht eine Leber-Qi-Stagnation (LQS) meist mit allen Arten von hormonellen Ungleichgewichten im Zusammenhang. Zu Anfang kommt es zum prämenstruellen Syndrom und unregelmäßigen Zyklen, aber wenn die Frau in die Perimenopause kommt, ist wahrscheinlich noch so einiges anderes mit im Spiel. In der TCM wird die Leber durch ihre Funktion bestimmt und entspricht nicht dem anatomischen Organ, das die westliche Medizin als die Leber kennt. Die Lebenskraft der Leber, auch bekannt als Qi, kann aufgrund von Stress oder Angst stagnieren. Ist das Qi richtig im Fluss, sind die Dinge in Harmonie und funktionieren ordnungsgemäß. Wird dieser Fluss jedoch blockiert, kommt es zu Problemen.

Das Leber-Qi ist für die Bewegung von Qi durch den ganzen Körper zuständig. Stagniert es, können Frauen unter Stimmungsschwankungen, sich leicht entladender Frustration, Verstopfung, dem prämenstruellen Syndrom, unregelmäßiger Periode und anderen Problemen leiden. (In den Anmerkungen erfahren Sie mehr darüber, was meine Akupunkteurin Emily Hooker zur Leber-Qi-Stagnation zu sagen hat.)[1]

Der folgende Fragebogen soll Ihnen dabei helfen, herauszufinden, ob die Ursache für Ihr hartnäckiges Gewichtsproblem möglicherweise mit einem hormonellen Ungleichgewicht zusammenhängt.

Fragebogen zu Ihren Stoffwechselhormonen

Leiden oder litten Sie in den vergangenen sechs Monaten an einem oder mehreren der folgenden Symptome?

- Nehmen Sie seit der Geburt eines Kindes, der Perimenopause oder der Menopause kontinuierlich an Gewicht zu?

- Leiden Sie an hohem akutem Stress oder an zwar geringgradigerem, aber ständigem Stress? Machen Sie sich über Kleinigkeiten Sorgen?
- Haben Sie hohen Blutdruck? Dieser wird wie folgt definiert: ein systolischer Blutdruck von über 120 oder ein diastolischer Blutdruck von mehr als 80.[2]
- Liegt Ihr Body-Mass-Index bei 25 oder höher? (Ihren BMI können Sie mit einem Online-Rechner oder mit Hilfe dieser Formel berechnen: BMI = Körpergewicht (in Kilogramm) geteilt durch Körpergröße (in Metern) zum Quadrat.)
- Haben Sie jemals über Nacht 1,5 bis 2,5 Kilo zugenommen? Oder 2,5 bis 3,5 Kilo während der Menstruation?
- Sind Sie zu irgendeinem Tageszeitpunkt erschöpft, obwohl Sie ausreichend Schlaf hatten?
- Leiden Sie an dünner werdendem Haar, Ausfall des äußeren Drittels der Augenbrauen, aufgedunsenem Gesicht, trockener und spröder Haut, Verstopfung, Mangel an Energie, Unverträglichkeit gegenüber Kälte, Unfruchtbarkeit, starker Menstruation, Karpaltunnelsyndrom oder einer Kombination dieser Dinge?
- Haben Sie das Gefühl, dass irgendetwas Ihre Gewichtsabnahme verhindert, egal was Sie alles ausprobieren?
- Haben Sie Probleme, eine Diät durchzuhalten, indem Sie zwar wissen, was Sie tun sollen, sich aber nicht langfristig an den Plan halten können und darum immer wieder dieselben 2,5 bis 5 Kilo abnehmen?
- Achten Sie auf Clean Eating, also den Konsum von frischen, naturbelassenen Nahrungsmitteln, haben aber das Gefühl, dass sich das nicht in der Zahl auf der Waage widerspiegelt?
- Haben Sie Heißhungerattacken, insbesondere auf Süßigkeiten, Schokolade, Käse oder Brot?

- Haben Sie es mit einer strikten Keto-Diät ausprobiert, die aber nicht funktioniert hat? Sie haben nicht so viel Gewicht verloren, wie anfangs erwartet, hatten nicht das Gefühl von geistiger Klarheit, erreichten ein Plateau oder nahmen sogar zu?
- Wurde bei Ihnen die Diagnose Hashimoto, Zöliakie, rheumatoide Arthritis, Multiple Sklerose, systemischer Lupus erythematodes (SLE), Psoriasis oder eine andere Autoimmunerkrankung gestellt?
- Hat sich Ihr Appetit verstärkt? Sind Sie nach einer normalgroßen Essensportion, die Sie früher gesättigt hat, noch immer hungrig?
- Ist Ihr Blutzucker gestiegen? Ist Ihr Nüchternblutzucker höher als 85 mg/dl, was meiner Meinung nach nicht mehr im optimalen Bereich liegt? Oder haben Untersuchungen Ihres Arztes ergeben, dass er höher als 99 mg/dl ist, was im Prädiabetes- oder Diabetesbereich liegt?
- Haben Sie seit einer Geburt oder der Perimenopause Probleme, nachts durchzuschlafen, oder fühlen Sie sich gestresster oder sogar beides?
- Haben Sie vermehrt Fettansatz im Bauchbereich? Beträgt Ihr Taillenumfang mehr als 88 Zentimeter bei Frauen oder 100 Zentimeter bei Männern? (Eine andere Möglichkeit, diesen zu messen, ist ein Verhältnis von Taille zu Hüfte, das bei Frauen über 0,85 und bei Männern über 0,90 liegt.)
- Schauen Sie sich Ihre Haut im Halsbereich an und da, wo Ihre Haut Falten aufweist, zum Beispiel in der Achselhöhle. Sehen Sie dort dunklere und samtartige Stellen, was als *Acanthosis nigricans* bekannt ist?

Interpretation Ihrer Ergebnisse

Wenn Sie fünf oder mehr der obigen Fragen mit Ja beantwortet haben, leiden Sie wahrscheinlich an einem hormonellen Ungleichgewicht, das Ihr Gewicht und Ihren Stoffwechsel beeinträchtigt. Aber keine Panik, wenn das auf Sie zutrifft. Meine Praxis ist voll von Frauen mit einem hormonellen Ungleichgewicht. Insgesamt haben rund 80 Prozent von ihnen ein Ergebnis von mindestens fünf Punkten, und Labortests bestätigen, dass ein oder mehr Stoffwechselhormone aus dem Gleichgewicht geraten sind. Mein persönliches Ergebnis lag bei zehn Punkten, ehe ich mein Programm für Stoffwechselhormone entwickelte.

FÜNF GRUNDSÄTZE ZUM THEMA FRAUEN UND GEWICHT

Als ich Ende dreißig war, kam meine zweite Tochter auf die Welt und meine Hormone spielten verrückt. Plötzlich hatte ich keinen Einfluss mehr auf mein Gewicht. Im Nachhinein gesehen lag das wahrscheinlich an einer Kombination aus zu viel Stress, meinen grenzwertigen Blutzuckerwerten während der Schwangerschaft, den Anforderungen als Mutter und der Tatsache, dass ich älter wurde. Doch aufgrund dieser Erfahrung verlagerte ich in meiner Karriere den Fokus von der Gynäkologie hin zur personalisierten Medizin und legte einen Schwerpunkt auf das Verständnis der Zusammenhänge von Gewichtsproblemen und weiblichem Hormonhaushalt. Nicht jede Frau durchläuft eine Phase, in der die Hormone verrücktspielen, aber viele tun es.

Wie ich in der Einleitung beschrieb, sind die Hormone wie ein inneres Symphonieorchester, das rund um die Uhr für die Zellen spielt. Wenn die innere Melodie rhythmisch und harmonisch ist, sind Sie widerstandsfähig und Ihr Stoffwechsel flexibel. Ist die Melodie allerdings so wie meine im Alter von 39 Jahren, kann sie sich wie Lärm anhören: Die Klarinette ist zu leise, das Cello zu laut und der Takt vollkommen falsch. Zwar haben Sie den Eindruck, mit Ihrer Ernährung und Ihrem Training alles richtig zu machen, aber es zeigen sich keine Erfolge. Die Symphonie zu dirigieren, scheint sich Ihrer Kontrolle entzogen zu haben, aber in Wahrheit haben Sie mehr Macht, als Ihnen bewusst ist, um Ihre Hormone in Einklang zu bringen, indem Sie nämlich Ihren Lebensstil verändern.

Meinen langjährigen Erkenntnissen nach ist das Verständnis dieser fünf Prinzipien grundlegend, wenn man sein Hormonkonzert in den Griff bekommen will:

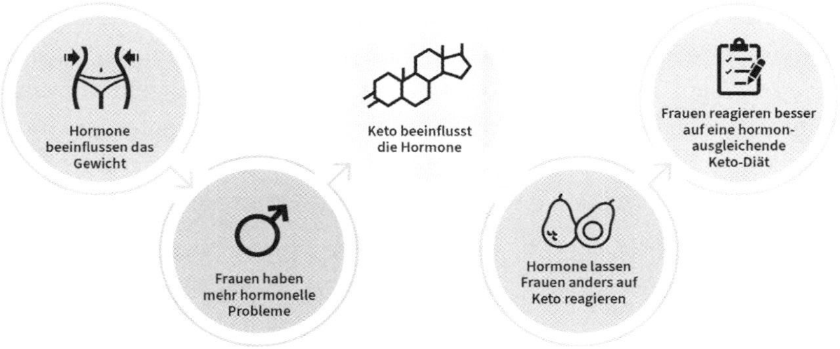

1. Hormone beeinflussen das Gewicht.
2. Frauen leiden unter mehr hormonellen Problemen als Männer.
3. Die Keto-Diät beeinflusst die Hormone.
4. Aufgrund ihrer Hormone reagieren Frauen anders auf die Keto-Diät als Männer.
5. Zwar können sich Frauen einer Keto-Diät unterziehen, aber sie fahren besser mit einer hormonausgleichenden Variante, wie dem Gottfried-Programm.

1. Hormone beeinflussen das Gewicht

Mehrere Hormone sind an der Steuerung des Gewichts, der Flüssigkeitsretention (Wassereinlagerung) und der Fettmenge im Körper beteiligt. Es ist das Fett, insbesondere das viszerale Fett um die Hüfte, das besonders besorgniserregend ist. In diesem Abschnitt möchte ich den Zusammenhang zwischen Ihrem Fett, Ihren Hormonen und Ihrer Gesundheit ein für alle Mal aufklären.

Um welche Hormone geht es? Die Liste ist lang: Insulin, Cortisol, die Schilddrüsenhormone, Testosteron, Östrogen, Progesteron, das Wachstumshormon (auch bekannt als GH oder hGH, Abk. von »human

Growth Hormone«) und Leptin. (Das folgende Diagramm zeigt einige dieser Hormone und wo sie im endokrinen System – der Reihe an Drüsen, die die verschiedenen Hormone produzieren, die in Ihrem Körper zirkulieren – produziert werden.) Das hormonelle Ungleichgewicht, das an der Spitze steht, ist die Insulinresistenz, welche dazu führt, dass die Körperzellen Insulin gegenüber weniger empfindlich reagieren. Dann muss die Bauchspeicheldrüse mehr und mehr Insulin produzieren, um Glukose in die Zellen zu bringen. Eine Insulinresistenz hängt stark mit einer Gewichtszunahme und viszeralem Fett zusammen.[3]

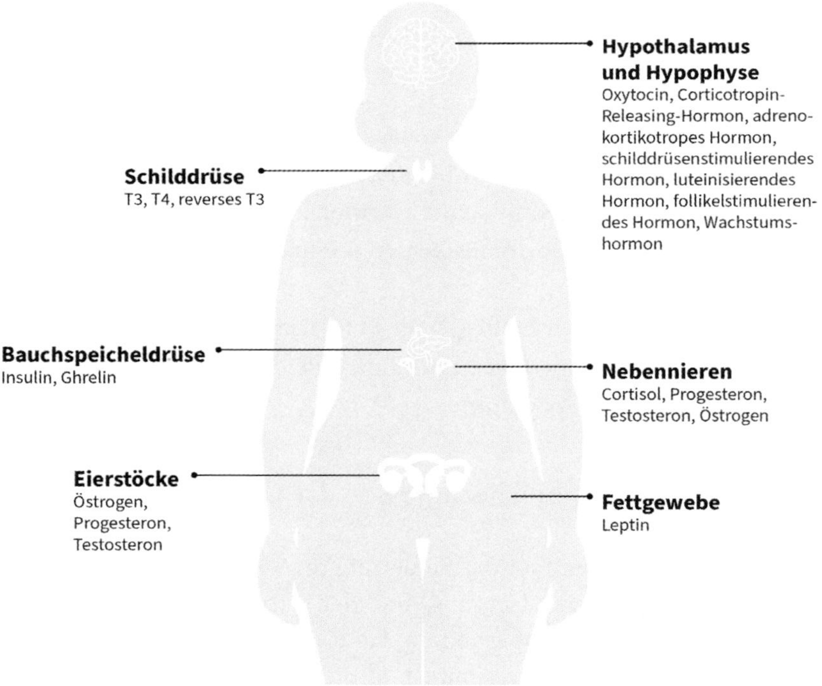

Hormone sind chemische Botenstoffe – so etwas wie Textnachrichten, die in Ihrem Bauch von einer Station zur anderen versendet werden. Sie haben bestimmte Funktionen, beispielsweise Ihre Stimmung zu stabilisieren, dafür zu sorgen, dass Ihre Haut glatt ist oder dass Sie im Fitnessstudio Muskeln aufbauen, oder Ihnen signalisieren, dass Sie mehr essen sollen. Sind Ihre Hormone in Ordnung, können Sie ein gesundes Körpergewicht erreichen und halten. Sie können nachts gut schlafen und wachen erfrischt auf. Sie sind nicht reizbar, ängstlich oder fett.

Zurück zur Symphonie der Hormone: Der Dirigent des Orchesters ist unser Gehirn, insbesondere der Hypothalamus und die Hypophyse. Das Gehirn kommuniziert mit den anderen Organen des endokrinen Systems, wie zum Beispiel den Nebennieren (Blechbläser), Eierstöcken (Hoden bei Männern; Holzbläser), der Schilddrüse (Schlagzeug) und dem Fettgewebe (Streicher). Aber der Dirigent ist verletzbar. Schlechte Ernährung, zu viel Alkohol und übermäßiger Stress beeinträchtigen seine Funktion.

Ist der Dirigent in Topform, gut genährt und belastbar, sind die Hormone im Gleichgewicht und die Musik wunderschön. Ihre üblichen Strategien, um abzunehmen, funktionieren – so wie es bei mir mit Anfang dreißig der Fall war, als ich noch keine Kinder hatte. Ist aber der Dirigent aus dem Gleichgewicht geraten, so sind es auch die Hormone. Sie können sich einzeln gegen den Gewichtsverlust verschwören, sich aber auch gegenseitig so beeinflussen, dass sich die Situation verschlimmert. Beispielsweise traten Melissas Schilddrüsenprobleme nicht allein auf. Ihr hoher Insulinspiegel und ihre Fettpölsterchen verschlechterten ihre Schilddrüsenfunktion.[4] Noch unfairer wurde das Ganze dadurch, dass ihr Übergewicht dazu führte, dass die Wahrscheinlichkeit für weitere Schilddrüsenprobleme stieg.[5] Zum Glück unterstützt das Gottfried-Programm Ihr Gehirn dabei, die Symphonie mit Leichtigkeit und Anmut zu dirigieren, sodass Ihr Körper wieder in einen Zustand der Ausgeglichenheit und Gesundheit zurückkehren kann.

Es gibt viele häufige endokrine Probleme, die zu einer Resistenz gegen Gewichtsverlust führen können, beispielsweise Schilddrüsenprobleme und Insulinresistenz. Sie alle können durch eine Unzahl verschiedener Faktoren hervorgerufen werden, darunter hoher Stress und Umweltchemikalien (wie man sie in Körperpflegeprodukten, Reinigungsmitteln und Nahrungsmitteln findet), die bestimmte Hormone stören.

2. Frauen leiden unter mehr hormonellen Problemen als Männer

Ich sage gleich, wie es ist: Verglichen mit Männern leiden Frauen unter stärkeren hormonellen Ungleichgewichten, was vermehrte Angst, Depressionen und Schlaflosigkeit zu Folge hat.[6] Die unangenehmen Symptome eines hormonellen Ungleichgewichts führen zu einer Kaskade an weiteren Problemen, insbesondere wenn es um den Gewichtsverlust geht. Schläft man beispielsweise weniger als sechs oder mehr als neun Stunden, ist dies mit dem metabolischen Syndrom assoziiert, einer Kombination aus Bauchfett, Insulinresistenz, Blutzuckerproblemen, Bluthochdruck und Lipidproblemen.[7]

Als Ärztin und Frau kenne ich den Teufelskreis aus Unzufriedenheit mit dem Körper, Stress und Gewichtszunahme nur allzu gut. Frauen, die mit zusätzlichem Gewicht, und seien es nur ein paar Pfunde, hadern, befinden sich häufig in einem ständigen Kampf mit ihrem Körper. Können Sie auch ein Lied davon singen? Es ist kein Wunder, dass Frauen häufiger mit ihrem Körper unzufrieden sind als Männer. In der Werbung, in den Medien, wie zum Beispiel in TV-Sendungen und Filmen, aber auch durch wohlgemeinte Kommentare von Familienmitgliedern und Freunden wird uns seit der Kindheit suggeriert, dass wir dünn und hübsch zu sein hätten.

Wenn wir dazu erzogen wurden, dieses Ideal zu verinnerlichen, tun wir etwas, das von der Wissenschaft als Selbstobjektivierung bezeichnet wird und dazu führt, dass wir uns für unseren Körper schämen und mit ihm unzufrieden sind. Das bedeutet, wir verinnerlichen die Sichtweise eines Beobachters auf unseren Körper als ein Objekt, das auf der Grundlage unseres Aussehens bewertet werden muss, was zu einer gewohnheitsmäßigen Überwachung unseres Aussehens führt.[8] Frauen neigen eher dazu als Männer, und Frauen, die sich selbst objektivieren, neigen eher zu einem gestörten Essverhalten.[9] Objektivierung verkauft Produkte,[10] aber Selbstobjektivierung hat einen höheren Preis – und zwar den inneren Kampf, den so viele meiner Patientinnen führen.

Unglücklicherweise kann diese Selbstobjektivierung zu einem noch höheren Stresspegel, einem noch stärkeren hormonellen Ungleichgewicht und damit verbunden zu Gewichtszunahme führen.

Dieser Stress beeinträchtigt unsere Gesundheit – und unsere Hormone. Den meisten Frauen ist ihr hormonelles Ungleichgewicht gar nicht bekannt. Aber auch vor der Menopause sind Frauen dafür anfällig. Die häufigsten endokrinen Störungen bei Frauen vor der Menopause sind Probleme mit Testosteron, Insulin und Schilddrüsenhormonen.[11]

Außerdem kommt es mit zunehmendem Alter und den Wechseljahren zu weiteren hormonellen Veränderungen. Frauen haben dann meist einen niedrigeren Östrogen-, Testosteron- und Wachstumshormonspiegel. Da Östrogen an vielen Aktivitäten beteiligt ist, darunter auch Appetitanregung und Nahrungsaufnahme,[12] kann die Abnahme von Hormonen, wie zum Beispiel Östrogen, eine Gewichtszunahme auslösen. Das Hauptöstrogen, das den weiblichen Körper reguliert, ist das Östradiol. Auf der Abbildung sehen Sie, wie sich der Östrogenspiegel verändert, wenn Frauen älter werden, was zu heftigen Schwankungen in der Perimenopause führt, die wiederum den Appetit steigern können.

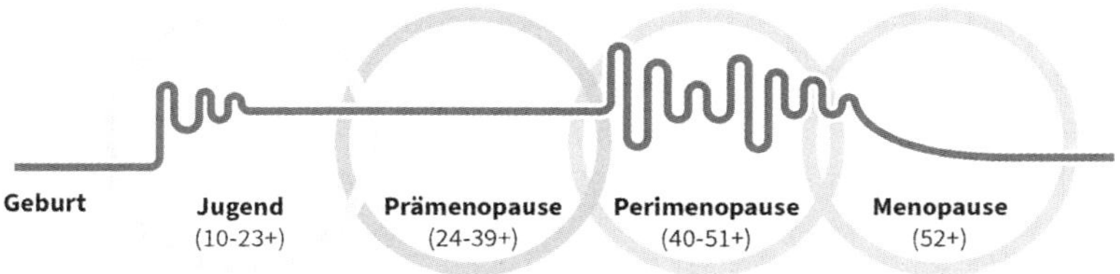

Auf der anderen Seite steigt, wenn übergewichtige oder fettleibige Frauen Fett verlieren, das Wachstumshormon an.[13] Die gute Nachricht ist, dass Sie damit einen positiven Kreislauf in Gang setzen: Sie können sich nach dem Sport schneller erholen, Verletzungen heilen besser, Ihr Stoffwechsel wird angekurbelt, woraufhin er mehr Fett verbrennt und das Wachstumshormon ansteigt.

Zu wissen, dass Hormone die Gewichtsabnahme verhindern können und Frauen stärker zu einem hormonellen Ungleichgewicht neigen, ist bereits Teil der Lösung. Und mein Ernährungsprogramm zielt darauf ab, Ihre Hormone mit einer modifizierten Keto-Diät wieder ins Gleichgewicht zu bringen.

3. Die Keto-Diät beeinflusst die Hormone

Auf die Hormone bezogen ist das Gute an der Keto-Diät eine kohlenhydratarme, fettreiche Ernährung mit einer moderaten Menge an Proteinen: Es ist eine der effektivsten Strategien, Insulin wieder in Ordnung zu bringen. Dieses Hormon ist an der Gewichtszunahme, allgemeinem Unwohlsein und kardiovaskulären Erkrankungen, die die Haupttodesursache sowohl bei Männern als auch bei Frauen sind, beteiligt.

Das Problem an der Keto-Diät ist allerdings, dass sie das Potenzial hat, andere Hormone zu beeinflussen, darunter Cortisol, die Schilddrüsenhormone und Östrogen. Ein chronisch erhöhter Cortisolspiegel ist mit zahlreichen Problemen assoziiert, darunter oxidativer Stress (»der Rost des Alterns«, der sich in unseren Zellen festsetzt), Cholesterinprobleme, schlechte Gefäßfunktion, Verklebung der Blutplättchen, Bildung von Ablagerungen in den Arterien[14] sowie mehr viszerales Fett.[15] Bei Männern verringert der Konsum von Kohlenhydraten die Cortisolproduktion.[16] Ebenso kann sich die Cortisolproduktion erhöhen, wenn man wenig Kohlenhydrate zu sich nimmt, außer man weiß, wie man das umgehen kann.

Östrogen kann aus dem Gleichgewicht geraten, wenn jemand eine »faule« Keto-Diät macht und zum Beispiel Burger-Patties mit Salat und obendrauf Speck isst und vergisst, ausreichend Gemüse zu konsumieren, um die guten Darmmikroben zu füttern. Ein gesundes Östrogengleichgewicht fußt auf einem gesunden Mikroben-Ökosystem. Menschen, die mehr tierische Produkte, wie Fleisch und Käse, konsumieren, aber am Gemüse sparen, riskieren einen Anstieg der aus dem Ruder geratenen Mitglieder der Östrogenfamilie.

4. Der weibliche Hormonhaushalt lässt Frauen anders auf die klassische Keto-Diät reagieren als Männer

Wir haben bereits über das Keto-Paradoxon gesprochen, sodass Sie wissen, dass die klassische Keto-Diät bei Frauen nicht immer funktioniert. Es sind noch weitere Studien nötig, wie sich Keto auf die weiblichen Hormone auswirkt, aber die Wissenschaft hat bereits ein paar mögliche Gründe für die unterschiedlichen Ergebnisse genannt.

Erstens liefert die Keto-Diät Frauen möglicherweise nicht genug Kohlenhydrate. Kohlenhydrate helfen dabei, die Stressreaktion zu mildern, Cortisol zu senken, das Wachstumshormon zu fördern und die Schilddrüsenfunktion zu unterstützen. Zweitens wird bei Frauen und Männern Fett auf unterschiedliche Art und an anderen Stellen im Körper gespeichert, ihre Hormonproduktion unterscheidet sich und ihre Gehirne reagieren unterschiedlich auf Signale, die Gewicht und Verteilung von Körperfett regulieren. Frauen lagern Energie meist als Fett unter der Haut ein, während Männer Energie eher als Fett im Bauchbereich speichern. Denken Sie an sanduhr- und birnenförmige Figuren im Gegensatz zur »Papa-Plauze« und zu Bierbäuchen. Das nennt man Fettverteilung – bei Frauen verteilt sich das Fett subkutan unter der Haut und sie nehmen im unteren Körperbereich zu (Hüfte, Po, Oberschenkel), während sich bei Männern das Fett im Bauchbereich und um die Bauchorgane herum ansammelt.

Männer haben 50 Prozent mehr fettfreie Körpermasse und 13 Prozent weniger Fettmasse als Frauen vor der Menopause.[17] Bei Männern, Frauen in der Perimenopause und Frauen in der Menopause sammelt sich mehr Fett im Bauchbereich an als bei prämenopausalen Frauen, was zu einer apfelförmigen Figur und einem höheren Risiko für Probleme im Zusammenhang mit Fettleibigkeit führt.[18] Bei Frauen vor der Menopause sammelt sich das Fett meist im unteren Körperbereich: Hüfte, Po und Oberschenkel.[19] Mit Beginn der Menopause, der Phase, in der es zu Menstruationsveränderungen kommt, weil den Eierstöcken die qualitativ hochwertigen Eier ausgehen, werden Frauen hinsichtlich der Fetteinlagerung eher wie Männer: Sie lagern es um die Taille herum an. Wie Sie in Kapitel 5, in dem Sie Ihre eigenen Messungen vornehmen, noch lernen werden, soll das Verhältnis zwischen Taille und Hüfte bei Frauen im besten Fall unter 0,85 liegen (und weniger als 0,90 bei Männern). Ein hohes Taille-Hüfte-Verhältnis sagt das Risiko für viele Probleme voraus, einschließlich Insulinresistenz und Herzinfarkt.[20]

Drittens unterscheiden sich Männer und Frauen, wenn es um Insulin und das Diabetesrisiko geht.[21] Insgesamt sind gesunde prämenopausale Frauen Insulin gegenüber empfindlicher als Männer – das bedeutet, wir benötigen geringere Insulinmengen als Männer, um den Blutzuckerspiegel zu senken. Die Rate des metabolischen Syndroms ist bei uns niedriger, zumindest vor der Menopause.[22] Leider verschwindet dieser Vorteil Männern gegenüber, wenn der Blutzucker steigt.[23] Genau das war bei mir der Fall, als ich in die Perimenopause kam. Aus verschiedenen Gründen, darunter Stress und unzureichender Schlaf, lagerte ich mehr Fett ein. Wie über Nacht schien sich mein subkutanes Fett fast verdoppelt zu haben – insbesondere an Hüfte und Beinen.

Dann bekam ich Prädiabetes und mein Nüchternblutzucker lag zwischen 100 und 125 mg/dl. Als auch das viszerale Fett zunahm, konnte ich meine Jeans nicht mehr schließen, was traurigerweise häufig in der Perimenopause geschieht, weil auch der Körper Veränderungen in Richtung Menopause macht, die meist im Alter von ungefähr 47 eintritt. Dann sinkt der Östrogenspiegel, die Rate der Fettzunahme verdoppelt sich und die fettfreie Körpermasse nimmt ab – diese Zu- bzw. Abnahmen setzen sich bis zwei Jahre nach der letzten Menstruationsblutung fort.[24] Veränderungen bei der Fettverteilung in der Perimenopause spiegeln die hormonellen Veränderungen bei Frauen wider und werden durch Tiermodelle der Menopause bestätigt.[25] Körperfett, Taillenumfang und Taille-Hüfte-Verhältnis nehmen während des Übergangs in die Wechseljahre zu, außer bei Frauen, die sich einer Hormonersatztherapie unterziehen.[26]

Alkoholkonsum und Sport spielen bei den meisten Frauen in Bezug auf Gewichtszunahme eine entscheidende Rolle.[27] Wenn man die Regel der Fettverteilung beachtet, verlagern sich unsere Fettpölsterchen, sodass wir keine Sanduhren oder Birnen mehr sind, sondern stattdessen Äpfel mit mehr Bauchfett.[28] Das ist nicht nur eine Sache der Eitelkeit: Frauen nehmen in den drei Jahren des Übergangs zur Menopause durchschnittlich mehr als fünf Pfund zu, und 20 Prozent nehmen sogar fünf Kilo oder mehr zu. Kein Wunder, dass ich meine Jeans nicht mehr schließen konnte! Die Gewichtszunahme ist wiederum mit einem höheren Risiko für Herzerkrankungen, Bluthochdruck, Gesamtcholesterin, LDL-Cholesterin, Triglyceride und Nüchterninsulin verbunden.

Viertens kann sich die Keto-Diät auch auf die Schilddrüse auswirken. Manche Menschen entwickeln Schilddrüsenprobleme, wie einen niedrigeren Triiodthyronin-(T3) oder Thyroxin-(T4)-Spiegel, die ein Hinweis auf eine Unterfunktion sein können.[29] Viele Frauen spüren die Veränderungen in Form von Symptomen: Verstopfung, kalte Hände und Füße sowie Haarausfall.[30] Aufgrund des Risikos einer Schilddrüsenfunktionsstörung im Rahmen einer klassischen Keto-Diät rate ich zur abgeänderten Keto-Ernährung, wie ich sie im Gottfried-Programm beschreibe, und zu einer Kontrolle der Schilddrüsenhormone alle sechs Monate, bis die Forschung die Wirkung bestätigt. Glücklicherweise habe ich bei dem Ernährungsprogramm, das ich anwende, bisher keine Schilddrüsenprobleme erlebt.

Bei Epileptikern soll die klassische Keto-Diät mit Menstruationsstörungen und Verstopfungen verbunden sein.[31] Es ist nicht bekannt, ob das auch auf Nichtepileptiker im Rahmen einer Keto-Diät zutrifft, aber das Stuhlvolumen kann abnehmen. Für Frauen kann regelmäßiger Stuhlgang besonders wichtig sein, um von den Vorteilen der Keto-Diät zu profitieren, denn regelmäßiger Stuhlgang hängt stark mit dem Gleichgewicht und der Entgiftung von Östrogen zusammen.

Letztlich kann sich eine kohlenhydratarme Ernährung auch negativ auf den Schlaf von Frauen auswirken.[32] Fast alle Hormone werden gemäß dem zirkadianen Rhythmus, dem natürlichen Tagesrhythmus, der den Schlafrhythmus bestimmt und von diesem beeinflusst wird, ausgeschüttet. Wird der Schlaf aufgrund einer Keto-Diät oder durch etwas anderes gestört – ein Problem, das Frauen häufiger betrifft als Männer –, können auch andere Hormone gestört werden. Wird der Rhythmus gestört, werden auch die Hormone gestört. Da überrascht es wohl nicht, dass Schlafstörungen mit einer Zunahme des viszeralen Fetts um die Taille zusammenhängen.[33]

In der einzigen Studie zur Keto-Diät, die einen Vorteil für Frauen herausfand, der auf Männer nicht zutrifft, verloren weibliche Ratten unter einer Keto-Diät keine Knochenmasse, männliche Ratten hingegen schon.[34] Natürlich müssen wir eine Übertragung dieser Daten auf Menschen erst bestätigen, ehe wir daraus eine wirkliche Schlussfolgerung ziehen können.

5. Frauen können sich einer Keto-Diät unterziehen, fahren aber besser mit einer hormonausgleichenden Variante

Die Hauptgründe, warum Frauen nicht gleichermaßen von einer Keto-Diät zu profitieren scheinen, hängen mit den Hormonen zusammen, die eine effektive Entgiftung, das Stressniveau, das Cortisol, die Schilddrüsenfunktion, Hunger, suchtartiges Essverhalten und den Blutzuckerspiegel beeinflussen können.

Bei dem von mir entwickelten Programm handelt es sich um eine abgeänderte Keto-Diät, die für Frauen besser geeignet ist. Es beinhaltet eine Entgiftung, eine modifizierte Kohlenhydratmenge sowie mehr Gemüse und Ballaststoffe zur Stabilisierung des Säure-Basen-Haushalts.[35] Aus meiner Erfahrung mit Patientinnen fördert es auch eine gesunde Darmfunktion, zudem sind meine Patientinnen nicht hungrig. Und schlussendlich sollte bedacht werden, dass eine Veränderung der Ernährungsweise die Hälfte aller chronischen Erkrankungen verhindern könnte![36]

Ich möchte Ihnen ein Beispiel dafür liefern, wie sich eine Ernährungsumstellung auf unsere Gesundheit auswirkt. Seit unserer Zeit als Jäger und Sammler ist unser Körper immer saurer geworden. Seit der Agrarrevolution (die vor zehntausend Jahren begann) und der industriellen Revolution (die vor zweihundert Jahren begann) enthalten die Böden immer weniger der für unsere Körper lebensnotwendigen Mineralstoffe wie Kalzium, Magnesium, Eisen, Mangan, Kupfer und Zink. Unsere übliche westliche Ernährungsweise enthält ebenfalls weniger Magnesium, Ballaststoffe und Kalium im Vergleich zu Natrium; Chlorid hingegen hat im Vergleich zu Bicarbonat zugenommen. Das Ergebnis ist, dass die Nahrung, die die meisten von uns konsumieren, zu einer metabolischen Azidose führen kann: Das empfindliche Gleichgewicht des Körpers zwischen Säuren und Basen verschiebt sich auf die saure Seite, was höheren Blutdruck zur Folge hat (Einzelheiten dazu finden Sie in den Anmerkungen).[37]

All diese Veränderungen führen zu einem höheren Risiko für Nierensteine, die bei Personen, die sich an eine »faule« Keto-Diät-Variante halten, häufiger auftreten.[38] Wenige Kohlenhydrate mit vielen Proteinen sind für sie nicht die richtige Lösung; stattdessen müssen sie mehr Gemüse und andere magnesium-, ballaststoff- und kaliumreiche Nahrungsmittel konsumieren. Eine basischere Ernährung, die reich an Gemüse ist, verbessert zum Beispiel das Wachstumshormon, steigert den Vitamin-D-Spiegel, unterstützt die Knochen und reduziert den Muskelschwund.[39] All das erhalten Sie mit dem Gottfried-Programm.

Seit Jahren frage ich mich, ob der Rückgang von Insulin und Glukose, den wir bei einer Keto-Diät oder auch nur beim Fasten (z. B. 14 bis 16 Stunden lang) feststellen können, bei Frauen ein größeres Alarmsignal darstellt als bei Männern. Ich glaube, bei Frauen in der Perimenopause könnte der Körper schneller Alarm schlagen, sodass vielleicht sanftere Methoden nötig sind (zum Beispiel ein kürzeres Fastenfenster von 13 bis 14 Stunden). Noch habe ich keine eindeutigen Beweise finden können, die meine Beobachtungen zur Keto-Diät in dieser Hinsicht untermauern, aber eine Fastenzeit von 48 Stunden scheint eine stärkere Stressreaktion bei übergewichtigen Frauen vor den Wechseljahren hervorzurufen (das sympathische Nervensystem wird aktiviert, was zu einer Kampf-Flucht-oder-Starre-Reaktion führt).[40] Im Gegensatz dazu erzielen Männer, die Gewichte heben (was ein weiterer Stressor ist), mehr Ruhe und Entspannung, einen niedrigeren Blutdruck und ein stärkeres Gefühl der Ausgeruhtheit (die parasympathische Aktivität, die als Zustand der Ruhe und der Verdauung bekannt ist).[41]

Alles in allem sorgt mein Ansatz dafür, dass meine Patientinnen ihren Darm entleeren und entgiften, mehr Kohlenhydrate, nicht stärkehaltiges Gemüse und jede Menge Ballaststoffe zu sich nehmen und ihr Insulinhaushalt nach und nach in Ordnung gebracht wird, sodass der weibliche Körper nicht in Panik versetzt wird und meint, Fett speichern zu müssen. (All das werden Sie in Teil 2 erfahren.)

Doch genau das ist bei Melissa passiert. Eine Blutuntersuchung zeigte, dass sie einen Mangel an dem Hormon namens DHEA, eine Vorstufe von Testosteron, sowie einen Mangel an Magnesium hatte. Die Körperanalyse wies auf einen hohen Gehalt an viszeralem Fett hin, was sich auch in ihrem Taillenumfang von 100 Zentimetern widerspiegelte. Andere Untersuchungen offenbarten, dass sie zahlreiche Risikofaktoren für kardiovaskuläre Erkrankungen hatte, darunter auch ihr Cholesterinspiegel: steigendes LDL und niedriges HDL. Sie fing mit dem Gottfried-Programm an und erreichte zunächst, dass sich ihr Darm regelmäßig entleerte, ihr Körper entgiftete und ihr Insulin wieder in Ordnung kam. Ihr Ziel war ursprünglich, wenigstens fünf Pfund abzunehmen. Die Fortschritte beim Abnehmen waren zuerst langsam, aber kontinuierlich, und bis heute hat sie 17 Pfund abgenommen. Doch noch wichtiger ist: ihr Glukosespiegel ist jetzt normal und auch ihr Cholesterin geht in die richtige Richtung.

Ist Keto das Richtige für mich?

In diesem Buch werde ich eine durchdachte Keto-Diät vorstellen, die speziell auf die Bedürfnisse und Hormone von Frauen abgestimmt ist. Wenn Sie gesundheitliche Probleme haben (zum Beispiel mit der Gallenblase oder gar keine Gallenblase mehr haben, eine kardiovaskuläre Erkrankung oder Nierensteine in der Vergangenheit) oder falls man Ihnen gesagt hat, Sie sollten sich nicht fettreich ernähren, rate ich Ihnen dringend, vor Beginn dieser Diät einen Arzt oder eine Ärztin zu befragen. Möglicherweise benötigen Sie bei der Durchführung des Gottfried-Programms weitere Hinweise, zum Beispiel, welche speziellen Öle Sie bei Gallenblasenproblemen verwenden sollen. Über absolute und relative Kontraindikationen sprechen wir noch in diesem Buch, aber bitte wenden Sie sich an einen Arzt, wenn Sie sich bei irgendetwas unsicher sind.

Zusammenfassung

In diesem Kapitel haben wir die Grundprinzipien der personalisierten Medizin für Frauen, Hormone und Stoffwechsel kennengelernt.

- Sie haben gelernt, wie Hormone das Gewicht beeinflussen und welche Hormone in diesem Zusammenhang am wichtigsten sind.
- Sie haben erfahren, dass Frauen mehr Hormone haben als Männer und dass ab dem 35. Lebensjahr und während der Perimenopause

gravierende Veränderungen auftreten, die dafür sorgen können, dass Sie einfach nicht mehr abnehmen können.

- Frauen und Männer unterscheiden sich in der Art und Weise, wie ihr endokrines System die Fettspeicherung steuert, und in der Reaktion ihres Gehirns auf Signale, die Gewicht und Körperfettverteilung regulieren. Sie haben gelernt, dass sich bei Frauen das Fett eher unter der Haut einlagert und sie im unteren Körperbereich zunehmen (Hüfte, Po, Oberschenkel – die birnenförmige Figur), während sich bei Männern das Fett eher im Bauchbereich und um die Bauchorgane herum ansammelt – die apfelförmige Figur. In der Perimenopause allerdings verhält es sich bei Frauen in dieser Hinsicht zunehmend wie bei Männern, sie haben einen höheren Insulinspiegel, einen niedrigeren Östrogenspiegel, sie nehmen zu und es sammelt sich Fett um die Taille herum an – sie bekommen also eine eher apfelförmige Figur. Das Polyzystische Ovarialsyndrom und Insulinresistenz können ebenfalls für diese Figur sorgen.
- Wir haben erläutert, wie man diese hormonellen Veränderungen mit der Keto-Diät angehen kann, dass Frauen jedoch anders auf die Keto-Diät reagieren. Es ist besonders wichtig, dass Frauen täglich ihren Darm entleeren, entgiften und ihre Hormone wieder auf Vordermann bringen. Sie benötigen mehr Ballaststoffe und nicht stärkehaltiges Gemüse, und sie müssen bedenken, dass eine kohlenhydratarme Ernährung den Stress- und Cortisolspiegel steigern kann. Sie können eine Keto-Diät machen, aber am besten werden Sie auf meine modifizierte Version, die ich in Kapitel 2 vorstelle, reagieren. Mein Ernährungsprogramm wird Sie dabei unterstützen, Ihre Hormone zu optimieren und die Weichen für eine dauerhafte Gewichtsabnahme zu stellen.

KAPITEL 2

WIE DAS WACHSTUMSHORMON SCHLANK HÄLT

Als meine Patientin Carrie 43 wurde, bemerkte sie einige unschöne Veränderungen an sich. Sie hatte das Gefühl, die gewohnte Frische ihrer Haut und auch ihre Muskelmasse hätten sich verändert. Außerdem bekam sie neuerdings Angstausbrüche, was untypisch für sie war, denn sie war ihr Leben lang eher ruhig und gefasst in ihrer Art. Sie hatte weniger Energie, und wenn sie nachts schlecht geschlafen oder Sport gemacht hatte, fiel es ihr schwer, sich wieder zu erholen. Noch frustrierender war aber, dass sie seit ihren Kindern Extrapfunde zugelegt hatte, die sich hartnäckig hielten. Die saßen größtenteils auf ihrer Taille und waren mit keiner ihrer üblichen Ernährungstaktiken wieder loszukriegen. Sie war entschlossen, ihr Wunschgewicht von 65 Kilogramm zu erreichen. Laut ihrer Erzählung entsprach ihre Ernährung der typischen »Mütter-Diät«: Haferflocken mit Obst zum Frühstück, mehrere Dosen Diätlimonade, ein kleiner Salat zum Mittagessen und ein Abendessen zum Abholen, das sie mit ein paar Gläsern Wein herunterspülte. Insgesamt wenige Kalorien, wenn man von all dem Wein mal absieht.

Ich befragte sie zu ihrem Schlaf, und sie gestand, dass sie jetzt später als sonst ins Bett ging, so gegen 23 Uhr oder um Mitternacht, und dass sie vorher mit ihrem Partner Videos streamte. Außerdem schlief sie nicht sehr fest. Als ich Carrie untersuchte, fielen mir hängende Wangen und dünne Lippen auf. Insgesamt war ihre Muskulatur nicht stark ausgeprägt, wenn ich ihr Alter und ihr Training im Fitnessstudio bedachte.

Vielleicht kennen Sie Carries Probleme selbst. Möglicherweise denken Sie sogar, dass ihre Beschwerden das unvermeidbare Ergebnis des Alterns sind, aber da bin ich anderer Ansicht. Ich vermutete, dass die Hormone Schuld an ihrer Gewichtszunahme, ihrem Energieverlust und ihrem allgemein undefinierten Körper waren. Tatsächlich war eine hormonelle Umstellung die Ursache, genauer gesagt der Wechsel zwischen Fettverbrennung und Fettspeicherung, der in ihrem Körper von mehreren Schlüsselhormonen kontrolliert wurde.

Carrie war überrascht, als ich ihr erklärte, dass ihre tägliche Lebensmittelauswahl ihr nicht bei der Gewichtsabnahme half, weil dadurch die falschen Hormone aktiviert wurden. Eine einfache Blutuntersuchung bestätigte dies. Das bedeutete, dass Carries »Mütter-Diät« dazu führte, dass sie mehr Pfunde zu- statt abnahm und dass das hormonelle Ungleichgewicht dadurch noch verschlimmert wurde. Dies will ich im Folgenden genauer erklären.

HORMONE: DER ENTSCHEIDENDE SCHLÜSSEL ZUR GESUNDHEIT

Hormone sind chemische Botenstoffe, die Funktionen im Körper regulieren. Sie werden im Körper produziert und in Flüssigkeiten wie Blut transportiert, um einer entfernten Zelle zu sagen, was sie tun soll. Bei den körpereigenen Hormonen spricht man von endogenen Hormonen. Bei den im Labor aus tierischen oder pflanzlichen Stoffen hergestellten Hormonen zur medizinischen Behandlung handelt es sich um exogene Hormone. In der Regel erfolgt dies auf Rezept. Hormone beeinflussen unser Verhalten und unsere Stimmung sowie Muskelmasse, Energie, Stoffwechsel und Fettverbrennung. Sie bestimmen Ihre Interessen und sagen Ihnen, ob Sie Lust auf Essen oder Sex haben. Häufig werden Hormone angeführt, um Frauen herabzuwürdigen, zum Beispiel wenn es heißt: »Du und deine Hormone! Jetzt reiß dich mal zusammen!« In Wahrheit beeinflussen die Hormone unser Verhalten, und unser Verhalten kann unsere Hormone beeinflussen. Zuerst schauen wir uns einmal an, wie Hormone arbeiten, und anschließend, was wir für sie tun können.

Hormone, die das Körperfettmanagement beeinflussen

Drei Hormone spielen eine entscheidende Rolle bei der Hormonumstellung, die Sie von der Fettspeicherung zur Fettverbrennung bringen kann.

Das **Wachstumshormon** stimuliert das Wachstum und die Zellregeneration. In der Kindheit sorgt es dafür, dass Sie größer werden. Im Erwachsenenalter hält es Ihre Muskeln schlank, indem es Muskelmasse aufbaut und Fett verbrennt. Leider geht das Wachstumshormon mit dem Alter zurück, was ungefähr im Alter von dreißig Jahren beginnt, vor allem wenn Sie unter viel Stress leiden, tagsüber Kohlenhydrate konsumieren, zu viel sitzen und zu wenig Sport treiben.

Testosteron ist das Hormon, das sowohl bei Männern als auch Frauen am meisten vorkommt. Es spielt eine wichtige Rolle bei Funktionen, die denen des Wachstumshormons ähneln, darunter auch der Muskelaufbau und die Fettverbrennung. Testosteron gilt mittlerweile als ein Multitasking-Hormon bei Frauen, und es trägt dazu bei, den Stoffwechsel stark und die Libido gesund zu halten. Wie das Wachstumshormon nimmt es in den Dreißigern ab, fällt aber in der Perimenopause und der Menopause nochmals stark ab.

Insulin steuert den Glukoseanteil im Blut. Wenn die Bauchspeicheldrüse bei gesunden Menschen feststellt, dass sich zu viel Glukose im Blut befindet, signalisiert Insulin den Muskeln, der Leber und anderen Geweben, die Glukose aufzunehmen und in Energie umzuwandeln. Wenn Sie zu viele Kohlenhydrate essen oder nicht gut mit Stress umgehen, wird Insulin blockiert und die Glukose im Blut steigt an – sie kann sogar ein toxisches Niveau erreichen. Das nennt sich Insulinresistenz: Ihre Zellen werden der Botschaft des Insulins gegenüber unempfindlich. Dies ist eine Vorstufe von Diabetes (Prädiabetes) und kann zu größerem Hunger und verstärkter Fettspeicherung, insbesondere im Bauchbereich, führen.

Das Wachstumshormon ist ein Aufbauhormon, was bedeutet, dass es eine wichtige Rolle beim Aufbau von Muskelmasse und der Knochenstärkung spielt, während gleichzeitig Fett abgebaut wird. Probleme mit dem Wachstumshormon werden bei Frauen im Vergleich zu Männern seltener festgestellt. Das Wachstumshormon ließ Sie als Kind wachsen. Bei Erwachsenen ist es noch immer an Wachstum und Reparatur beteiligt, unter anderem der Knochenmineralisierung, der Proteinsynthese, dem Zellwachstum und dem Fettabbau. Mit zunehmendem Alter geht der natürliche Wachstumshormonspiegel zurück. Die Produktion erreicht ihren Höhepunkt im frühen Erwachsenenalter, nimmt dann aber nach dem dreißigsten Lebensjahr um ein bis drei Prozent pro Jahr ab. Das ist ein viel schnellerer Rückgang als bei anderen Hormonen, weshalb er möglicherweise stärker auffällt.[1] Viele meiner Patientinnen bemerken die eindeutigen Signale eines dicken, hängenden Bauchs und des Verlusts des Muskeltonus. Eine 37-jährige Patientin mit niedrigem Wachstumshormonspiegel meinte einmal zu mir, es sähe wie bei einer schmelzenden Kerze aus.

Ihren Wachstumshormonspiegel können Sie sehr einfach untersuchen lassen. Um meine Vermutung eines niedrigen Wachstumshormonspiegels bei Carrie zu bestätigen, ließen wir in ihrem Blut IGF-1 (Insulin-like Growth Factor 1, auch als Somatomedin-C bekannt) untersuchen, was stellvertretend für das Wachstumshormon steht. Dieser Wert war bei Carrie tatsächlich niedrig. (IGF-1 ist ein Wachstumsfaktor, der von der Leber produziert wird, wenn er durch einen Anstieg des Wachstumshormons stimuliert wird. IGF-1 ist leichter zu testen als das Wachstumshormon.)

Die Funktionen von Testosteron überlappen sich mit denen des Wachstumshormons insofern, als dass es ebenfalls für Muskelaufbau und Stoffwechselankurbelung zuständig ist. Sowohl Wachstumshormon als auch Testosteron sind Multitasking-Hormone, die mehr als eine Aufgabe im Körper erfüllen. Beispielsweise kann Testosteron Ihre Stimmung und Ihr Selbstbewusstsein steigern, während es gleichzeitig dazu beiträgt, dass Sie im Fitnessstudio Muskeln aufbauen und dass Ihre Schilddrüse besser funktioniert. (Über Testosteron und wie Sie es für den Gewichtsverlust aktivieren können, erfahren Sie im nächsten Kapitel mehr.)

WACHSTUMSHORMONE ANKURBELN

Vielleicht fragen Sie sich, ob Sie nicht einfach eine Tablette einnehmen können, um Ihr Wachstumshormon anzukurbeln und dabei zuzusehen, wie die Pfunde purzeln. Leider geht das nicht. Aber wenn wir uns die Faktoren anschauen, die das Wachstumshormon beeinflussen – Alter, Geschlecht, Ernährung, Zeitpunkt der Mahlzeiten, Schlaf und Sport –, merken Sie schnell, dass Sie viele dieser Faktoren zu Ihrem Vorteil nutzen können.

Das Ziel meines Ernährungsprogramms ist, Ihre Hormone, einschließlich des wichtigen Wachstumshormons, wieder ins Gleichgewicht zu bekommen. Wir wollen nicht, dass Ihr Wachstumshormon zu stark sinkt und Sie das Gefühl haben, vorzeitig zu altern, so wie Carrie. Dann könnten Sie sich viel zu früh gebrechlich fühlen und sogar eine Abnahme der Gehirnleistung feststellen.[2] Aber genauso wenig wollen wir, dass Ihr Wachstumshormon zu stark ansteigt, denn das ist mit einem höheren Krebsrisiko verbunden. Wir wollen, dass es im Gleichgewicht ist. Dass Sie die richtigen Nahrungsmittel in der richtigen Menge und zum richtigen Zeitpunkt zu sich nehmen, ist dafür das Wichtigste.

Fragebogen zum Wachstumshormon

Leiden oder litten Sie in den vergangenen sechs Monaten an einem oder mehreren der folgenden Symptome?

- Sind Ihnen Anzeichen vorzeitiger Alterung aufgefallen, wie zum Beispiel ein schlaffes Gesicht, dünne Lippen, hängende Augenlider oder Falten?
- Verspüren Sie weniger inneren Frieden oder Ruhe als früher? Hatten Sie vermehrt Gefühle von Ängstlichkeit, für die es keinen speziellen Grund gab?

- Ist Ihre Körpergröße noch normal oder fangen Sie an, gebeugt zu laufen?
- Schauen Sie sich Ihre Hände an. Fällt Ihnen auf, dass Ihre Muskeln abnehmen, was sich zum Beispiel als reduzierter Muskeltonus in der Handfläche, insbesondere direkt unterhalb des Daumens und unter dem kleinen Finger, zeigen kann?
- Wenn Sie drei Sekunden lang die Haut auf Ihrem Handrücken kneifen, erholt sich Ihre Haut sofort oder erst verzögert? (Das ist außerdem ein Test auf Dehydrierung.)
- Schauen Sie sich Ihre Fingernägel an. Sehen Sie Streifen oder Längsrillen?
- Haben Sie vermehrt Dehnungsstreifen am Bauch?
- Haben Sie mehr Bauchfett als in der Vergangenheit, insbesondere im Taillenbereich?
- Sind die Innenseiten Ihrer Oberschenkel wabblig?
- Haben Sie Fettpölsterchen über dem Knie?
- Fällt es Ihnen schwerer, Ihren üblichen täglichen Aufgaben nachzugehen?
- Haben Sie eine Veränderung Ihrer emotionalen Reaktionen bemerkt? Reagieren Sie heftiger als früher und antworten Sie nun schärfer auf Kommentare, die Sie früher nicht gekümmert hätten?
- Frieren Sie mehr als andere unter den gleichen Umgebungstemperaturen? Müssen Sie nachts im Bett Socken tragen? (In der Medizin nennt man das Kälteintoleranz.)
- Fällt Ihnen auf, dass Ihre Muskeln nicht mehr so stark definiert sind wie früher? Wenn Sie regelmäßig Sport treiben, bemerken Sie eine geringere Muskelreaktion oder einen Kraftverlust?
- Wurde bei Ihnen Osteopenie (eine geringere Knochendichte als in dem Alter entsprechend normal) oder Osteoporose diagnostiziert? Wurde eine Fraktur festgestellt?

- Haben Sie eine diffuse Ausdünnung der Haare bemerkt?
- Hat Ihre Lebensqualität abgenommen?
- Ist Ihr Schlaf nur leicht oder wachen Sie häufig auf? Gehen Sie später ins Bett als für gewöhnlich? (In den ersten drei bis vier Stunden Schlaf pro Nacht werden die meisten Wachstumshormone produziert.)

Bitte beachten Sie: Wenn Sie sich übermäßige Sorgen machen, die Ihre Beziehungen, Ihre Arbeit oder andere Aspekte Ihres Lebens betreffen, sollten Sie sich an einen zugelassenen Psychologen oder Arzt wenden, denn es könnte sein, dass Sie an einer Angststörung leiden.

Interpretation Ihrer Ergebnisse

Falls Sie fünf oder mehr Fragen mit Ja beantwortet haben, ist bei Ihnen möglicherweise das Wachstumshormon zu niedrig. Aber keine Panik, ein niedriger Wachstumshormonspiegel kann leicht rückgängig gemacht werden, wenn man sich Hilfe holt – und zwar lieber früher als später.

WAS HINTER EINEM NIEDRIGEN WACHSTUMSHORMONSPIEGEL STECKEN KANN

Falls Ihnen das Wissenschaftliche eher zuwider ist, ist das hier die Kurzfassung über die Ursache des Absinkens des Wachstumshormons: Schlafmangel, Bewegungsmangel, viel Stress und der Konsum von Kohlenhydraten den ganzen Tag lang. Das erinnert mich sofort an mich selbst in meinen Dreißigern. Vielleicht leugnen Sie es noch immer und denken: »Ach Quatsch, das betrifft mich doch nicht«. Aber schauen wir uns das Ganze einmal genauer an: Als Mutter von zwei Kindern litt ich unter extremem Schlafmangel, wodurch mein Wachstumshormon wahrscheinlich den Bach hinunterging. Als ich nach den Geburten jeweils wieder zu arbeiten anfing, verbrachte ich den Tag über größtenteils sitzend und war starkem Stress ausgeliefert (was einen hohen Cortisolspiegel bedeutet). Wer konnte sich schon den Luxus erlauben, sich Zeit für Sport zu nehmen? Ich fühlte mich fast ständig unterzuckert, sodass ich jeden Tag verschiedenste Dinge in mich hineinstopfte, die meinen Blutzucker in die Höhe trieben: Obst, Energieriegel und Chips.

Das Wachstumshormon ist ein wichtiges Hormon, das neben zahlreichen anderen Aufgaben auch dafür sorgt, dass Sie schlank und voller Energie bleiben. Wenn alles in Ordnung ist, arbeitet das Wachstumshormon harmonisch mit den Hormonen Cortisol und Adrenalin zusammen, um Fett zu verbrennen und Muskeln aufzubauen. Wie schon zuvor erklärt, ist das Wachstumshormon ein Teil der hormonellen Umstellung von Glukose- auf Fettverbrennung.[3] Diese hormonelle Umstellung werden wir im Folgenden genauer betrachten, wenn wir über die Aufgaben von Wachstumshormon, Testosteron und Insulin sprechen. Jetzt müssen Sie nur wissen, dass bei der Umstellung von Glukose- auf Fettverbrennung der Schalter manchmal in der Position »Fett einlagern« hängen bleibt, weil der Körper aufgrund von Abgabeterminen, eingeschränkter Kalorienzufuhr oder anderen Hungersignalen, übermäßigem Sport, zu wenig Schlaf oder Giftstoffen unter Stress steht.

Ein hoher Wachstumshormonspiegel, gemessen an den IGF-1-Werten im Blut, wird mit einer besseren kognitiven Funktion assoziiert.[4] Die meisten Menschen nehmen an, das Wachstumshormon würde mit dem Alter allmählich abnehmen, was bis zu einem gewissen Grad auch stimmt. Allerdings habe ich herausgefunden, dass es weitaus stärker bei meinen Patientinnen abnimmt, die mit ihrem Gewicht kämpfen und unter großem Stress stehen. Ihr Wachstumshormonspiegel war in Ihrer Jugend (was laut Weltgesundheitsorganisation das Alter zwischen zehn und neunzehn ist) 800-mal so hoch wie der Spiegel anderer Hormone.[5] (Ich weiß, 800 sieht nach einem Tippfehler aus, ist es aber nicht!) Wahrscheinlich liegt es daran, dass die Produktion anfangs so hoch ist, dann im mittleren Alter aber so stark absinkt, dass manche von uns davon so stark betroffen sind.

Vielleicht fragen Sie sich, warum Sie sich überhaupt Gedanken um das Wachstumshormon machen sollten. Hier kommt die Kurzfassung:

Ist der Wachstumshormonspiegel (und auch der Spiegel anderer Hormone) optimal, kommen Sie in den Genuss vieler Vorteile, darunter Fettverbrennung, mehr Energie und Ausdauer, um nur ein paar zu nennen. Die Probleme fangen an, wenn die Hormone aus dem Ruder laufen oder Ihr Körper nicht mehr ausreichend Wachstumshormon bildet. Studien haben gezeigt, dass ein gestörter Hormonspiegel zu Fettvermehrung, Muskelabbau und Energieabnahme führen kann[6] – und allgemein die Lebensqualität verschlechtert. Ein niedriger Wachstumshormonspiegel ist sogar einer der Marker für Gebrechlichkeit im Alter.[7] Im Folgenden nenne ich weitere Symptome eines Wachstumshormonmangels:

- Verringerung der sogenannten Magermasse des Körpers
- Zunehmende Adipositas im Bauchbereich
- Verstärkte Insulinresistenz, was zu Prädiabetes und Diabetes Typ 2 führt
- Abnahme von Muskelmasse
- Bluthochdruck
- Hoher Triglyzeridspiegel (eine Fettart im Blut)
- Angst und Depressionen
- Fibromyalgie
- Abnahme der Knochendichte

DAS WACHSTUMSHORMON BEI FRAUEN

Frauen bilden das Wachstumshormon anders als Männer. Vor der Menopause haben Frauen einen höheren Wachstumshormonspiegel.[8] Wie auch einige andere Hormone wird das Wachstumshormon nicht kontinuierlich, sondern in Schüben produziert – und zwar vor allem nachts, während Sie schlafen. Bei Männern liegt mehr Zeit zwischen den einzelnen Produktionsschüben; Frauen produzieren das Wachstumshormon kontinuierlicher mit kürzeren zeitlichen Abständen zwischen den einzelnen Schüben.[9] Der IGF-1-Spiegel ist bei Frauen ab dem Alter von fünfzig Jahren niedriger als bei Männern, was möglicherweise der Grund dafür ist, warum Frauen doppelt so häufig an Schlaflosigkeit leiden.[10] Ein weiterer Unterschied hängt mit dem sportlichen Training zusammen. Machen Männer und Frauen anaerobe Übungen (intensive, kürzere Übungen wie Burpees, Boxsprünge und Sprints, bei denen Glukose ohne Sauerstoff abgebaut wird), produzieren Frauen höhere Mengen an Wachstumshormon.[11] Und die Spitzenproduktion tritt doppelt so schnell bei Frauen (20 Minuten nach der Übung) auf wie bei Männern (40 Minuten nach der Übung). Das können wir zu unserem Vorteil nutzen, um das Wachstumshormon anzukurbeln und Fett zu verbrennen!

Wenn das Wachstumshormon doch so eine tolle Sache ist und wir alle mit dem Alter weniger davon bilden,[12] warum fällt es dann bei manchen dramatischer ab als bei anderen? Abgesehen von den bereits erwähnten Faktoren (Konsum von zu viel Zucker, zu wenig Sport, zu großer Stress und so weiter), sind ein Übermaß an Bauchfett und ein Rückgang der Sexualhormone (zum Beispiel Östrogen und Testosteron) in der Lage zu dem Hormonabfall beizutragen.

Zwar können Sie Ihr chronologisches Alter nicht kontrollieren, Ihr Bauchfett hingegen schon. Laut einer Studie im *Journal of Clinical Endocrinology and Metabolism* spielt Bauchfett eine größere Rolle bei der Abnahme des Wachstumshormons als das Alter. Das gilt auch für Personen, die nicht fettleibig sind.[13]

DAS WACHSTUMSHORMON BEEINFLUSST AUCH ANDERE HORMONE

Wachstumshormon, Cortisol und Insulin sind eng miteinander verbunden. Entgleisen sie, kommt es zu Problemen. Beispielsweise kam eine Studie zu dem Ergebnis, dass übergewichtige jugendliche Mädchen mit einem hohen Cortisol-, aber einem niedrigen Wachstumshormonspiegel mehr Bauchfett anlagern und eine höhere Insulinresistenz haben,[14] was Fettleibigkeit und Diabetes den Weg ebnet. Kombiniert man Stress, schlechten Schlaf und einen falschen Wachstumshormonspiegel mit einer zuckerreichen Ernährung aus stark verarbeiteten Lebensmitteln, fühlt man sich miserabel, lethargisch und kraftlos. Jetzt erkläre ich Ihnen weitere hormonelle Ungleichgewichte, die das Wachstumshormon beeinflussen und zu einer Stoffwechselinflexibilität führen können.

- **Insulinresistenz.** Bei dieser Erkrankung ist das Insulin nicht mehr in der Lage, Glukose effektiv in die Zellen hineinzubringen. Die Körperzellen werden weniger empfindlich gegenüber Insulin; das kommt häufig bei Kindern und Erwachsenen mit einem Wachstumshormonmangel vor.[15]
- **Leptin.** Erwachsene mit einem Wachstumshormonmangel haben höhere Leptinspiegel, also das Hormon, das unser Hunger- und Sättigungsgefühl steuert. Diese höheren Spiegel weisen auf eine Leptinresistenz hin, und Menschen, die darunter leiden, haben häufig die ganze Zeit über Hunger.[16]
- **Östrogen.** Wenn Frauen älter werden und der Östrogenspiegel sinkt, sinkt auch das Wachstumshormon.[17] Zu den zahlreichen Aufgaben von Östrogen gehört auch, den Appetit zu hemmen. Darum benötigen Frauen über vierzig häufig eine neue Strategie, das Wachstumshormon wieder ins Gleichgewicht zu bekommen.
- **Testosteron.** Erwachsene mit einem niedrigen Wachstumshormonspiegel bilden weniger DHEA, das Hormon, das die Vorstufe (Baustein) zu Testosteron ist.[18] (Kapitel 3 befasst sich mit der Familie der Androgene, darunter DHEA und Testosteron.)
- **Sonstige.** Weitere Hormone, die das Wachstumshormon und umgekehrt beeinflussen, sind in den Anmerkungen (Kp. 2, Pkt. 19) aufgeführt, unter anderem die Schilddrüsenhormone, das luteinisierende Hormon und das follikelstimulierende Hormon.[19]

LERNEN SIE MOLLY KENNEN

Molly war 49 Jahre alt, als sie in meine Praxis kam, weil ihre Stimmung gedrückt war und sie sich pummelig fühlte. Normalerweise war sie ein energiegeladener, lebensfroher Mensch, weshalb dieses Gefühl für sie neu war. Ihr Internist hatte einen einzigen Schilddrüsenhormontest gemacht (Thyroidea stimulierendes Hormon bzw. TSH, der typische Screeningtest auf Schilddrüsenunterfunktion), ihr dann aber gesagt, sie würde einfach älter werden. Umfangreichere Untersuchungen ergaben mehrere Hormonprobleme: Nicht nur war das IGF-1 niedrig, was auf ein niedriges Wachstumshormon schließen ließ, sondern ihre Schilddrüsenfunktion war grenzwertig langsam (mehr dazu erfahren Sie in den Anmerkungen).[20] Ihre Testosteron- und Östrogenspiegel waren gesunken, was aber für die Menopause »normal« war. Ihr Nüchterninsulin stieg schleichend an. Unter meiner Anleitung setzte Molly einen neuen Ernährungsplan um, der morgendliche Molkenproteinshakes, Entgiftung und Intervallfasten beinhaltete. Ich verschrieb ihr niedrig dosierte Schilddrüsenhormone. Nach acht Wochen war das IGF-1 um 32 Prozent gestiegen, sie hatte einen Kilo an Muskeln zu- und sechs Kilo Fett abgenommen. Am allerbesten war jedoch, dass sie wieder voller Energie war!

WIE MAN EINEN WACHSTUMSHORMONMANGEL KORRIGIERT

Machen wir uns nun daran, Ihr Wachstumshormon und den Muskelverlust wieder in Ordnung zu bringen:

- **Essen Sie gesunde Proteine.** IGF-1 können Sie steigern, indem Sie Proteine essen, insbesondere solche, die reich an der Aminosäure Methionin sind. Das Ziel ist Ausgewogenheit; Sie benötigen die für Sie richtige Menge Proteine – nicht zu viel und nicht zu wenig. Allerdings beziehen sich viele Studien zu

Proteinen nur auf Männer. Laut einer Studie erhöhen sowohl tierische als auch pflanzliche Proteine bei Männern im Alter zwischen 40 und 75 Jahren IGF-1;[21] in einer kleineren Studie, die ausschließlich an Männern vorgenommen wurde, wurde es nur durch rotes Fleisch gesteigert.[22] Bei Frauen wurde eine höhere Proteinaufnahme mit höheren Spiegeln an IGF-1 in Verbindung gebracht, allerdings nur bei tierischen, nicht bei pflanzlichen Proteinen.[23] Andere Untersuchungen an Sportlern zeigen, dass Molkenproteinshakes besonders hilfreich sind, um IGF-1 und Testosteron ansteigen zu lassen,[24] IGF-1 bei Frauen nach der Menopause anzukurbeln[25] und bei älteren Menschen die Muskelmasse zu verbessern.[26] Denken Sie an Lebensmittel wie Fleisch von Kühen aus Weidehaltung, die nicht mit Getreide gemästet wurden, Fisch mit hohem Omega-3-Gehalt wie Sardinen, Makrelen, Sardellen, Lachs oder Hering, Molkenproteinshakes sowie Eier und Hühner aus Weidehaltung. Carrie trank jeden Morgen einen Molkenproteinshake während ihres Sportprogramms (etwa zehn Minuten nach dem Gewichtheben) und aß an den meisten Tagen der Woche Fisch. Zum Abendessen wechselte sie zweimal pro Woche pochierte Eier mit grasgefüttertem Rindfleisch ab.

- **Essen Sie gesunde Fette.** In Tierversuchen hat Omega-3 einen Anstieg des Wachstumshormons gezeigt.[27] Wenn Sie vermehrt Bauchfett und Insulin- und Blutzuckerprobleme haben, was häufig zu Gewichtszunahme, Entzündungen und sogar Brustkrebs führt, produziert Ihr Körper möglicherweise mehr der Fettarten, die für Entzündungen sorgen und das Abnehmen verhindern.[28] Eine gesunde Mischung an Omega-Fetten zu konsumieren, kann dafür sorgen, dass Ihr Körper empfindlicher auf Insulin reagiert und der »Fettverbrennungsschalter« eingeschaltet ist. Der Konsum von mehr Omega-3, wie man es in Leinsamen und den oben genannten Fischarten findet, führt zu einem höheren Verhältnis von Omega-3 zu Omega-6 und reduziert, wie Studien gezeigt haben, Brustkrebs um 27 Prozent.[29] Geben Sie noch MCT-Öl (Öl aus mittelkettigen Fettsäuren, meist auf

Basis von Kokosöl) und Chiasamen in Ihren Smoothie und Macadamianüsse und Avocadoöl in Ihren Salat. Als Krönung gönnen Sie sich ein Stückchen dunkle Schokolade. Mehr darüber, was und wie viel Sie essen sollten, erfahren Sie in Teil 2.

- **Fasten.** Zahlreiche Studien zeigen, dass Intervallfasten das Wachstumshormon steigert.[30] Ein Tierversuch lässt sogar darauf schließen, dass durch das Fasten der Fettverbrennungseffekt des Wachstumshormons angekurbelt wird.[31] Darum ist ein 14:10-Plan Teil des Gottfried-Programms (über Nacht 14 Stunden fasten und anschließend ein Zeitfenster von 10 Stunden, in dem gegessen werden darf – beispielsweise isst man abends ab 18 Uhr nichts mehr und frühstückt am nächsten Tag um 8 Uhr). Durch eine Studie wurde herausgefunden, dass eine 24-stündige Fastenphase das Wachstumshormon bei Frauen durchschnittlich um 1.300 Prozent und bei Männern um fast 2.000 Prozent steigert.[32] Das ist nicht fair, ich weiß! Aber die Forschung zeigt sowohl bei Männern als auch bei Frauen einen Vorteil des Fastens. Auch wenn bei den Männern das Wachstumshormon stärker steigt als bei Frauen, demonstrieren die Forschungsergebnisse dennoch die erheblichen Vorteile für beide Geschlechter.
- **Sport.** Durch Sport steigen das Wachstumshormon und IGF-1 an, und je anstrengender der Sport ist, umso größer ist die Wirkung.[33] Ich selbst steigerte durch ein sehr intensives Intervalltraining mein IGF-1 um 53 Prozent innerhalb von acht Wochen. Mein Interesse an Sport zur Ankurbelung meines IGF-1 kam dadurch, dass mir eine Freundin von hochintensivem Intervalltraining berichtete, bei dem man sich 60 bis 75 Sekunden lang maximal anstrengt, gefolgt von ein bis zwei Minuten Pause, insgesamt acht Runden lang. (Weitere Informationen finden Sie auf Seite 68 unter »IGF-1 durch Sport steigern«.) IGF-1 sorgt für viele der positiven Wirkungen von Sport auf Gehirngesundheit und -funktion.
- **Sauna.**[34] Ein 30- bis 60-minütiger Saunagang steigert das Wachstumshormon um bis zu 140 Prozent nach nur einer einzigen Sitzung.[35]

- **Alkohol.** Wenn Ihr Wachstumshormon aus dem Gleichgewicht geraten ist, kann es durch Alkoholkonsum noch weiter sinken.[36] Trinken Sie also keinen Alkohol, während Sie das Gottfried-Programm umsetzen. Alkohol ist quasi flüssiger Zucker – er geht direkt in die Leber und kann in Fett umgewandelt werden. Sofern Sie nicht Ihr Zielgewicht und -körperfett haben, sollten Sie auf Alkohol verzichten. Er verstopft die Leber und erschwert die Entgiftung, Sie sehen aufgedunsen aus und die Gewichtsabnahme wird erschwert.
- **Nahrungsergänzungsmittel.** Manche Nahrungsergänzungsmittel können das Wachstumshormon steigern; dazu gehören Vitamin D (angestrebt wird ein Vitamin-D-Serumspiegel von 60 bis 90 ng/ml) und Kreatin (fünf Tage lang 15–20 Gramm am Tag, danach 3–5 Gramm am Tag), die **erwiesenermaßen** Männern als auch Frauen bei abnehmender Muskelmasse helfen.[37] Vitamin D ist ein Hormon, das mehr als 400 Aufgaben im Körper hat. In 25 randomisierten Studien hat sich gezeigt, dass es auch das Risiko für Virusinfektionen senken kann.[38]
- **Kann ich nicht einfach eine Wachstumshormonspritze bekommen?** Vielleicht fragen Sie sich, ob Sie sich Wachstumshormone nicht einfach verschreiben lassen und somit Ihren Spiegel erhöhen können. Leider kamen langfristige Studien zur Verabreichung von Wachstumshormonen zu widersprüchlichen Ergebnissen, was die Sicherheit anbelangt, weshalb die Food and Drug Administration (die US-Behörde für Lebens- und Arzneimittel) sehr strenge Regeln aufgestellt hat. Kurz gesagt: Ich rate aufgrund von Nebenwirkungen von Wachstumshormonspritzen ab. Zu den Nebenwirkungen gehören Gelenkschmerzen, Schwellungen, Karpaltunnelsyndrom[39] und Krebs, insbesondere Brust-, Darm- und Prostatakrebs.[40] Ich werde in Kapitel 6 noch genauer darauf eingehen, aber wenn Sie auch mit dem Gottfried-Programm nicht abnehmen, sollten Sie Ihren Arzt oder Ihre Ärztin bitten, Ihnen Peptide zu verschreiben, die das Wachstumshormon ankurbeln können. Dabei handelt es sich um sogenannte Wachstumshormon-Sekretagoge.[41]

IGF-1 durch Sport steigern

Mit 46 steigerte ich durch Sport meinen Wachstumshormonspiegel im Blut von 219 auf den Wert von 334 ng/ml in einem N-aus-1-Versuch. Es war gar nicht einmal viel Sport, sondern ehrlich gesagt nur zwanzig Minuten an vier Tagen die Woche. Doch das erkläre ich jetzt genauer.

Ich treibe seit Jahren Sport. Nicht, weil es mir Spaß macht, sondern weil ich ihn für mein Gehirn und mein Gewicht brauche. Eine Freundin erzählte mir von »Sprint 8«, was ich dann auch ausprobieren wollte. Sprint 8 ist ein hochintensives Intervalltraining mit acht sehr intensiven Trainingseinheiten, denen dann Erholungsphasen auf Ihrem moderaten üblichen Trainingsniveau folgen.

Und so habe ich es gemacht (ich machte keinen anderen Sport, nur viermal die Woche Sprint):

- Joggen Sie drei bis fünf Minuten lang in moderatem Tempo. Ich habe eine genetische Veranlagung zu Achillessehnenverletzungen, weshalb ich mich zuerst fünf bis zehn Minuten lang aufwärme und immer meine Achillessehne dehne. Für mich ist ein moderates Joggingtempo rund 1,5 Kilometer in zwölf Minuten bzw. acht Kilometer die Stunde auf dem Laufband.
- Sprinten Sie 30 Sekunden lang so schnell es geht – so schnell, dass Sie es nicht länger als dreißig Sekunden aushalten würden.
- Erholen Sie sich 75 bis 90 Sekunden lang. Wenn Sie Schwierigkeiten mit Mathematik haben oder Ihnen mehr Zeit zur Verfügung steht, rate ich Ihnen, 90 Sekunden lang zu gehen.
- Wiederholen Sie den Sprint insgesamt achtmal.
- Kühlen Sie sich in mäßigem Tempo ab.

Nach sechs Wochen kontrollierte ich erneut meinen IGF-1, und er war auf 334 gestiegen, was ein Wachstum von 53 Prozent ausmachte. Mein Gewicht war ungefähr gleich, aber ich hatte auch kein Gewicht zu verlieren. Mein Körperfett war niedriger. Mein Taillenumfang nahm ab. *Es funktionierte!*

Carrie steigerte durch das Gottfried-Programm ihren IGF-1 um 40 Prozent innerhalb von vier Wochen und nahm 7,5 Kilo ab, darunter 6 Kilo Fett. Im nächsten Kapitel erfahren Sie mehr über Testosteron, einen nahen Verwandten des Wachstumshormons mit überlappenden Funktionen – und ein weiteres Stoffwechselhormon, das Sie aktivieren können, um leichter Fett zu verbrennen.

Zusammenfassung

Das Wachstumshormon ist eines der wichtigsten Stoffwechselhormone und spielt eine entscheidende Rolle für Gewicht, Gesundheit und Fitness.[42]

- Ein ausgeglichener Wachstumshormonspiegel trägt dazu bei, Körperfett, Muskelmasse, Knochen, Sehnen und Gehirnfunktionen zu erhalten. Außerdem unterstützt er Gehirn, Haut, Haar, innere Organe und Knochen.
- Ein zu hoher Wachstumshormonspiegel ist ein Risikofaktor für Krebs, weshalb es besser ist, dieses Hormon durch Ernährung und gezielte Lebensstilveränderungen im Gleichgewicht zu halten, als durch eine Wachstumshormonspritze.
- Das Entscheidende beim Wachstumshormon ist die Ausgewogenheit – zu wenig ist nicht gut, zu viel aber auch nicht.

KAPITEL 3

TESTOSTERON: Nicht nur Männer brauchen es!

Meine Patientin Nicole war ebenfalls ein typisches Beispiel für eine 44-Jährige mit den üblichen Problemen wie zu viel Gewicht und schlaffen Muskeln, gegen die kein noch so langer Aufenthalt im Fitnessstudio half. Sie packte eine Speckfalte ihres Bauchs und wies dann auf ihr Fett am Rücken, das sie als »Hassringe« bezeichnete. Der faltige Bauch und das Rückenfett waren neu für sie.

Ich achte immer darauf, Körperfett als ganz normal anzusehen, denn wir brauchen es, um Hormone zu bilden, und wir brauchen auch in unserer Ernährung gesunde Fette, um Hormone zu bilden. Ein Cholesterinspiegel, der nicht zu hoch und nicht zu niedrig ist, fördert die hormonelle, geistige und körperliche Gesundheit. Der Konsum von gesunden Fetten macht uns nicht dick. Andererseits trägt viszerales Fett dazu bei, dass aus der metabolischen Flexibilität nach und nach Inflexibilität wird. Darum messe ich es bei all meinen Patientinnen.

Als ich sie nach ihrer Stimmung befragte, gab sie zu, sich immer mehr Sorgen um ihre Zukunft zu machen und dass sie bei der Arbeit immer weniger durchsetzungsfähig wurde. Sie erzählte mir auch von anderen Beschwerden: Nachtschweiß, Hämorrhoiden, Ischiasschmerzen, neulich hatte eine Untersuchung Osteopenie (altersmäßiger Verlust von Knochenmasse) ergeben, sie kochte zu Hause nicht mehr so viel, sondern aß Müsli zum Abendessen, sie hatte weniger Interesse an körperlichen

Aktivitäten. Als ich sie zu ihrem Sexualtrieb befragte, rutschte sie nervös auf ihrem Stuhl herum und antwortete: »Fast null.« Sie sagte, sie wolle gesünder leben und mehr von den wunderbaren Dingen erleben, die das Leben zu bieten hat.

Ihr Taillenumfang betrug 91 Zentimeter und ihr Gewicht lag bei 65 Kilogramm (bei einer Größe von 1,57 Meter lag ihr BMI im übergewichtigen Bereich bei 26,3 und ihr Körperfett mit 33 Prozent im Adipositasbereich). Ihre Hormone schwankten, wie es häufig in der Perimenopause der Fall ist. Bei einer Blutuntersuchung fielen besonders ihre niedrigen Testosteron- und DHEA-Spiegel auf.

Testosteron kennen Sie wahrscheinlich als männliches Sexualhormon. Frauen können es jedoch ebenfalls bilden. Wir haben keine Hoden wie Männer, darum bilden wir es in unseren Eierstöcken und auch in den Nebennieren, im Fett, in der Haut und im Gehirn.[1] Insgesamt ist der Spiegel bei gesunden Männern zehn- bis zwanzigmal so hoch wie bei gesunden Frauen, aber während Männer mehr Testosteron haben, ist es das am häufigsten vorkommende biologische Hormon bei Frauen. Ja, Testosteron ist im weiblichen Körper sogar reichlicher vorhanden als Östrogen. Überall in Ihrem Körper haben Sie Rezeptoren für Testosteron, vom Gehirn über die Brust bis zur Vagina und an vielen Stellen dazwischen. Angesichts des niedrigeren Testosteronspiegels von Frauen im Vergleich zu Männern könnte man sogar sagen, dass Frauen besonders empfänglich dafür sind.

Die meisten Frauen verfügen bis zu ihren Zwanzigern über jede Menge Testosteron und dessen Vorstufe, DHEA (mehr dazu im Kasten auf Seite 76). Dann nimmt der Spiegel langsam ab.[2] Das ist ein Grund, warum junge Frauen meist viel Energie, einen starken Sexualtrieb und ein gutes Selbstbewusstsein, aber auch Muskel- und Knochenstärke haben und es ihnen nicht so schwerfällt, ihr Gewicht im normalen Bereich zu halten. Testosteron ist ein Aufbauhormon, genau wie das Wachstumshormon, was bedeutet, dass es beim Bau des Körpers hilft – von den Muskeln bis zur Haut – und gleichzeitig Fett verbrennt. Testosteron hat jedoch noch viel mehr Aufgaben: Es ist zwar an der Körperzusammensetzung und der Muskelmasse beteiligt, spielt aber auch eine wichtige Rolle für den Sexualtrieb, die Stimmung und das Wohlbefinden. Frauen brauchen einen angemessenen Spiegel, um sich vital und schlank zu fühlen, von der Zelle bis zur Seele.

Wenn Frauen älter werden und ihre Testosteronwerte sinken, nehmen bei vielen auch die Energie, der Sexualtrieb, die Kraft, die Fähigkeit, ein gesundes Gewicht zu halten, und das grundlegende Gefühl von Gesundheit und Vitalität ab. Meine klinische Erfahrung bestätigt das: Bei meinen Patientinnen im Alter von vierzig Jahren ist der Testosteronspiegel nur noch halb so hoch wie in ihren Zwanzigern, und viele von ihnen leiden an Beschwerden, wie Nicole sie hatte.

Um festzustellen, ob Ihr Testosteronspiegel zu niedrig ist, sollten Sie den folgenden Fragebogen ausfüllen.

Fragebogen zu Testosteron

Leiden oder litten Sie in den vergangenen sechs Monaten an einem oder mehreren der folgenden Symptome?

- Haben Sie ein normales weibliches Körperhaarmuster, aber die Haare werden dünner – vor allem unter den Achseln und im Schambereich?
- Haben Sie Anzeichen von vorzeitigem Haarausfall am Kopf, den Schläfen?
- Mögen Sie körperliche Aktivitäten und Sport, haben aber in letzter Zeit immer weniger Interesse daran?
- Haben Sie als Erwachsener starken emotionalen Stress oder ein Trauma erlebt?
- Sind Sie ein Langstreckenläufer oder treiben Sie regelmäßig Ausdauersport?
- Hat Ihr Sexualtrieb seit Ihren Zwanzigern nach und nach abgenommen?
- Ist Ihre Klitoris weniger empfindlich als früher, sodass die Stimulation bis zum Orgasmus länger dauert oder mehr Aufwand erfordert?

- Ist vaginaler Geschlechtsverkehr schmerzhaft oder führt zu Reizungen?
- Fühlen Sie sich eher passiv oder weniger risikofreudig im täglichen Leben?
- Haben Sie das Gefühl, zerbrechlicher zu sein, und reagieren Sie auf Schwierigkeiten empfindlicher, so als ob Ihre Widerstandsfähigkeit Stress gegenüber abgenommen hätte?
- Fühlen Sie sich depressiv oder neigen Sie dazu, an einer negativen Sichtweise festzuhalten?
- Haben Muskelmenge, -tonus und -stärke abgenommen?
- Haben Sie mehr Cellulite und/oder Krampfadern festgestellt?
- Ist Ihre Haut dünn, trocken und/oder bekommen Sie leicht Sonnenbrand?
- Haben Sie vermehrt Gelenkschmerzen, insbesondere Schmerzen im unteren Rückenbereich?
- Leiden Sie an trockenen Augen?
- Hat Ihre Körpergröße abgenommen? Haben Sie eine eher gebeugte Körperhaltung?
- Haben Sie weniger Körpergeruch?
- Haben Sie Fettansammlungen an Brüsten, Taille und/oder Hüfte?

Wenn Sie fünf oder mehr Fragen mit Ja beantwortet haben, haben Sie möglicherweise einen niedrigen Testosteronspiegel, und ich empfehle Ihnen, sich so zu verhalten, als wenn er niedrig wäre. Einen niedrigen Testosteronspiegel können Sie durch Veränderungen der Lebensweise, wie die richtige Ernährung und Sport, erhöhen, wenn Sie sich frühzeitig Hilfe suchen. Falls Sie zu lange warten, besteht vielleicht nur noch die Möglichkeit einer Testosteronersatztherapie durch einen erfahrenen Arzt, der Nutzen und Risiken abwägen kann. Sollten Sie unsicher sein oder mehr Informationen wünschen, können Sie Ihren Testosteronspiegel durch einen Blut- oder Urintest bestimmen lassen.[3]

DIE AUSWIRKUNGEN EINES NIEDRIGEN TESTOSTERONSPIEGELS BEI FRAUEN

Während ein niedriger Testosteronspiegel bei Männern schon lange als ein anerkanntes Problem gilt, wird über die Folgen eines Testosteronmangels bei Frauen und den Nutzen einer Testosteronersatztherapie heiß diskutiert. Viele Ärzte denken gar nicht an Testosteron, wenn eine Frau über wenig Energie, einen geringen Sexualtrieb, Speckpölsterchen, Gewichtszunahme oder die Unfähigkeit, abzunehmen, obwohl es auf die gleiche Art früher klappte, klagen. Es gibt viele überraschende Symptome eines Testosteronmangels bei Frauen, von knochigeren Händen zu einer weniger empfindsamen Klitoris, die unangenehm, peinlich, lästig oder einfach nur deprimierend sein können und die sich bei Frauen meist ab Mitte dreißig zeigen.

Warum also sind Ärzte im besten Fall so ahnungslos und im schlimmsten Fall so abweisend, wenn es um niedriges Testosteron bei Frauen geht? Warum denken viele nicht daran, es zu testen? Dass es nur so wenig veröffentlichte Forschungsberichte gibt, bedeutet, dass viele Ärzte nicht wissen, dass die Werte während der reproduktiven Jahre einer Frau steil abfallen, insbesondere bei denjenigen, bei denen die Eierstöcke entfernt wurden (die sogenannte Ovarektomie, die manchmal zusammen mit einer Hysterektomie durchgeführt wird, um Eierstockkrebs zu behandeln oder zu verhindern).[4] Auch erkennen die meisten Ärzte nicht, welchen Nutzen es hat, einen niedrigen Testosteronspiegel bei Frauen zu identifizieren und zu behandeln. Doch selbst wenn Ärzte einen niedrigen Testosteronspiegel als mögliches Problem ansehen, Tests machen und ihn behandeln wollen, gibt es derzeit keine offiziell zugelassenen Behandlungen für niedriges Testosteron bei Frauen.

Glücklicherweise gibt es Lösungen, auch wenn Sie von Ihrem Arzt nicht die gewünschte Hilfe erhalten und die Testosterontherapie für Frauen mit einem Testosteronmangel weiterhin umstritten ist. Therapeutische Veränderungen des Lebensstils – insbesondere hinsichtlich der Ernährung – können dabei helfen, den Androgenspiegel (die sogenannten männlichen Hormone, einschließlich Testosteron und dessen Vorstufe, das DHEA) bei einem Mangel deutlich zu erhöhen.

In der Familie der Androgene ist das Testosteron der Star

Testosteron ist ein Androgen. Das sind die sogenannten »männlichen« Hormone (andro- ist das griechische Wort für »Mann«), die bei Männern in höheren Konzentrationen vorkommen als bei Frauen. Sie sind für die männliche sexuelle Entwicklung, die Spermienzahl und den Sexualtrieb sowie für sekundäre Geschlechtsmerkmale wie Muskel- und Knochenwachstum, Gesichts- und Körperbehaarung und eine tiefe Stimme verantwortlich. Außerdem können sie auch Energie und Stimmung beeinflussen.

Neben Testosteron gehören zu den anderen Androgenen Androstendion, Dihydrotestosteron (DHT), Dehydroepiandrosteron (DHEA) und Dehydroepiandrosteron-Sulfat (DHEA-S). Jedes dieser Hormone steht in einem komplexen Zusammenhang zu verschiedenen Vorgängen im Körper. Beispielsweise wird zu viel DHT mit Glatzenbildung assoziiert und DHEA ist ein Hormon, das für die Bildung sowohl von Testosteron als auch Östrogen benötigt wird. Außerdem hat es Einfluss auf das Immunsystem, die Stimmung, die Wahrnehmungsfähigkeit, Kraft und das Altern (bzw. das Nicht-Altern, denn es wird manchmal als »Anti-Aging-Hormon« bezeichnet). DHEA-S spielt eine Rolle für den Beginn der Pubertät. Hohe Stressbelastung führt oftmals zu einer Dysbalance von DHEA-S, das zudem ein Faktor für die Entwicklung von Demenz im Alter sein kann.

So wie Männer viele Androgene und ein paar Östrogene (aber in viel geringerer Menge) haben, haben Frauen viele Östrogene und eine deutlich geringere Menge Androgene. (Wie schon beschrieben, haben wir insgesamt immer noch mehr Testosteron als Östrogen.) Beide Geschlechter brauchen beide Arten von Geschlechtshormonen. Sinkt bei Frauen mit dem Alter der Spiegel an Androgenen, haben sie häufig einen geringeren Sexualtrieb, sind müder und fühlen sich einfach nicht mehr so wie früher, auch wenn sie häufig keine genauen Symptome nennen können. (Da bei Männern Testosteron zur Bildung des Östrogens Östradiol benötigt wird, führt ein niedriger Testosteronspiegel häufig zu einem niedrigeren Östrogenspiegel, der mit erhöhtem Körperfett und schwächeren Muskeln verbunden ist.)

WAS BEI FRAUEN HINTER EINEM NIEDRIGEN TESTOSTERONSPIEGEL STECKEN KANN

Es gibt zahlreiche Gründe, warum der Testosteronspiegel bei Frauen niedrig sein kann. Zum einen bildet der Körper schlicht und einfach weniger Testosteron, wenn man älter wird, aber die natürliche Menopause hat einen geringeren Einfluss auf den Testosteronspiegel, als man annehmen könnte – das Testosteron geht normalerweise bereits viele Jahre vor der Menopause zurück. Zwischen dem 20. und 40. Lebensjahr kommt es zu einem dramatischen Rückgang von 50 Prozent, und DHEA fällt mit zunehmendem Alter sogar noch stärker ab als Testosteron.[5] Die Ausnahme ist die chirurgische Menopause: Wenn Ihre Eierstöcke entfernt werden, sinkt der Testosteronspiegel.[6] Ansonsten verläuft der Testosteronrückgang allmählich und nicht rapide mit der Menopause. Eine weitere mögliche Ursache für einen niedrigen Testosteronspiegel: die Antibabypille. Sie erhöht das Sexualhormon-bindende Globulin (SHBG), das wie ein Schwamm wirkt, der Testosteron im Körper transportiert und den freien Testosteronspiegel tendenziell senkt.[7]

Ein niedriger Testosteronspiegel kann zwar etwas ganz Natürliches sein, aber in meiner Praxis habe ich festgestellt, dass der Lebensstil – und besonders die Ernährung – am stärksten zu einem unnatürlich niedrigen Testosteronspiegel bei Frauen beiträgt.

Ein weiterer häufiger Grund für einen niedrigen Testosteronspiegel sind Medikamente: Statine gegen einen hohen Cholesterinspiegel. Und nicht nur das: Statine verbrauchen viele Phytonährstoffe (eine Liste finden Sie in den Anmerkungen).[8] Sie werden oft als Allheilmittel angepriesen, aber in Wahrheit sind sie ein häufiger Grund für einen Rückgang des Testosteronspiegels und sogar für eine schwere Form von Gewebezerfall der Muskulatur, die sogenannte Rhabdomyolyse. Die meisten Studien konzentrierten sich auf Männer, aber der Effekt gilt auch für Frauen.[9]

Die Ursachen für einen niedrigen Testosteronspiegel zu kennen, kann dabei helfen, eine Lösung zu finden. Ähnlich wie bei der Forschung zum Wachstumshormon stammt ein Großteil der Forschung zur Erhöhung des Testosteronspiegels durch Ernährung und andere Lebensstilfaktoren aus Studien mit Männern. Trotzdem können wir vieles von dem, was wir bereits über die Erhöhung des Testosteronspiegels wissen, auch auf Sie anwenden. Das habe ich mit meinen Patientinnen gemacht – und zwar mit großem Erfolg.

WARUM TESTOSTERON FÜR FRAUEN WICHTIG IST

Ich habe bereits angedeutet, warum ein adäquater Testosteronspiegel wichtig für die Lebensqualität ist. Jetzt schauen wir uns an, *warum* er so wichtig ist.

Wenn Sie mehr Körperfett verlieren wollen, ist Testosteron ein wichtiger Verbündeter. Es ist das Hormon, das Männern einen Vorteil bei der Gewichtsabnahme verschafft. Es trägt generell dazu bei, dass Männer mehr Muskelmasse aufbauen, und sorgt bei ihnen für einen höheren Ruheumsatz. Das bedeutet, dass Männer im Ruhezustand mehr Kalorien verbrennen als Frauen. Da Frauen weniger Testosteron bilden als Männer, haben wir weniger Muskelmasse und einen niedrigeren Stoffwechsel. Dies ist aus meiner Sicht auch der Grund, warum die Keto-Diät, die mehr Fette, moderate Proteine und niedrige Kohlenhydrate umfasst, bei Männern besser funktioniert.

Wünschen Sie sich, Sie wären häufiger in Stimmung für Sex? Testosteron und andere Androgene sind die Haupthormone, die bei Männern und Frauen für den Sexualtrieb sorgen, und der Testosteronspiegel ist positiv mit der Orgasmusfähigkeit verbunden.[10] Bei Frauen mit einem niedrigen DHEA-Spiegel ist die Wahrscheinlichkeit, dass sie ein geringeres sexuelles Verhalten haben, größer. Und zwar in jedem Alter, von 18 bis 75 (auch wenn manche Frauen mit niedrigem DHEA-Spiegel einen normalen Sexualtrieb haben).[11] Anderen Studien zufolge ist der Spiegel des freien Testosterons, d. h. die Menge, die biologisch verfügbar ist, um sich an Rezeptoren zu binden, so wie ein Schloss in einen Schlüssel passt, von größerer Bedeutung als das Gesamttestosteron; dieses wird als freies Testosteron plus die an Träger im Blut gebundene Testosteronmenge berechnet.[12] Natürlich ist Testosteron nicht der einzige Faktor für eine gesunde Libido. Bei Frauen entscheidet hier der Gesamtkontext. Dazu gehört, wie zufrieden man in der Beziehung und mit sich selbst und dem Leben allgemein ist, ob man sich emotional unterstützt fühlt, wie optimistisch man ist oder auch, ob man möglicherweise Schmerzen hat.[13] Trotzdem kann man nicht leugnen, dass Testosteron und andere Androgene eine Rolle dabei spielen, wie sich diese emotionalen Faktoren auf die körperliche Reaktion auswirken.

Sind Sie in letzter Zeit nicht mehr so fröhlich? Testosteron kann auch an der Stimmung und den geistigen Fähigkeiten beteiligt sein, auch wenn die Daten dazu noch begrenzt sind.[14] DHEA (die Vorstufe zu Testosteron) kann auch gegen starken Stress wirken, der im Cortisolspiegel nachgewiesen werden kann. Die Art und Weise, wie DHEA-Mittel die Auswirkung der Stressreaktion nach einem schweren Trauma vermindern, könnte ein Hinweis darauf sein, dass eine entsprechende Therapie das Risiko posttraumatischer Belastungsstörungen und sogar das Risiko, nach einem schweren Trauma zu versterben reduzieren könnte.[15]

Wenn Sie sich Gedanken um Ihre Fruchtbarkeit machen, interessiert es Sie vielleicht, dass DHEA und Testosteron im Rahmen der Fruchtbarkeitsmedizin erforscht werden, insbesondere an Frauen mit alternden Eizellen.[16] Das ist ein Forschungsgebiet, das man auf jeden Fall im Auge behalten sollte.

Fühlen Sie sich träge und fragen Sie sich, ob Ihre Schilddrüse schuld daran sein könnte? Auch hier können Androgene helfen. Ein gesunder Testosteronspiegel trägt dazu bei, die Umwandlung von inaktivem Schilddrüsenhormon (T4) in aktives Schilddrüsenhormon (T3) zu regulieren. Dadurch kann der Schilddrüsenhormonspiegel erhöht werden, der bei Frauen mit zunehmendem Alter sehr häufig abnimmt, aber auch bei vielen jüngeren Frauen aus verschiedenen Gründen zu niedrig ist. Durch einen Schilddrüsenhormonschub können Sie sich wieder voller Energie fühlen und wieder dieses leichte und federnde Gefühl empfinden.

Vielleicht wollen Sie auch allgemein gesünder werden. Studien haben gezeigt, dass ein gestörter Testosteronspiegel mit verschiedenen ernsten Krankheiten zusammenhängt, unter anderem kann er das Immunsystem schwächen, Entzündungen hervorrufen oder den Glukosestoffwechsel stören, aber auch mit Depressionen, Brustkrebs, Adipositas, Diabetes Typ 2 und Alzheimer in Zusammenhang stehen.[17]

In der Brust kann Testosteron beispielsweise das anormale Zellwachstum und die Dichte der Brust bei der Mammographie verringern, doch wenn zu viel Testosteron in Östrogen umgewandelt wird, kann das Brustkrebsrisiko steigen.[18] Hinsichtlich ihrer Stimmung können Frauen mit einem niedrigen Testosteronspiegel davon profitieren, wenn ihnen Testosteron verschrieben wird.[19] Es ist eine Frage des empfindlichen Gleichgewichts.

EIN ZU HOHER TESTOSTERONSPIEGEL

Testosteron ist also in vielerlei Hinsicht eine Wohltat für die Gesundheit von Frauen. Zuviel davon ist allerdings auch nicht gut, und bei Androgenen bedeutet mehr nicht unbedingt, dass es besser ist. Wie bei allen Hormonen kommt es auf das Gleichgewicht an. Ein zu hoher Testosteronspiegel bei Frauen ist ein Hauptgrund für Unfruchtbarkeit, unregelmäßige Perioden und kardiovaskuläre Erkrankungen. Er könnte auch indirekt das Brustkrebsrisiko erhöhen. Wie Sie sich vielleicht erinnern, wird Testosteron aus DHEA gebildet und dann in eine Art Östrogen namens Östradiol umgewandelt.[20] Ein Zuviel dieser spezifischen Art von Östrogen kann das Brustkrebsrisiko erhöhen. Idealerweise hat man ein gesundes Gleichgewicht zwischen schützenden Androgenen, wie Testosteron (und seiner Vorstufe DHEA), was das Brustkrebsrisiko reduzieren kann, und stimulierenden Östrogenen, wie Östradiol, die das Brustkrebsrisiko erhöhen können.

Zu viel Testosteron erhöht auch das Risiko für Diabetes- und Adipositas, wie es beim Polyzystischen Ovarialsyndrom (PCOS) passieren kann, einer Erkrankung, bei der der Testosteronspiegel anormal hoch ist. PCOS ist eine komplexe Erkrankung, die häufig schwierig zu diagnostizieren ist, aber die meisten Frauen mit dieser Krankheit haben die gleichen Probleme im Bereich des Stoffwechsels und der mentalen Gesundheit (weitere Informationen finden Sie in den Anmerkungen).[21] Bis zu 75 Prozent der Frauen mit PCOS sind übergewichtig. Den meisten Menschen fällt die Gewichtsabnahme schwer, aber für Frauen mit PCOS ist es noch schwieriger, was wahrscheinlich an ihrem hohen Insulinspiegel liegt, der dem Körper das Signal gibt, Fett zu speichern. Ein hoher Insulinspiegel verstärkt das Hungergefühl und Heißhunger auf Kohlenhydrate, was die ohnehin schwierige Situation noch zusätzlich erschwert.

Wenn Sie zu viel Testosteron in der Blutbahn haben (wie es bei PCOS der Fall ist), kann dies die Haarfollikel zur Verdickung und zum Wachstum anregen, was zu vermehrter Körper- und Gesichtsbehaarung führt. Übermäßiger Haarwuchs (Hirsutismus) tritt bei 80 Prozent der Frauen mit Androgenüberschuss auf. Ein weiterer wichtiger Marker bei der Behandlung von PCOS ist ein Mangel an SHBG (der Schwamm, der freies Testosteron aufsaugt). Frauen mit PCOS, die einen niedrigen SHBG-Spiegel haben, stehen unter einem größeren Risiko für die zuvor von mir genannten Stoffwechselprobleme, wie zum Beispiel Blutzuckerunregelmäßigkeiten.[22]

Was hilft bei PCOS aus Sicht der Ernährung? Kohlenhydratarme Ernährung[23] und Keto-Diät,[24] die das Testosteron wieder ins Gleichgewicht bringen können, wenn es zu hoch ist.

Auch hier ist das Gleichgewicht entscheidend. Ist der Testosteronspiegel (und auch andere Hormonspiegel) im perfekten Gleichgewicht, profitiert man von Fettverbrennung, gesteigerter Energie und Ausdauer, besserer Libido, leichteren Orgasmen, geringerem Krankheitsrisiko, besserem Selbstbewusstsein und guter Stimmung.

Ziel des Gottfried-Programms ist es, Ihre Hormone wieder ins Gleichgewicht zu bringen, darunter auch Testosteron. Sie brauchen die richtige Menge – weder zu viel noch zu wenig. Ist das Testosteron zu niedrig, fühlen Sie sich womöglich apathisch und schlapp. Steigt es zu stark an, steigt das Risiko für Krankheiten wie PCOS.

WAS MAN GEGEN EINEN NIEDRIGEN TESTOSTERONSPIEGEL TUN KANN

Um den Testosteronspiegel anzukurbeln, ist der erste und wichtigste Schritt, den Sie machen können, Ihre Ernährung zu verbessern – und zwar auf spezielle Art und Weise. Zuerst sehen wir uns die Lebensmittel an, die die Wissenschaft mit einem niedrigen Testosteronspiegel bei Männern in Verbindung bringt. Meiner Erfahrung nach haben diese Nahrungsmittel wahrscheinlich auf Frauen die gleiche Wirkung. Untenstehende Listen entsprechen auch den Keto-Prinzipien – Reduzierung der Kohlenhydrate, Konsum moderater Proteinmengen und gesunde Fette. Folgende Lebensmittel begünstigen einen niedrigeren Testosteronspiegel:

- Brot, sowohl Weiß- als auch Vollkornbrot
- Gebäck und alle Lebensmittel, die mit Mehl hergestellt werden
- Zuckerhaltige Getränke. Der Konsum von zuckerhaltigen Getränken steht bei Männern im Alter von zwanzig bis neununddreißig Jahren in den USA in signifikantem Zusammenhang mit einem niedrigen Testosteron-Serumspiegel.[25] Eine einzige Portion eines zucker- und proteinreichen Getränks senkt den Testosteronspiegel übergewichtiger und adipöser Jungen um 19 Prozent,[26] und eine einmalige orale Glukosebelastung senkt den T-Wert bei Männern um 25 Prozent.[27]
- Kaffee. Sowohl Kaffee mit Koffein als auch entkoffeinierter Kaffee senken in randomisierten Studien an Frauen den Testosteronspiegel, während bei Männern nach dem Konsum von koffeinhaltigem Kaffee ein Testosteronanstieg zu verzeichnen ist.[28] Eine Studie mit Frauen vor der Menopause bestätigt diese Ergebnisse,[29] während eine separate Studie mit Frauen nach der Menopause zeigte, dass der Konsum von Koffein in Form von Kaffee oder anderen koffeinhaltigen Getränken mit einem geringeren bioverfügbaren Testosteron verbunden ist.[30] Allerdings sind die Daten einer Beobachtungsstudie widersprüchlich und offenbaren sowohl potenzielle Vor- als auch Nachteile von

Koffein.[31] (Randomisierte Studien sind weniger anfällig für Verzerrungen und gelten im Vergleich zu Beobachtungsstudien als aussagekräftiger.)

- Diätgetränke
- Milchprodukte (Milch, Joghurt, Käse, Eis und so weiter)
- Süßigkeiten (alle Lebensmittel mit viel Zucker)
- Restaurantessen[32]

Jetzt schauen wir uns die Lebensmittel und Verhaltensweisen an, die den Testosteronspiegel stärken und zu mehr Muskelmasse sowie weniger viszeralem Fett führen:

- Selbstgekochtes Essen. Machen Sie Ihre Küche zum besten Restaurant der Umgebung.
- dunkelgrünes Gemüse
- ausreichend, aber nicht zu viel Eiweiß (etwa 0,75 bis 1,0 Gramm pro Pfund fettfreier Körpermasse – weniger, wenn Sie viel sitzen, und mehr, wenn Sie sehr aktiv sind und Sport treiben)
- Sport bei Männern. Die Keto-Diät steigert den Testosteronspiegel bei Männern, die Sport treiben.[33]
- bestimmte Kräuter, darunter Bockshornklee-, *Tribulus terrestris*- und *Ginkgo biloba*-Trockenextrakt zur Verbesserung des Testosteronspiegels. Diese Kräuter wurden in Kombination untersucht, um einen niedrigen Sexualtrieb bei Frauen zu verbessern.[34] Studien lassen darauf schließen, dass Bockshornklee[35] und *Tribulus terrestris*[36] auch helfen, wenn sie einzeln eingenommen werden.
- Entgiftung und Ausleitung von endokrinen Disruptoren (den Stoffwechsel störende Substanzen)

Wie viele Proteine brauche ich?

Ich bin eine Verfechterin der moderaten Proteinaufnahme, weil überschüssige Proteine im Körper in Zucker umgewandelt werden, was den Insulinspiegel in die Höhe treibt, den Testosteronspiegel senkt und möglicherweise zu einer verstärkten Einlagerung von Fett führt. Moderates Protein bedeutet 85 bis 115 Gramm Wildfisch. Zwei Eier, ein paar Mal die Woche. Dreißig Gramm Nüsse oder Kerne. (Weitere Informationen erhalten Sie in Kapitel 5.) Eine Frau, die beispielsweise 58 Kilogramm wiegt und eine Magermasse von 50 Kilogramm hat, sollte täglich 85 bis 100 Gramm Proteine oder ausreichend, um die Magermasse zu erhalten, essen. Sportler benötigen mehr Proteine, um die Muskelmasse zu erhalten bzw. aufzubauen. (Mit Magermasse ist das Körpergewicht ohne den Fettanteil gerechnet gemeint, Anm. d. Verlags.)

Bisphenol A und Testosteron

Einer der schlimmsten Übeltäter, wenn es um die Blockierung von Testosteron geht, ist der endokrine Disruptor Bisphenol A (BPA). BPA bringt nicht nur das Testosterongleichgewicht im Körper durcheinander, sondern ist auch ein Obesogen – eine Chemikalie, die unerwünschte Gewichtszunahme fördern kann und sich an die Insulin- oder Leptinrezeptoren bindet. Ist BPA an dem niedrigen Testosteronspiegel beteiligt, den ich bei meinen prämenopausalen und menopausalen Patientinnen sehe, die gleichzeitig unter weniger Muskelmasse, mehr Ängsten, mehr Depressionen und einem langsameren Stoffwechsel leiden? Leider wissen wir das noch nicht, weil die Studien zu BPA sich größtenteils auf Nebenwirkungen bei Frauen, die schwanger werden wollen und/oder am Polyzystischen Ovarialsyndrom leiden, konzentrierten.

Beim Gottfried-Programm geht es nicht nur um einzelne Nahrungsmittel, die laut Wissenschaft mit einem niedrigen oder hohen Testosteronspiegel zusammenhängen, sondern es ist meine persönliche Geheimwaffe, um die Androgene und auch die anderen Hormone auszugleichen und somit maximale Gesundheit und Vitalität zu erreichen.

Vielleicht denken Sie, dass sich das nach jeder Menge Kram anhört, für den Sie gar keine Zeit haben. Das kann ich nachvollziehen, aber wahrscheinlich haben Sie auch keine Zeit, überflüssige Kilos mit sich herumzutragen, täglich von Müdigkeit geplagt zu sein oder sich mit den gesundheitlichen Problemen abfinden zu müssen, die ein ungesunder Lebensstil hervorrufen kann. Die Mühe, die Sie jetzt in dieses Programm stecken, wird Ihnen später Zeit ersparen – und möglicherweise Ihre Gesundheit retten.

Wie Sie die Testosteronproduktion sonst noch ankurbeln können

Außer die richtigen Nahrungsmittel zu essen, können Sie noch mehr tun, um Ihren Testosteronspiegel nach oben zu treiben. Eine Möglichkeit ist, ein DHEA-Nahrungsergänzungsmittel einzunehmen. Sie erinnern sich, das ist eine Vorstufe zu Testosteron, und manchmal wird es eingesetzt, um den Testosteronspiegel zu erhöhen. Beispielsweise lassen neue Forschungsergebnisse darauf schließen, dass durch die Zufuhr von DHEA der Testosteronspiegel bei Frauen, die die Anti-Baby-Pille nehmen, erhalten bleibt.[39] Dennoch ist der Einsatz von DHEA umstritten, weil es nur wenig Informationen über die langfristige Wirkung gibt. Eine systematische Überprüfung von 28 randomisierten Studien in der Cochrane-Datenbank (eine internationale Organisation zur Registrierung kontrollierter Studien, Anm. d. Verlags) deutet darauf hin, dass DHEA einen geringen Sexualtrieb verbessern kann; aber weitere Ergebnisse fehlen noch. Außerdem sind sogenannte »androgene« Nebenwirkungen häufig,[40] wie zum Beispiel fettige Haare und fettige Haut, Akne, übermäßiger Sexualtrieb, Aggressionen, übermäßige Schwellung oder Sensibilität der Klitoris, übermäßiger Muskelaufbau, Haarausfall nach männlichem Muster und zu viel Körperbehaarung. Doch da es an anderen Möglichkeiten zur Erhöhung des Testosteronspiegels mangelt, empfehle ich meinen Patientinnen, die es nicht durch Veränderungen des Lebensstils schaffen, ihren Testosteronspiegel zu verbessern, manchmal DHEA als Nahrungsergänzungsmittel. (Hinweis: DHEA gilt in Deutschland, Österreich und der Schweiz als zulassungspflichtiges Arzneimittel und ist daher nur auf Rezept erhältlich! Anm. d. Verlags.)

Vielleicht fragen Sie sich, ob Sie sich nicht einfach ein Testosteron-Implantat unter die Haut legen lassen können, um die Pfunde in Ihrer Körpermitte zum Schmelzen zu bringen. Nun, es sind zwar einige Behandlungsformen eines niedrigen Testosteronspiegels bei Männern zugelassen, aber es mangelt noch an Informationen zur unbedenklichen Wirkungsweise bei Frauen. Aktuell rate ich Frauen von Testosteron-Behandlungen ab, sofern es nicht absolut notwendig ist. (In Deutschland und den meisten anderen Ländern gibt es aktuell keine für Frauen zugelassene Testosteronpräparate, Anm. d. Verlags.) Bis die Forschung neue Erkenntnisse hat, sollte man sich zur Verbesserung des Testosteronspiegels auf Veränderungen bei Ernährung und Lebensstil konzentrieren. Diese Variante ist wirkungsvoll ohne die potenziellen Nebenwirkungen.

Kommen wir wieder zu Nicole und ihren Beschwerden über einen geringen Muskeltonus und Sexualtrieb zurück, über die wir am Anfang des Kapitels gesprochen haben. Schauen wir, wie es ihr mit dem Gottfried-Programm erging. Zuerst konzentrierte sie sich auf die Entgiftung, dann auf die Ketose, und dann fügte sie noch Intervallfasten hinzu. Wie Sie in Kapitel 5 sehen werden, bevorzuge ich eine Fastenzeit von 14 bis 16 Stunden über Nacht, aber Sie können sich langsam herantasten. Nicole kam sofort in die Ketose – schon nach ihrer ersten Fastenphase von 14 Stunden über Nacht lag ihr Blutketonwert bei 2,0 mmol/l (Millimol pro Liter). (Ein Wert von 0,5 mmol/l oder mehr ist der Zustand einer leichten Ketose, was mein Ziel mit dem Ernährungsplan ist.) Die Reaktion von Nicoles Körper ließ darauf schließen, dass ihre Stoffwechselflexibilität leicht wiederherzustellen war. Innerhalb einer Woche lagen ihre Ketone zwischen 1,0 und 2,0 mmol/l, was darauf hindeutete, dass sich ihr Körper erfolgreich und schnell an die Fettverbrennung anpasste. Nach vier Wochen hatte sich ihr Taillenumfang um sieben Zentimeter verringert und sie hatte vier Kilogramm abgenommen. Damals stellten wir fest, dass ihre Werte für freies und Gesamt-Testosteron zwar besser, aber immer noch grenzwertig niedrig waren. Ich riet ihr zu zusätzlichem DHEA in einer Dosis von fünf Milligramm pro Tag, das sie online kaufte. (In den USA ist DHEA nicht verschreibungspflichtig, aber Sie sollten vor der Einnahme den Rat eines erfahrenen Arztes einholen.) (DHEA ist über den Internethandel in Deutschland, Österreich und der Schweiz zwar zu bekommen, doch weder als Arznei- noch als Nahrungsergänzungsmittel offiziell zugelassen, Anm. d. Verlags.) Nach acht Wochen wog sie statt 65 nur noch 58 Kilogramm und ihr Körperfett war von 33 auf 25 Prozent gesunken – sodass sie nun einen normalen und gesunden Body-Mass-Index von 23,8 hatte. Insgesamt war ihre Taille zehn Zentimeter schmaler geworden. Ihre Testosteron- und DHEA-Werte lagen wieder im normalen Bereich. Nicole fühlte sich geistig konzentriert, ihre Libido verbesserte sich und sie hatte wieder regelmäßig Spaß am Sex. Sie fühlte sich so gesund wie seit Jahren nicht mehr – es war, als hätte sie ihren Körper und ihr Leben zurückbekommen!

Zusammenfassung

- Testosteron ist ein wichtiges Hormon für Gewicht, Vitalität, Stärke und Sexualtrieb.
- Gesunde Männer verfügen über mehr Testosteron als gesunde Frauen, aber Testosteron ist das am häufigsten vorkommende biologisch aktive Hormon bei Frauen. Ja, Sie haben sogar mehr Testosteron als Östrogen!
- Ist bei Frauen der Testosteronspiegel zu niedrig, können sie an verschiedenen Symptomen leiden, wie zum Beispiel Zunahme von Gewicht und Körperfett, Abnahme der Muskelmasse, schlechtere Stimmung und nachlassender Sexualtrieb.
- Bei Frauen kann der Testosteronspiegel auch zu hoch sein, was meist im Rahmen des Polyzystischen Ovarialsyndroms (PCOS) auftritt. Das Testosteron muss im Gleichgewicht sein, damit wir optimal funktionieren können.
- Wir wissen viel mehr über einen niedrigen Testosteronspiegel bei Männern als bei Frauen, aber während wir noch auf weitere Forschungsergebnisse warten, sollten Sie sich auf Ernährung, Lebensstil und Nahrungsergänzungsmittel konzentrieren, um Ihre Testosteronproduktion sowie die Produktion anderer wichtiger Androgene zu verbessern.

KAPITEL 4

DAS KETO-PARADOX

Jen ist 37 und hat einen stressigen Job in der Technologiebranche. Sie und ihr Verlobter hatten beide das Ziel, noch vor ihrer Hochzeit abzunehmen. Als sie hörten, die Keto-Diät würde Wunder bewirken, probierten sie sie gemeinsam aus. Jen wollte vor allem sieben Kilogramm abnehmen, gut in ihr Hochzeitskleid passen und geistige Klarheit erreichen, um das große Ereignis planen zu können. Da Sie nun bereits eine Menge über Hormone wissen und wie unterschiedlich sie sich bei Männern und Frauen verhalten, können Sie sich vielleicht schon denken, wie es weiterging. Am Beispiel der beiden will ich erklären, wie es bei der Keto-Diät zu paradoxen Ergebnissen kommen kann.

WIE DIE KETOSE FUNKTIONIERT

Bei der Keto-Diät handelt es sich um eine kohlenhydratarme, fettreiche Ernährung mit moderater Proteinzufuhr. Diese Diät ist nicht wirklich neu. Ihre erste klinische Anwendung reicht schon mehr als ein Jahrhundert zurück, als sie zur Behandlung von Kindern mit Epilepsie eingesetzt wurde. Sie schien tatsächlich ein »Wundermittel« zu sein (wobei ich persönlich nichts, was wir im Bereich der Medizin vollbringen, als »Wunder« bezeichnen würde), denn in vielen Fällen wurden dadurch die Krampfanfälle der Kinder ganz gestoppt oder deutlich reduziert. Rund 10 bis 20 Prozent der Kinder waren sogenannte Super-

Responder – ihr Zustand verbesserte sich im Vergleich zu anderen Kindern erheblich und schon früh während des Ketoseprozesses, und manche konnten ihre Medikamente gegen Krampfanfälle absetzen.[1] In letzter Zeit haben wohl auch Menschen mit anderen neurologischen Problemen wie zum Beispiel Multiple Sklerose, Parkinson und Alzheimer mit der Keto-Diät Erfolge erzielt. Allerdings sind dies eher anekdotische Berichte, denn es gibt noch nicht viele Forschungsergebnisse zu diesem Thema.[2] Zwar haben Wissenschaftler noch keine umfassende Erklärung, warum sich diese Ernährungsweise positiv auf neurologische Erkrankungen auswirkt, aber die primäre Theorie ist, dass es an den sogenannten Ketonen, auch Ketonkörper genannt, liegt.

Normalerweise verbrennt der menschliche Körper (und insbesondere das menschliche Gehirn) Zucker, um daraus Energie zu machen. Diesen Zucker erhalten wir durch die Kohlenhydrate, die wir zu uns nehmen (und in zweiter Linie aus den Proteinen, die wir essen). Werden die Kohlenhydrate allerdings drastisch reduziert, verwandelt der Körper Fett statt Zucker in Energie. Das geschieht dadurch, dass die Leber Ketone freisetzt, die der Körper und das Gehirn verbrennen und für Energie nutzen können. Denken Sie daran: Die Verbrennung von Fett statt Zucker ist Teil der Ketose. Wahrscheinlich haben wir diese Fähigkeit schon früh in der Menschheitsgeschichte entwickelt, um die Jahreszeiten zu überstehen, in denen Kohlenhydrate aus Obst und Gemüse knapp oder gar nicht vorhanden waren. Dann wurde tierisches Fett zu einer wichtigen Brennstoffquelle, und unser Körper fand heraus, wie er es nutzen konnte.

Das Gehirn scheint besonders davon zu profitieren, wenn es mit Ketonen und nicht mit Zucker versorgt wird. Das könnte der Grund dafür sein, warum Ketone (und eine ketogene Ernährung) Menschen mit Funktionsstörungen des Gehirns helfen. Weil es dem Körper leichter fällt, Zucker anstatt Ketone zu verbrennen, scheint die Verbrennung von Ketonen als Energiequelle zu einer Gewichtsabnahme zu führen: Es wird mehr Energie benötigt und Fett verbrannt. Anfangs wurde Gewichtsverlust als Nebenwirkung der Ketose (der Stoffwechselzustand, bei dem Fett statt Zucker verbrannt wird) und nicht als deren Hauptziel angesehen.

Der Grund, warum die Keto-Diät zu Gewichtsabnahme führt, ist, dass der Körper im Zustand der Ketose Fett verbrennt und damit als Energiequelle nutzt. Wenn Sie auf eine kohlenhydratarme und fettreichere Ernährung umstellen, ist das für Ihren Körper etwas Neues. Geht ihm der Zucker (und das Glykogen, der »Kohlenhydrat-Energiespeicher« Ihrer Leber) aus, merkt er, dass er sich auf jede Menge Fett verlassen kann, das ihm durch die Ernährung zugeführt wird. Daher hat er auch nicht das Gefühl, es würde ihm an zugeführter Energie mangeln. Und somit spürt er auch keinen Hunger, denn es hat sich nur die Energiequelle geändert. Ihr Körper passt sich an, der Stoffwechsel wird flexibel und das im Körper gespeicherte Fett wird verbrannt.

Wenn Sie Ihren Körper dazu bringen, den Schalter von der Verbrennung von Kohlenhydraten auf die Fettverbrennung umzulegen, profitieren Sie von erstaunlichen Vorteilen für die Gesundheit: Sie werden über eine bessere Konzentration und ein besseres Gedächtnis verfügen, Entzündungen gehen zurück und Ihr Gewicht reduziert sich. Insgesamt kann eine ketogene Ernährung ein einfacherer Weg zur Gewichtsabnahme sein, denn Sie fühlen sich satter und zufriedener als bei Diäten, bei denen es um das Kalorienzählen geht. Um abzunehmen, sind viele Menschen auf den Zug der Keto-Diät aufgesprungen, die sich in letzter Zeit zu einem wahren Trend entwickelt hat.

Das hört sich alles toll an, oder? Aber bevor Sie jetzt den Inhalt Ihrer Speisekammer in den Müll schmeißen und sich einen Jahresvorrat an Bacon zulegen, eine kleine Erinnerung: *Die Keto-Diät wurde größtenteils an Männern untersucht, bei denen sie ganz gut funktioniert.* Frauen hingegen erzielen mit dieser Ernährungsweise meist keine so guten Resultate. Zwar gibt es Ausnahmen – manche Frauen profitieren stark von Keto –, aber im Allgemeinen können ein Mann und eine Frau (so wie Jen und ihr Verlobter) sich genau der gleichen Keto-Diät unterziehen und komplett verschiedene Ergebnisse erzielen.

Wie bereits erwähnt, ist die Keto-Diät für Menschen mit bestimmten Erkrankungen nicht gesund. Darum sollten Sie, falls Sie irgendeine Erkrankung haben oder hatten, mit einem Arzt oder einer Ärztin sprechen, ehe Sie die Keto-Diät ausprobieren. Sollten Sie an Krebs leiden oder in der Vergangenheit gelitten haben, sprechen Sie bitte mit Ihrem Onkologen über die Keto-Diät. Auch wenn der Großteil der Studien zur ketogenen Ernährung bei Krebs zu günstigen Resultaten kam,[3] lässt eine Tierstudie darauf schließen, dass sich durch die Keto-Diät eine bestimmte Form von Krebs, die akute myeloische Leukämie, verschlechtern kann, wie in der Fachzeitschrift *Nature* veröffentlicht wurde.[4] Andererseits ernähren sich die meisten Krebszellen von Zucker, weshalb die Keto-Diät ein wichtiges Hilfsmittel sein könnte, das bei der multimodalen Krebsvorbeugung und -behandlung synergistisch wirkt. Allerdings sind noch weitere Studien erforderlich, um diese Möglichkeit zu untersuchen. Das Fazit lautet: Es ist kompliziert. Eine ketogene Ernährung muss an die persönliche Situation der jeweiligen Frau angepasst werden. Falls Sie Fragen zur Keto-Diät bei bestimmten Erkrankungen haben, wie zum Beispiel Gallenblasenproblemen oder Nierensteinen in der Vergangenheit, wenden Sie sich bitte an Ihren Arzt oder Ihre Ärztin.

Ist die Keto-Diät unbedenklich für mich?

Wie können Sie herausfinden, ob die Keto-Diät unbedenklich für Sie ist?[5] Eine ketogene Ernährung ist nicht geeignet für Menschen mit angeborenen Krankheiten, durch die sie Fettsäuren nicht verstoffwechseln können. Dazu gehören Pyruvat-Carboxylase-Mangel, Porphyrie und andere Fettstoffwechselstörungen. Andere Erkrankungen, die sich möglicherweise durch eine ketogene Ernährung verschlechtern können, sind Pankreatitis, eine aktive Gallenblasenerkrankung, eingeschränkte Leberfunktion und ein schlechter Ernährungszustand. Ebenfalls nicht geeignet ist sie für Menschen, die sich einer Magen-Bypass-Operation unterzogen haben, in der Vergangenheit Tumore oder Krebs im Bauchraum oder auch Nierensteine hatten. Auch Menschen mit Diabetes Typ 2 sollten keine Keto-Diät machen. Außerdem rate ich Schwangeren oder Stillenden davon ab, denn in diesen Fällen gibt es noch keine Informationen über die Unbedenklichkeit.

Es gibt auch Stoffwechselstörungen, bei denen eine Keto-Diät nicht angewendet werden darf. Dazu gehören Carnitin-Mangel (primärer), Carnitin-Palmitoyltransferase (CPT) I- oder II-Mangel, Carnitin-Translocase-Mangel, Beta-Oxidationsdefekte, mitochondrialer 3-Hydroxy-3-Methylglutaryl-CoA-Synthase (mHMGS)-Mangel, Mangel an mittelkettiger Acyldehydrogenase (MCAD), Mangel an langkettiger Acyldehydrogenase (LCAD), Mangel an kurzkettiger Acyldehydrogenase (SCAD), Mangel an langkettigem 3-Hydroxyacyl-CoA und Mangel an mittelkettigem 3-Hydroxyacyl-CoA.

Wenden Sie sich bei Zweifeln an Ihren Arzt oder Ihre Ärztin. Vor Beginn einer neuen Ernährungsform ist es immer ratsam, mit jemandem aus dem medizinischen Bereich zu sprechen. Und halten Sie sich bitte auch über die Forschung auf dem Laufenden, denn es gibt immer wieder Indikationen oder Kontraindikationen, die auf neuesten Forschungsergebnissen beruhen.

Keto und die Geschlechterkluft in der Forschung

Wahrscheinlich ist es nicht überraschend, dass Frauen mit einer Keto-Diät eher Probleme haben, wenn man bedenkt, dass die ganzen Daten zur ketogenen Ernährung von Männern stammen.[6] Manche der an Männern durchgeführten Studien widmen sich der Bewertung des Hungergefühls oder des Appetits für den Gewichtsverlust[7] oder des zeitlichen Verlaufs der Veränderungen in Sättigung und Appetit[8] bei übergewichtigen und adipösen Männern[9]. Dann gibt es Studien zu männlichen Sportlern,[10] kardiovaskulären Blutuntersuchungen[11] bei gesunden Männern und ketogene Untersuchungen an männlichen (aber keinen weiblichen) Mäusen.[12] Ebenso wurden auch kohlenhydratarme Diäten meistens an Männern getestet.[13] In eine Handvoll Studien zur Keto-Diät für Gewichtsverlust wurden auch Frauen einbezogen, aber sie machten weniger als 20 Prozent der Teilnehmenden aus.[14]

Diese Geschlechterkluft gibt es nicht nur in der Forschung zur ketogenen Ernährung bzw. generell bei Studien zu Diäten und Ernährung. In den meisten Bereichen der Medizin waren Frauen in der Vergangenheit bei klinischen Forschungen unterrepräsentiert, wenn nicht sogar ganz außen vorgelassen. Erst Anfang der 1990er wurde in den USA ein Bundesgesetz verabschiedet, das vorschreibt, dass von den National Institutes of Health (NIH) finanzierte Studien auch Frauen einbeziehen müssen. Doch erst 2014 forderte die NIH, dass Tierversuche beide Geschlechter umfassten. Ernsthaft? (In der Europäischen Union ist die Teilnahme von Frauen in klinischen Studien seit 2005 vorgeschrieben, Anm. d. Verlags) Und dennoch gehört es noch nicht zur Routine der Forschenden, ihre Ergebnisse nach Geschlecht zu analysieren. Da Frauen nicht einfach Männer mit Eierstöcken sind, können (und sollten) wir die Forschungsergebnisse für Männer nicht einfach auf Frauen übertragen. Täten wir das, würden wir grundlegende biologische Unterschiede ignorieren, wie zum Beispiel die Art und Weise, wie weibliche Hormone mit dem Rest des weiblichen Körpers interagieren. Und wir würden tiefgreifende endokrinologische Veränderungen außer Acht lassen, die Frauen durchlaufen, Männer hingegen nicht. Dazu gehören Schwangerschaft, Stillen, Perimenopause und Menopause.

Darüber hinaus kann die Umsetzung eines so einflussreichen Ernährungskonzepts auf Frauen ohne angemessene wissenschaftliche Grundlage die Gesundheit und die Gewichtsabnahme auf eine gefährliche Art und Weise beeinflussen. Frauen könnten nicht nur glauben, es sei ihre Schuld, wenn sie nicht abnehmen und sich nicht besser fühlen, sie könnten letztlich auch ein größeres Risiko für chronische Erkrankungen, wie einen hohen Cholesterinspiegel, Entzündungen, großen Stress, Diabetes und Gewichtszunahme haben.

Was ist da los? Warum können die meisten Männer mit einer Keto-Diät abnehmen, während manche Frauen dadurch zunehmen? Und warum kehrt die Keto-Diät manche Erkrankungen, wie einen hohen Blutzucker und Bluthochdruck, um, während andere dadurch verschlechtert werden? Wann beseitigt eine Keto-Diät Entzündungen und wann verursacht sie welche?

Ich kümmere mich seit 1994 um das Wohlergehen von Frauen, doch in den vergangenen zehn Jahren kamen einige »Keto-Flüchtlinge« in meine Praxis oder nahmen an meinen Online-Kursen teil. Aus nächster Nähe erlebte ich den Frust, den sie bei der ketogenen Ernährung erfahren hatten – mittlerweile habe ich, denke ich, alles in der Hinsicht gesehen. Frauen erzählen mir, sie hätten mit der Keto-Diät zugenommen, und fragen mich, ob das am kalorienreichen Ernährungsplan oder den vielen tierischen Fetten liegt. Sie leiden unter stärkeren Entzündungen, ihre Gelenke schmerzen und sie fragen sich, warum sie sich nicht so gut fühlen oder so gut aussehen wie ihre Ehemänner oder männlichen Kollegen, die sich nach dem identischen Plan ernähren. Sie geraten in Stress oder bekommen ihre Periode und kommen aus der Ketose.

Es ist noch nicht wirklich klar, warum Frauen anders auf eine ketogene Ernährung reagieren als Männer,[15] aber anhand dessen, was ich in meiner Praxis gesehen habe (und worüber Sie in den ersten drei Kapiteln gelesen haben), habe ich nur eine einzige Vermutung: Es liegt an den Hormonen. Aus hormoneller Sicht ist es logisch, dass sich eine kohlenhydratarme und fettreiche Ernährung bei Männern anders auswirkt als bei Frauen. Wie Sie im letzten Kapitel gelernt haben, reagieren das endokrine System und die von ihm produzierten Hormone unterschiedlich auf Fette, Kohlenhydrate und Proteine, und da Männer und Frauen sehr unterschiedliche Hormonprofile aufweisen, reagieren natürlich auch ihr Körper und ihre Hormone unterschiedlich auf eine ketogene Ernährung.

Kommen wir erneut auf Jen und ihren Verlobten zu sprechen. Was denken Sie, passierte, als sie beide auf einen Ernährungsplan mit wenig Kohlenhydraten, mäßigem Protein- und hohem Fettgehalt umstiegen?

HORMONE, FETTSPEICHERUNG UND DER (DIÄT-)KAMPF DER GESCHLECHTER

Wahrscheinlich haben Sie es schon erraten; Jens Verlobter nahm schnell an Gewicht ab: 6 Kilogramm innerhalb der ersten zehn Tage der Keto-Diät. Jen hingegen nahm fast sofort zu und konnte keinerlei Veränderung ihres Gehirnnebels spüren. Das hatte sie so gar nicht erwartet. Frustriert und desillusioniert hörte sie mit der Keto-Diät auf. Aber wenn man immer wieder hört, wie toll etwas ist, fällt es schwer, es nicht immer wieder erneut zu probieren. Jen fragte sich, ob sie es richtig gemacht hätte. Schließlich hatte sie zugegebenermaßen ihre Kohlenhydrat-, Protein- und Fettmengen (ihre Makronährstoffe) nicht haarklein verfolgt, sodass deren Verhältnis vielleicht nicht richtig war.

Sechs Monate später probierte Jen es abermals mit der Keto-Diät. Diesmal führte sie gewissenhaft Buch über das, was sie aß, um die richtigen Makronährstoffrationen einzuhalten, über die sie im Internet gelesen hatte: 10 Prozent Kohlenhydrate, 20 Prozent Proteine und 70 Prozent

Fett. Aber jetzt hatte sie ein anderes Problem: Sie hatte ständig Hunger. Bei einer Keto-Diät soll der Appetit unterdrückt werden, daher verstand Jen nicht, was da los war. Ihr Verlobter war nicht hungrig. Er aß etwas Bacon und Eier und fühlte sich super (und schon hatte er ein weiteres Pfund abgenommen!). Aber das Gefühl von Sättigung stellte sich bei Jen nie ein, und es war sogar noch schlimmer, als sie ihre Periode und Heißhunger auf Schokokuchen hatte. Nach einem Monat fühlte sie sich kein bisschen anders (außer dass sie ständig von Brot und Donuts träumte), und obwohl sie zwar nicht zugenommen hatte, hatte sie auch kein Gewicht verloren. Abermals frustriert warf sie das Handtuch. Als Jen schließlich meine Praxis aufsuchte, erzählte sie mir von dieser enttäuschenden Erfahrung, und ich versicherte ihr, dass sie nicht die einzige Frau war, die Probleme mit der Keto-Diät hatte.

Warum reagieren weibliche Hormone so anders auf die Keto-Diät? Zuerst ist es hilfreich, sich die Wissenschaft der Diäten im Allgemeinen anzuschauen. Leider muss ich sagen, dass Frauen im Nachteil sind, wenn es um Gewichtsverlust geht. Studien haben gezeigt, dass Männer unter einer Diät stärker abnehmen als Frauen.[16] Eine Studie ergab, dass sie im Vergleich zu Frauen, die Diät halten, doppelt so viel Gewicht und dreimal so viel Fettmasse verlieren.[17] Männer scheinen mehr Bauchfett abzunehmen (das gefährlichere viszerale Fett), während Frauen eher subkutanes Fett verlieren (das weniger schädliche).[18] Dies führt bei Männern zu einer Verbesserung des Stoffwechsels (der Geschwindigkeit, mit der der Körper Nahrung in Energie umwandelt).

Die Unterschiede gehen sogar noch weiter. Männer sind seltener mit ihrem Gewicht unzufrieden oder sind sich ihres Gewichts häufig gar nicht bewusst, und sie versuchen seltener, abzunehmen – und falls sie es probieren, haben sie laut einer Studie eine um 40 Prozent höhere Wahrscheinlichkeit als Frauen, mehr als fünf Kilogramm zu verlieren bzw. ihr Gewicht zu halten und ihr Training im Lauf eines Jahres zu steigern.[19]

Im Gegensatz dazu wünschen sich Frauen eher ein niedrigeres Körpergewicht als Männer und sind durchweg unzufriedener mit ihrem Körper.[20] Unrealistische gesellschaftliche Normen und die milliardenschwere Ernährungsindustrie haben einen größeren Einfluss auf Frauen als auf Männer. Es gibt sogar einen Zusammenhang zum Einkommen. Ein hoher

Taillenumfang korreliert bei Frauen negativ mit dem Einkommen, was bei Männern nicht der Fall ist. Bei Männern gibt es keine Korrelation zwischen dem Grad der Fettleibigkeit und dem Einkommen.[21] Frauen haben eindeutig das größere Problem, wenn es um Abnehmen geht.

Gewichtige Probleme

Ein weiteres Problem, von dem Frauen häufiger betroffen sind als Männer, sind Esssucht und andere Essstörungen. Übermäßiges Essen ist dabei das häufigste Problem. Frauen haben ein viermal höheres Risiko, esssüchtig zu werden – wir essen häufiger aus emotionalen Gründen, seien es positive oder negative, oder weil wir uns gestresst fühlen. Das bedeutet, dass der Verzicht auf Cupcakes kein leichtes Unterfangen sein kann. Dies macht es schwerer, eine Diät durchzuhalten, insbesondere eine kohlenhydratarme Ernährung. Als Frau kenne ich das nur zu gut. Doch zusammen werden wir die Gesundheit und nicht nur das Aussehen im Blick behalten, denn das ist meine Hauptaufgabe als Ärztin für personalisierte Medizin.

Ich weiß, das hört sich alles ziemlich unfair an. Ist es auch! Aber das ist auch einer der Hauptgründe, warum ich das Gottfried-Programm entwickelt und dieses Buch geschrieben habe. Ich will mit einem erreichbaren, einfachen Ansatz dazu beitragen, dass Frauen genauso erfolgreich mit der Keto-Diät abnehmen können wie Männer. Das Gottfried-Programm arbeitet mit Ihren Hormonen, anstatt Ihrem Körper ein Programm aufzudrängen, das nicht an Frauen getestet oder mit der weiblichen Körperchemie im Sinn entwickelt wurde. Wenn Sie entsprechend Ihrer individuellen Grundvoraussetzungen gesund werden, gewinnen Sie an Selbstvertrauen, Klarheit, Energie und Gesundheit.

WEIBLICHE HORMONE UND DIE KETO-DIÄT: DIE WISSENSCHAFT DAHINTER

Ehe ich erkläre, warum das Gottfried-Programm gut für Ihre Hormone ist, sollten wir noch kurz genauer darauf eingehen, warum die traditionelle Keto-Diät sich nicht so gut mit den weiblichen Hormonen verträgt. Fangen wir mit Jen an. Die Ursache für Jens Scheitern bei der Keto-Diät liegt wahrscheinlich bei ihren Hormonen und fortbestehenden Entzündungen. Um dies zu bestätigen, machten wir zuerst ein paar Untersuchungen. Dabei kam heraus, dass Jen verschiedene Probleme hatte:

1. Jens Urin wies einen hohen Cortisolspiegel auf, was ihren Eindruck, unter hohem Stress zu stehen, bestätigte. Viele Frauen in Jens Alter verspüren großen Stress, an den sie sich manchmal so sehr gewöhnen, dass sie ihn nicht einmal mehr als Problem wahrnehmen. Doch chronischer Stress kann eine Hauptursache für Gehirnnebel, Konzentrationsprobleme und subklinische Hypothalamus-Hypophysen-Nebennieren-Dysfunktion (die sogenannte Nebennierenschwäche, aber ich mag den Ausdruck nicht) sein. Jen ernährte sich ja kohlenhydratarm. Da hochwertige Kohlenhydrate, wie Blattgemüse und buntes Gemüse, für eine gesunde Nebennierenfunktion sorgen und den Cortisolspiegel stabilisieren können, vermutete ich, dass ihr Stress durch ihre Ernährung noch verschlimmert wurde.
2. Sie hatte einen hohen Blutzuckerspiegel, der in einem Bereich lag, der auf Prädiabetes hinweist. Dabei handelt es sich um eine Erkrankung, bei der der Blutzucker höher als normal, aber noch nicht so hoch wie bei Diabetes ist. Prädiabetes wird allgemein als Warnsignal dafür angesehen, dass es ohne sofortige Behandlung zu Diabetes kommt; es ist ein verräterisches Zeichen für Stoffwechselinflexibilität. (In den Anmerkungen finden Sie Informationen zu Laborkriterien.[22]) Prädiabetes kommt häufig bei übergewichtigen Frauen vor, aber es können auch normalgewichtige Frauen betroffen sein, die Kohlenhydrate nicht mehr

effektiv verarbeiten können oder eine Insulinresistenz entwickelt haben. Ein hoher Blutzuckerspiegel kann auch zu Konzentrationsproblemen und allgemeinem Unwohlsein führen. Er ist außerdem ein Risikofaktor für Herzerkrankungen, auch wenn manche Frauen keinerlei Symptome aufweisen (aber dennoch all die Risiken haben). Jen war überrascht, dass sie einen hohen Blutzuckerspiegel hatte, obwohl sie sich kohlenhydratarm ernährte, aber bei manchen Frauen können bestimmte Arten von Fett einen hohen Blutzuckerspiegel verursachen.[23] Das habe ich sowohl bei Jen als auch anderen Patientinnen beobachtet. Wenig Kohlenhydrate bedeutet nicht immer, dass der Blutzucker niedrig ist – gesättigte Fettsäuren können den Blutzuckerspiegel steigen lassen, was möglicherweise an Entzündungen liegt.

3. Jens Schilddrüsenhormone, Testosteron und Wachstumshormon waren grenzwertig niedrig. Ich vermutete, dass dies auch mit ihrer kohlenhydratarmen Ernährung zusammenhing, da Kohlenhydrate bei vielen Frauen auch eine gesündere Schilddrüsen- und Östrogenfunktion fördern können.
4. Eine weitere Untersuchung ergab, dass Jen eine chronische Entzündung hatte. Wir hören viel über Entzündungen, meist in dem Kontext, dass sie etwas Schlechtes sind und zu Gewichtszunahme führen können. In der Regel bedeutet das, dass das Immunsystem auf eine vermeintliche Verletzung oder Infektion nicht richtig reagiert. Aber weil es zum Thema Entzündungen viele Missverständnisse gibt, sollten wir uns das genauer ansehen. Es gibt zwei Arten von Entzündungen: eine kurzzeitige Form von Entzündung, die sogenannte akute Entzündung, und eine langfristige Form, die sogenannte chronische Entzündung. Eine akute Entzündung tritt auf, wenn man sich schneidet, den Knöchel verstaucht oder eine Infektion hat, und in diesem Fall ist die akute Entzündung (Immunreaktion) eine gute Sache – die betroffene Körperregion schwillt an und wird rot, weil die weißen Blutkörperchen ausschwärmen und für Heilung kämpfen. Jen wies jedoch Anzeichen für eine chronische Entzündung (eine Immunreaktion, die nicht von alleine verschwindet) auf.

Das zeigte ein hoher Spiegel des C-reaktiven Proteins im Blut. Manchmal sind die Ursache dafür zu viele gesättigte Fettsäuren bei Frauen,[24] obwohl die Forschung in der Hinsicht noch in der Entwicklungsphase ist und meint, Lebensstilfaktoren wie Sport könnten eine Rolle spielen.[25]

Diese Auflistung an potenziellen Problemen gibt Ihnen einen Eindruck davon, inwiefern eine typische ketogene Diät für Frauen mit hormonellem Ungleichgewicht nicht gut geeignet ist. Die traditionelle Keto-Diät ist für Frauen mit einem hormonellen Ungleichgewicht möglicherweise zu kohlenhydratarm, da Kohlenhydrate die Stressreaktion mildern und den Cortisolspiegel senken. Außerdem fördern sie das Wachstumshormon und unterstützen die Schilddrüsenfunktion.

Ein weiteres Problem sind Entzündungen, insbesondere chronische Entzündungen. Chronische oder ungelöste Entzündungen stellen ein Problem dar und können verschiedenste Ursachen haben. Manchmal ist sie auf eine Immunreaktion zurückzuführen, die sich nicht abschalten lässt, so wie ein Licht, das in einem Raum angelassen wird. Dies kann durch den Verzehr von entzündlichen Lebensmitteln (raffinierte Kohlenhydrate, zuckerhaltige Getränke, bestimmte frittierte Lebensmittel) oder durch Giftstoffe, chronischen Stress, übermäßiges viszerales Fett und sogar Autoimmunerkrankungen wie Hashimoto-Thyreoiditis verursacht werden. Mit chronischen und ungelösten Entzündungen ist nicht zu spaßen, da sie zu anderen Erkrankungen führen können, wie zum Beispiel Herzerkrankungen, Alzheimer, Krebs und Depressionen.

Eine Studie ergab, dass der Übergang in die Ketose, bei der beim Sport vor allem Fett verbrannt wird, bei Frauen länger dauert als bei Männern. Männer verbrennen meist leichter und mit geringerer Intensität Fett als Frauen. Ich denke, das liegt daran, dass der weibliche Körper nicht nur mehr Kohlenhydrate benötigt und aus verschiedenen Gründen an seinen Fettreserven festhält (darunter auch für die Fruchtbarkeit, obwohl das Problem nach der Menopause weiterbestehen oder sich sogar noch verschlimmern kann), sondern auch daran, dass Frauen auf bestimmte Fette mit stärkeren Entzündungsreaktionen reagieren. Darum sträubt sich der weibliche Körper länger gegen die Umstellung auf die Fettverbrennung als der von Männern. Diese Entzündungsreaktion durch Fette kann auch den Blutzuckerspiegel ansteigen lassen, so wie es bei Jen der Fall war.

Welchen Stoffwechseltyp haben Sie? Apfel, Birne oder Sellerie?

Wo sich bei einer Frau Fett anlagert, scheint ein guter Indikator dafür zu sein, wie sich ihre Physiologie in Zukunft verhalten wird – die Speicherung von Fett insbesondere im Bauchbereich birgt dieselben Stoffwechselrisiken wie bei Männern, insbesondere bei Fettleibigkeit. Dennoch sind viele Frauen mit Fettleibigkeit und »birnenförmiger« Fettverteilung in Wahrheit vor Stoffwechsel- und Herz-Kreislauf-Erkrankungen geschützt.

Es gibt verschiedene Stoffwechseltypen. Neben dem Apfel- (viel Fett um die Taille) und dem Birnentyp (viel Fett um Hüfte und Oberschenkel – das bin ich!) gibt es noch den Sellerietyp (kein überschüssiges Fett). Das sind die glücklichen Frauen, die einfach nicht zunehmen und einen schnellen Stoffwechsel haben, egal was sie machen. Lebenslange Sportler passen häufig in diese Kategorie – meine jüngste Schwester gehört auch dazu. Sie hatte nie Probleme mit dem Gewicht, noch nicht einmal im Alter von vierzig Jahren und nachdem sie zwei Kinder geboren hatte.

Andererseits sind Frauen im Vergleich zu Männern auch viel effizienter bei der Fettspeicherung. Nach dem Verzehr einer kalorien- und fettreichen Mahlzeit speichern Frauen mit birnenförmiger Fettverteilung mehr Fett an Po und Oberschenkeln. Wie ich in Kapitel 1 beim Stoffwechselhormon-Fragebogen erklärt habe, können Sie herausfinden, ob Sie eine Apfel- oder Birnenfigur haben, indem Sie das Verhältnis zwischen Hüfte und Taille messen. Wenn Ihr Taillenumfang geteilt durch Ihren Hüftumfang größer als 0,85 bei Frauen oder größer als 0,90 bei Männern ist, sind Sie der Apfeltyp.

Ungeachtet dessen, ob Sie der Apfel- oder der Birnentyp sind, gibt es eine Möglichkeit, das Gottfried-Programm an Ihre Figur anzupassen. Meiner Erfahrung nach ist bei Apfeltypen die Entgiftung wichtiger, sie benötigen weniger Kohlenhydrate (zumindest vorübergehend für vier Wochen), eine tiefere Ketose (wenn Sie bei der Fettverbrennung erhebliche Mengen an Ketonen produzieren, definiert als mehr als 1,0 mmol/l) und Intervallfasten. (Erinnern Sie sich an Melissa aus Kapitel 1? Sie hat ihr Taille-Hüfte-Verhältnis von 0,92 auf 0,88 reduziert und ist auf dem Weg zu einer besseren Gesundheit und einem geringeren Risiko für das metabolische Syndrom, Diabetes und Herzerkrankungen. Kleine Veränderungen können schon viel bewirken.) Bei Birnentypen genügt eine leichtere Ketose (bei der durch die Fettverbrennung eine geringe Menge an Ketonen produziert wird, definiert als ein Wert von 0,5-1,0 mmol/l), sie sprechen aber auch gut auf Intervallfasten an. In Teil 2 werden wir Messungen durchführen, um Ihren Stoffwechseltyp zu überprüfen, und ich werde Ihnen zusätzliche Tipps geben, damit Sie das Gottfried-Programm an sich persönlich anpassen können.

Kommt die Keto-Diät für Jen (und für Sie) also nicht infrage? Doch! Denn die klassische Keto-Diät mag bei den meisten Frauen zwar nicht funktionieren, aber mit bestimmten, auf den weiblichen Körper zugeschnittenen Maßnahmen kann sie sogar hervorragend bei Frauen funktionieren. Sowohl Frauen mit der Apfel- als auch Birnenfigur können mit einer gut ausgearbeiteten Keto-Diät erfolgreich sein – das Entscheidende hierbei ist, dass sie eben »gut ausgearbeitet« ist.

DAS GOTTFRIED-PROGRAMM: EIN PROGRAMM FÜR STOFFWECHSELFLEXIBILITÄT

Meine Beobachtungen von Symptomen, Testergebnissen und Reaktionen auf die Keto-Diät in meiner Praxis bildeten die Grundlage für meinen Ernährungsplan. In den vergangenen zehn Jahren bin ich das Problem des Keto-Paradoxons mit einem cleveren, sicheren Programm angegangen, das auf Grundlage meiner Forschungsergebnisse bei Frauen funktioniert. Nun möchte ich es mit Ihnen teilen.[26] Ich werde Ihnen eine evidenzbasierte Methode vorstellen, wie Sie in eine sanfte Ketose kommen können, die genau die Hormone aktiviert, die Sie schlanker machen, Entzündungen umkehrt und bei der Sie sich keine Sorgen um Ihre Gesundheit machen müssen. Sie werden all die Tipps und Tricks lesen, die ich bei meiner Arbeit mit Frauen während der Keto-Diät herausgearbeitet habe. Dazu gehört zum Beispiel auch, wann Sie ein paar Blutuntersuchungen machen lassen sollten und wie Sie Mahlzeiten so zubereiten, dass die Ernährungsweise auch im geschäftigen Alltag umgesetzt werden kann. Hier sind weitere wichtige Aspekte dieses frauenfreundlichen Plans:

1. Entgiftung vor und während der Keto-Ernährung, was den Hormonhaushalt ins Gleichgewicht bringen kann, indem das endokrine System von toxischen Belastungen befreit wird.
2. Wissen, welche Anpassungen an die Ernährung je nach Körpertyp vorgenommen werden müssen.
3. Hinzufügen von bestimmten Kohlenhydraten, die die nützlichen Mikroben im Darm (das Mikrobiom) und auch das endokrine System füttern, sodass die Hormone noch weiter ausgeglichen werden.
4. Ergänzung des Programms um Intervallfasten, sodass Sie durch eine etwas höhere Kohlenhydratzufuhr in leichter Ketose bleiben.
5. Wahl des besten Zeitpunkts für die größte und die kleinste Mahlzeit, sodass Sie weder hungrig sind noch sich überessen.

In Teil 2 werde ich Sie durch das gesamte vierwöchige Programm führen und Ihnen Tipps geben, wie Sie die ketogene Ernährung an Ihre Situation, Ihren Körpertyp und Ihren Lebensstil anpassen können – genau so, wie ich es bei meinen Patienten mit der personalisierten Medizin mache. Wir werden darüber sprechen, was Sie tun und was Sie lieber lassen sollten, und ich werde Ihnen eine Anleitung zur Fehlerbehebung, eine Einkaufsliste und Rezepte an die Hand geben, die ich selbst kreiert habe. Außerdem werde ich Ihnen von wissenschaftlichen Durchbrüchen erzählen, die Ihnen helfen können, zum Beispiel, wie Sie Ihr Schlafdefizit aufholen können. Letzteres unterstützt direkt mehrere Hormone, darunter Insulin, Cortisol, Ghrelin und Leptin.[27]

Und wie ging es mit Jen weiter? Sie hielt sich an den Plan, den ich in diesem Buch beschreibe. Sie begann mit dem Gottfried-Programm, aß mehr Bio-Gemüse als bei ihren ersten zwei (erfolglosen) Keto-Versuchen und nahm Nahrungsergänzungsmittel zur Unterstützung ihrer überlasteten Leber. Denn wenn die Leber nicht effizient entgiftet, kann dies zu Entzündungen im Körper und zudem zu erfolglosen Abnahmeversuchen führen.

Dann nahm Jen Intervallfasten in ihr Programm auf. Sie aß zwischen 8 Uhr und 18 Uhr und ging früher zu Bett. Nachdem sie sich zwei Wochen lang an das Intervallfasten gewöhnt hatte, ohne dass ihr Cortisolspiegel in die Höhe schoss, ging sie zu einem 16:8-Protokoll über, was bedeutet, dass sie zwischen 10 und 18 Uhr aß. Die letzte Mahlzeit nahm sie drei Stunden vor dem Zubettgehen ein. Nach einer Nacht des Fastens aß sie ein gesundes Frühstück mit Kohlenhydraten aus Vollwertkohlenhydraten wie zum Beispiel Avocado auf Keto-Toast.

Am Wochenende kochte Jen Mahlzeiten vor, sodass ihr Kühlschrank und ihre Gefriertruhe gefüllt waren mit nährenden Suppen und Snacks, die ihre Darmmikroben nährten, ihren Insulinspiegel senkten und reich an pflanzenbasierten Fetten waren –so konnte sie sich auch im Trubel der Arbeitswoche gut an den Ernährungsplan halten. (Siehe Rezepte in Kapitel 9.) Tierische Fette machten weniger als 30 Prozent ihrer täglichen Gesamtfettzufuhr aus, aber sie gönnte sich weiterhin Wildfleisch, in Salat gewickelte Burger aus Weiderind oder Filet Mignon vom Grill und kochte mit Ghee, Oliven- und Avocadoöl.

Sie lernte einiges über mittelkettige Triglyceride (MCT), eine bestimmte Art von Fett, über das Sie in Kapitel 5 noch mehr erfahren werden und das bei der Produktion von Ketonen, bei der Fettverbrennung und der Verbesserung der Hirnfunktion hilft. (Das Wort »mittelkettig« bezieht sich darauf, wie die Kohlenstoffatome in der chemischen Struktur angeordnet sind. Bei den meisten Fetten einer typischen Ernährung handelt es sich um langkettige Triglyceride.) MCT-Öl kann dabei helfen, in der Ketose (im Fettverbrennungsmodus) zu bleiben, selbst wenn man der Ernährung ein paar mehr Kohlenhydrate hinzufügt. Jen gab MCT-Öl über ihren Salat und in ihre Smoothies und aß als Snack Macadamia-Nüsse. Außerdem nahm sie abends mehr fettreichen Fisch zu sich.

Innerhalb von vier Wochen hatte sie sechs Kilo verloren, wovon der Großteil Fett war, und sie fühlte sich so gut wie schon seit Jahren nicht mehr. Prädiabetes und Gehirnnebel waren verschwunden. Und sie hat ihr Gewicht gehalten. Damit das auch so bleibt, macht sie immer wieder das Gottfried-Programm.

Ehe Jen mit dem Gottfried-Programm startete, sprachen wir über ihre persönlichen Wert- und Zielvorstellungen. Ich bat sie, diese aufzuschreiben. Jen schrieb Folgendes:

In meiner Familie gibt es schwere Krankheiten wie Diabetes und Herzerkrankungen. Ich glaube, dass ich diese Krankheiten nicht bekommen werde, wenn ich mich an einen Lebensstil halte, der diese verhindert. Das bedeutet, dass ich aufpassen muss, was ich esse und wie viel Alkohol ich trinke. Ich will fit und schlank sein, damit ich in mein Hochzeitskleid passe, aber vor allem will ich an meinem Hochzeitstag so gesund wie möglich sein. Meine Beziehung ist das Wichtigste für mich – meine Beziehung zu meinem Ehemann und die zu mir selbst. Dann kommt meine Karriere. Ich muss die beste Version meiner selbst sein, um erfolgreich zu sein und finanzielle Unabhängigkeit zu erreichen. All dies hängt von meiner Gesundheit ab.

Jen nutzte ihre niedergeschriebenen Vorsätze als eine Richtlinie, um in den vier Wochen des Gottfried-Programms ihr Verhalten zu lenken. Sie schrieb sie auf einen Notizzettel, den sie an ihren Badezimmerspiegel klebte und dadurch beim Zähneputzen immer wieder las. Dieser Reminder wurde für sie zu einem Leuchtturm für ihr zukünftiges Leben.

Sie können ebenso wie Jen mit einer ketogenen Ernährung Erfolg haben. In Teil 2 werden Sie genauestens lernen, wie das geht. Dieses Programm wurde für eine neue Generation an Frauen konzipiert, die sich nach Gesundheit, einem guten Leben mit ab und an Kohlenhydraten und einem Kleiderschrank voll passender Kleidung sehnen. Auf den folgenden Seiten gebe ich Ihnen alle Hilfsmittel, die Sie benötigen, um hartnäckige Fettpölsterchen zu verbrennen, Energie zu bekommen, den Gehirnnebel loszuwerden und Ihr Risiko für chronische Erkrankungen zu senken. All das erwartet Sie, und die Antwort kann tatsächlich die

Keto-Diät sein. Aber nicht die eines Mannes. Es wird Ihre ganz eigene Keto-Diät sein.

Zusammenfassung

- Wir müssen uns mit dem Keto-Paradox auseinandersetzen: Die Diät funktioniert bei Männern gut, aber bei vielen Frauen nicht.
- Auch wenn wir noch nicht vollumfänglich wissen, welchen Einfluss das Geschlecht auf die Effektivität der Diät, die Fettverteilung und den Fetttyp hat, scheint die Antwort in den unterschiedlichen Hormonen zu finden zu sein.
- Der Grund, warum Frauen von der traditionellen Keto-Diät meist nicht profitieren, liegt in den Hormonen, welche Entgiftung, Stress und Cortisol, Schilddrüsenfunktion, Hunger und Esssucht sowie niedrigen Blutzucker beeinflussen können.
- Der Konsum von schlechten Kohlenhydraten kann zu Insulin- und Blutzuckerspitzen und somit zu Insulinresistenz und Fettansammlung führen. Essen Sie hingegen mehr gesundes Fett, fühlen Sie sich zufriedener, und der Blutzuckeranstieg, den viele Lebensmittel verursachen, wird verlangsamt oder ganz vermieden.

TEIL II

Das vierwöchige Gottfried-Programm

KAPITEL 5

WIE SIE ANFANGEN UND WAS SIE ESSEN SOLLTEN

Sind Sie bereit, Ihr Aussehen und Ihr Wohlbefinden zu verbessern, und zwar nicht nur, indem Sie heute dafür sorgen, dass Ihre Skinny Jeans wieder passen, sondern indem Sie für den Rest Ihres Lebens Ihre Genexpression verbessern? Alles beginnt mit Ihrer Nahrung und der Art und Weise, wie diese mit Ihren Hormonen kommuniziert: Dadurch dass Sie Ihre Ernährung verändern, geben Sie Ihrem Körper die Kraft, Ihre Hormone zu »resetten« und den Fettverlust zu erhöhen. Seien Sie die Dirigentin Ihrer eigenen Stoffwechselflexibilität!

Auch wenn es wirklich schwierig sein kann, seine Essensgewohnheiten zu verändern, ist es die Sache wert: Die hormonellen Veränderungen werden gravierend sein. Meine Methoden werden Ihnen dabei helfen, die Herausforderung der Ernährungsumstellung zu meistern. In diesem Kapitel erfahren Sie alles, was Sie zur Vorbereitung auf die erste Woche des Programms benötigen.

WIE DIE VERÄNDERUNG BEGINNT

Das Gottfried-Programm führt durch die kurzzeitige Einschränkung von Kohlenhydraten zu veränderten hormonellen Botschaften des Körpers. Nach vier Wochen steigern wir die langsam verbrennenden

Kohlenhydrate wieder langfristig, um die Probleme zu verhindern, die manche Menschen bei extremen Keto-Diäten haben.

Dieser Zeitplan basiert auf wissenschaftlich fundierten Schlussfolgerungen. Zuerst sollen die Hormone laut und deutlich schreien, dass es für Ihren Körper an der Zeit ist, an die Reserven zu gehen, die Vorratskammern zu leeren und den Körper auf den Zustand des Gleichgewichts statt der Fetteinlagerung vorzubereiten. Dies erreicht man am besten durch einen Verzicht auf Kohlenhydrate, aber wir möchten, dass es für den Körper einfach ist und das hormonelle Gleichgewicht optimiert wird. Daher beginnt das Gottfried-Programm mit der Entgiftung, dann aktiviert es die effektive Gewichtsabnahme der traditionellen Keto-Diät und nutzt schließlich auf lange Sicht die gesundheitsfördernden und krankheitsabwehrenden Eigenschaften der mediterranen Ernährung. Das Programm besteht aus drei Phasen und läuft über vier Wochen. Immer wieder werden Sie zu einer Selbsteinschätzung aufgefordert, damit Sie das Programm an die Reaktion Ihres Körpers anpassen können. Im Folgenden finden Sie eine Übersicht der Punkte, durch die sich das Gottfried-Programm von anderen Diäten maßgeblich unterscheidet:

- Entgiftung bereits in einer frühen Phase, um den Körper dabei zu unterstützen, die eingelagerten Giftstoffe auszuscheiden, während das Fett verbrannt wird.
- Gestaffelte Kohlenhydratempfehlungen, beginnend mit den restriktivsten, um den Hormonen die Botschaft zu vermitteln, sie sollen für die Fettverbrennung sorgen, und um einen Stoffwechsel für die langfristige Gewichtsabnahme zu fördern.
- Steigerung der Zufuhr von langsam verbrennenden Kohlenhydraten in der zweiten und dritten Phase (Umstellungsphase und Übergang), um die potenziellen Langzeitprobleme zu vermeiden, die mit stark kohlenhydratarmen Diäten einhergehen.

Dieses Programm wurde sorgfältig entwickelt, um den weiblichen Körper auf gesunde und effektive Art und Weise zu unterstützen. Es liefert folgende Hauptvorteile:

- Erhebliche Abnahme von Bauchfett, wodurch Entzündungen reduziert und ein Gleichgewicht des Wachstumshormons erzielt wird. Sie erinnern sich wahrscheinlich noch, dass wir in Kapitel 1 darüber gesprochen haben, dass Bauchfett eine größere Rolle beim Rückgang des Wachstumshormons spielt als das Alter. Was für unsere Ziele vielleicht noch wichtiger ist: Der Wachstumshormonspiegel verbessert sich durch die Gewichtsabnahme.[1]
- Genaue Beobachtung des Körpers, um zu sehen, wie er auf eine kohlenhydratarme Ernährung anspricht. Nicht jeder Mensch reagiert auf die gleiche Art und Weise. Das Programm kann individuell angepasst werden.

ERNÄHRUNGSGEWOHNHEITEN KÖNNEN VERÄNDERT WERDEN

Ich weiß, Sie finden zwar, dass sich das in der Theorie toll anhört, wollen jetzt aber wissen, wie genau diese veränderte Ernährungsweise aussieht – und wie schwierig es wird.

Für viele Menschen ist Essen weitaus mehr als nur eine Energiequelle: Es hat eine starke emotionale und psychologische Wirkung auf uns. Erinnert Sie das Geräusch knuspriger Chips mit Guacamole-Dip an einen perfekten Sommertag? (Vielleicht denken Sie: »Wo bleibt meine Margarita?«) Weckt ein klebrig-fluffiges Schokocroissant Erinnerungen an eine Reise nach Frankreich? Vielleicht ist es auch eine Schüssel herzhafter Pasta, bei der Sie an glückliche Mahlzeiten im Kreise Ihrer Familie denken? Unabhängig von Ihren persönlichen Essensvorlieben können gute Erinnerungen in Verbindung mit gutem Essen auch den starken unbewussten Wunsch nach dem Wiederaufleben der damit verbundenen positiven Gefühle hervorrufen.

Erinnerungen können sowohl gefährlich als auch lehrreich sein, wenn Sie sich an eine neue Diät wagen. In den vergangenen fünf Jahren haben wissenschaftliche Studien gezeigt, dass das Gedächtnis bei einer Reihe von Risikoverhaltensweisen eine wichtige Rolle spielt. Dazu gehören der

Konsum harter Drogen, Essanfälle, die intensive Nutzung von Videospielen, übermäßiger Alkoholkonsum, der Konsum (und Missbrauch) von Marihuana, zwanghaftes Einkaufen und ständiges Surfen im Internet. Die Forschung hat gezeigt, dass nicht immer die Aktivität oder die Substanz Schuld hat, sondern eher die Art der damit verbundenen Entscheidungsfindung. Was ursprünglich einmal eine bewusste Entscheidung für eine bestimmte Aktivität war, hat sich im Laufe der Zeit im Gewohnheitsgedächtnis gespeichert, sodass das Handeln zur unbewussten Entscheidung, also sozusagen zur Gewohnheitserinnerung bzw. schlicht zur Gewohnheit wird.[2] Ein interdisziplinäres Team aus Wissenschaftlern von Universitäten aus aller Welt vertritt die Theorie, dass erlernte Gewohnheiten der Schlüssel zum gesamten Prozess des Suchtverhaltens sind.[3]

Stellen Sie sich das Gewohnheitsgedächtnis als eine geistige Voreingenommenheit vor, die eine Veränderung des Essverhaltens besonders schwierig macht.[4] Doch laut jüngster Forschung können wir zum Glück lernen, wie man diese Art mentaler Beeinträchtigung überwinden und die Entscheidungsfindung verbessern kann. Wir können schlechte Gewohnheitserinnerungen wieder auslöschen.[5]

Ich glaube, Frauen sind besonders anfällig für Gewohnheitserinnerungen, und diese können zu besonderen Herausforderungen im Zusammenhang mit unseren Hormonen, unserem Stoffwechsel und der Gewichtsabnahme führen. Die Forschung bestätigt meine Auffassung.[6] Ich war auch einmal eine dieser Frauen. Meine Gewohnheitserinnerung war, wie ich als Kind mit meiner Großmutter Schokokekse aß. Kekse waren für mich eine Quelle des Trosts und meine bevorzugte Süßigkeit in Stresssituationen, bis ich einen besseren Weg fand, mich selbst zu trösten, wie zum Beispiel, einer Freundin zu schreiben oder sie anzurufen, Yoga zu machen, zu meditieren oder Sport zu treiben. Ich habe gelernt, mein Gewohnheitsgedächtnis zu überschreiben, um meine weibliche Biologie zu würdigen. Und Sie können das auch.

Wenn wir uns ganz simple Entscheidungen anschauen, wie zum Beispiel, ob man nach dem Abendessen eine Tasse Kräutertee trinken oder ein Eis essen soll, bedeutet dies, dass unsere tiefsten Wünsche und unsere Entscheidungen auf dem Gewohnheitsgedächtnis beruhen. Wir wissen ganz genau, wie sich unser Gewohnheitsgedächtnis entscheiden würde! Unsere Hormone hingegen sehen die Sache völlig anders. Jedes Nahrungsmittel, das Sie zu sich nehmen, wird in Echtzeit zu einem Antrieb für Funktionen wie gute Gesundheit und hoher Energiepegel – oder aber von Funktionsstörungen wie eine breiter werdende Taille und einer deprimierenden Zahl auf der Waage. Zum Glück verändern sich Ihre Geschmacksknospen alle zwei Wochen, sodass Sie, wenn Sie in die Ketose kommen und an Gewicht verlieren, ein neues Gedächtnis für gesunde Nahrungsmittel bilden, die Ihre schlankmachenden Hormone unterstützen.

DAS PERSÖNLICHE ZIEL DER VERÄNDERUNG KLÄREN

Eine der besten Möglichkeiten, Ihre Ernährungsgewohnheiten zu ändern, ist, sich über Ihre persönlichen Werte klar zu werden und diese in einer Art Erklärung an sich selbst zum Ausdruck zu bringen. An dieser Erklärung können Sie sich in den nächsten vier Wochen und auch später immer wieder orientieren und selbst überprüfen. Es muss gar nicht kompliziert sein: Schreiben Sie einfach ein paar Stichpunkte oder Sätze auf, warum Sie abnehmen wollen und wie dieser Wunsch mit Ihren Überzeugungen und Werten zusammenhängt. Nennen Sie dabei auch konkret Menschen und Situationen, mit denen Sie sich besonders lebendig fühlen. Zum Beispiel:

- Der Grund, warum ich abnehmen möchte, ist …
- Das ist mir wichtig, weil …
- Dann kann ich …

In Kapitel 4 finden Sie Jens persönliche Aussagen zu ihren Werten. Als ich Lara bat, ihre Werteerklärung aufzuschreiben, erzählte sie mir eine bewegende Geschichte:

Am Tag bevor ich mit dem Gottfried-Programm begann, war ich mit meinen Kindern unterwegs und wir machten Zeitlupenvideos davon, wie wir Pusteblumen pusteten. Als ich mein eigenes Video sah, wollte ich nur noch heulen. Ich löschte es sofort. Meine Mutter wollte nie fotografiert werden, weil sie sich für ihr Aussehen schämte, obwohl sie schlank und hübsch war. Ich möchte, dass es diese Familienmomente und Erinnerungen gibt, aber ich möchte mich selbstbewusst fühlen, um auf den Familienfotos mit drauf zu sein. Und ich möchte meinen Kindern ein gesundes Körperbild vorleben.

Aus dieser Geschichte formulierte Lara die folgende Werteerklärung:

Um die beste Version meiner selbst zu sein, um der Tatsache Würde zu tragen, dass ich mein eigenes gesundheitliches Schicksal bestimmen kann, indem ich mein genetisches Risiko für Diabetes und Alzheimer durch einen gesunden Lebensstil bekämpfe, um das Leben und die Menschen dafür zu schätzen, welch großes Geschenk sie sind, um anderen zu helfen, ihr Potenzial im Leben und in der Gesundheit voll auszuschöpfen.

Ehe Sie mit dem Programm beginnen, sollten Sie sich die Zeit nehmen, Ihre eigene Werteerklärung niederzuschreiben. Überlegen Sie, was Sie erreichen möchten – und vor allem, warum diese Ziele für Sie wichtig sind. Diese Werteerklärung wird Sie motivieren, wenn Sie sich an eine ganz neue Form der Ernährung und des Lebens machen. Und sie wird Sie in den nächsten Wochen, wann immer Sie einen Motivationsschub benötigen, immer wieder an Ihre Werte und Wünsche erinnern.

Ein Fallbericht

Caroline ist 44 und hat mit dem Gottfried-Programm 25 Kilo abgenommen. Sobald ich ihr die Grundlagen erklärt hatte, war sie schon Feuer und Flamme. Als ich sie kennenlernte, war sie 1,72 m groß und wog fast 100 Kilo. In den ersten sechs Monaten, in denen sie das Gottfried-Programm befolgte, nahm sie rund 18 Kilo ab. In den darauffolgenden sechs Monaten verlor sie weitere 5 Kilo. Ihr wichtigster Tipp für den Erfolg lautet, im Gefrierschrank immer genug Suppen und Eintöpfe zu haben, das Mittagessen zur Hauptmahlzeit des Tages zu machen (und dann nicht nur einen kleinen Salat zu essen, sondern eine sattmachende Mahlzeit mit jeder Menge pflanzenbasierten Fetten) und Snacks zu vermeiden. Am wichtigsten war ihr die Vorbereitung von Mahlzeiten und die Aufbewahrung in der richtigen Portionsgröße. Als sie wieder in ihre Jeans passte, die sie zu Schulzeiten getragen hatte, sagte sie, dass auch ihre Hormone wieder im Lot waren: Sie hatte nicht mehr die starken Perioden (ein Anzeichen für eine Östrogendominanz) und ihr nächtliches Schwitzen (ein Hinweis auf Insulinresistenz und möglicherweise schwankende Östrogenspiegel) war verschwunden. Sie hatte wieder genug Energie, um draußen Sport zu treiben, zum Beispiel joggte sie mit ihrem Hund.

WIE NAHRUNGSMITTEL UND HORMONE MITEINANDER KOMMUNIZIEREN

Knusprige Chips, frisches Gebäck und nervenberuhigende Pasta sind doch ganz unterschiedliche Nahrungsmittel, oder? Nicht, wenn Sie Ihre Hormone oder Ihren Stoffwechsel fragen. All diese Nahrungsmittel verwandeln sich nach dem Verzehr in so ziemlich das Gleiche: verarbeitete Kohlenhydrate gemischt mit Fett, das fast keinen Nährwert hat, aber jede Menge Entzündungen auslösen kann. Wenn ich auch nur eine Portion dieser Nahrungsmittel esse (und es fällt mir schwer, es bei nur einer zu belassen), kann ich garantieren, dass ich am nächsten Tag an Gewicht zugenommen habe. Was Ihre Hormone anbelangt, so verwandeln sich diese Lieblingsgerichte in etwas viel Unheimlicheres: eine Botschaft, die Ihrem Körper sagt, er müsse Fett speichern.

Ich weiß, es ist nicht einfach, auf so einige Lieblingsgerichte zu verzichten. Schließlich sind all diese Nahrungsmittel mit Gewohnheitserinnerungen verknüpft. Wir haben emotionale und psychologische Verbindungen zu unseren Lieblingsgerichten aus der Kindheit und unserem liebsten Wohlfühlessen. Ganz zu schweigen davon, wie gut sie schmecken! Stellen Sie sich vor, Sie gehen am Buffet vorbei. Dort, wo normalerweise das Schild »Fettuccine Alfredo« steht, steht nun »Pasta à la Noch-mehr-Fett-einlagern-Hormone«. Würden Sie sich eine Portion vom Buffet nehmen?

Für Ihre Hormone ist Essen nicht Geschmack, Konsistenz und glückliche Erinnerungen; für Ihre Hormone sind Nahrungsmittel Informationen. Die komplexe Kommunikation zwischen Nahrungsmitteln und Hormonen ist der Hauptgrund, warum die Keto-Diät bei Frauen anders funktioniert als bei Männern. In Teil 1 haben Sie gelesen, wie Hormone arbeiten und welche verschiedenen Aspekte des Essens sie beeinflussen – jetzt ist es Zeit, so zu essen, dass diese wichtigen Verbindungen zwischen Essen und Hormonen berücksichtigt und geschätzt werden.

Hier kommt der schöne Teil: Da Nahrungsmittel Informationen sind, können wir durch unsere Nahrungsmittelauswahl auf die Art mit unseren Hormonen kommunizieren, die wir uns wünschen. Sobald Sie die Sprache der Hormone kennen, können Sie die Unterhaltung lenken. Wenn Sie überflüssiges Gewicht oder Körperfett mit sich herumtragen, liegt das höchstwahrscheinlich daran, dass die entsprechenden Hormone sehr wenig Unterstützung erhalten haben. Deshalb werden wir ihnen jetzt mithilfe des Essens laut und deutlich sagen, dass dies ihre Zeit ist, zu gedeihen.

ÜBERBLICK ÜBER DAS VIERWÖCHIGE GOTTFRIED-PROGRAMM

Nachdem ich jahrelang Frauen durch eine ketogene Ernährung geführt habe, die auf die Hormone abgestimmt ist, wurde mir klar, dass es für die meisten von uns wichtig ist, die Keto-Diät nur als einen kurzfristigen Impuls und nicht als eine langfristige Ernährungsweise mit einer lebenslangen, strikten Diät zu betrachten. Durch Versuch und Irrtum fand ich heraus, dass vier Wochen der ideale Zeitraum für einen ketogenen Impuls bei Frauen sind. Nach Ihrem vierwöchigen Impuls zeige ich Ihnen, wie Sie in regelmäßigen Abständen durch Intervallfasten und zyklische Veränderung der Kohlenhydrataufnahme wieder Keto-Impulse setzen können, sodass Sie alle hormonellen Vorteile der Keto-Ernährung, aber nicht die Probleme, die viele Frauen dabei haben, bekommen. Das Wichtigste ist, dass Sie sich vier Wochen lang (Vorbereitung plus Umsetzung) an eine Ernährungsweise halten, die Ihnen guttut. Darauf folgt die Umstellungsphase, in der wir Ihre Kohlenhydratgrenze testen und sehen, wie Sie auf Lebensmittel reagieren, die eine Immunreaktion auslösen können. Hier kommt der grobe zeitliche Ablauf:

Vorbereitungsphase
20-25 Gramm Nettokohlenhydrate und Entgiftung. Achten Sie auf ein Keto-Verhältnis von 2:1. Bringen Sie Ihren Darm in Schwung, um Fett zu verbrennen!

Umsetzungsphase
20-25 Gramm Nettokohlenhydrate am Tag sowie Intervallfasten (14/10 bis 16/8). Achten Sie weiterhin auf ein Keto-Verhältnis von 2:1.

Umstellungsphase
Führen Sie langsam wieder Nettokohlenhydrate ein, und zwar jeweils 5 Gramm, und steuern Sie langfristig bzw. bis Sie erneut mit der Diät beginnen, auf ein Keto-Verhältnis von 1:1 zu.

- **Vorbereitungsphase (7 Tage):** Diese Woche legt den Grundstein dafür, dass Ihr Körper Toxine freisetzen kann, während langsam Fett verbrannt wird. Toxine sind Giftstoffe, synthetische Chemikalien, Schwermetalle und Umwelthormone, die sich im Fettgewebe ablagern, Ihre Hormone durcheinanderbringen und dazu führen, dass Sie überschüssiges Fett speichern. (Diese Freisetzung von Giftstoffen ist der Grund, warum sich so viele Menschen unter einer Keto-Diät so mies fühlen.) Auch wenn es sich etwas unschön anhört: Sie müssen jeden Tag ein Häufchen machen, um die Giftstoffe auszuscheiden und das gesunde Fett zu verarbeiten, das Sie verbrennen. Sie werden einen Entgiftungsfragebogen ausfüllen, der Sie bei der Verbesserung Ihrer Entgiftungswege unterstützt. Sie werden mehr Gemüse essen, das für seine toxinbindende Wirkung bekannt ist, zum Beispiel Pak Choi, Brokkoli, Brokkolisprossen, Blumenkohl oder Grünkohl. Wir werden uns mit den fettspeichernden Hormonen (wie Cortisol, Insulin und Leptin) herumschlagen, die bisher das Sagen hatten, indem wir Intervallfasten einführen, worüber wir noch im nächsten Kapitel sprechen. Außerdem werden wir das Wachstumshormon, Testosteron und andere Stoffwechselhormone ankurbeln, indem Sie die Nahrungsquellen zu sich nehmen, die Sie brauchen, um mehr von diesen Hormonen zu produzieren.

- **Umsetzungsphase (21 Tage):** Diese dreiwöchige Phase soll die Gewichtsabnahme steigern und gleichzeitig Energie, Darmgesundheit und Stoffwechselhormone ankurbeln, weshalb es hier auf die richtige Menge an langsam verbrennenden Kohlenhydraten ankommt. Der Fokus liegt darauf, die für Sie richtige Menge an Lebensmittelvielfalt, Nährstoffdichte und Lebensmittelmenge zuzuführen.

Nach den 28 Tagen füllen Sie eine Selbsteinschätzung aus, um den Ernährungsplan anzupassen, indem Sie das optimale Makronährstoffgleichgewicht für Ihren Körper finden, das eine gesunde Gewichtsabnahme fördert.

- **Umstellungsphase (zeitlich variabel):** Sobald Sie mit dem vierwöchigen Programm den Part der Neuausrichtung beendet haben, beginnt die Umstellungsphase. Das heißt, Sie steigern langsam wieder die Zufuhr guter Kohlenhydrate, und zwar um 5 Gramm alle drei Tage. In dieser Phase wird die Entgiftung zusätzlich unterstützt, damit Ihr Körper die Giftstoffe loswerden kann, die in den vorangegangenen Wochen aus Fett freigesetzt wurden. Doch am wichtigsten ist, dass diese Umstellungsphase eine Zeit ist, in der Sie Ihren neuen Körper, die verbesserte Kommunikation zwischen Ihrer Nahrung und Ihren Hormonen und sogar eine Reihe neuer, gesünderer Gewohnheitserinnerungen feiern sollten. Wo bleiben meine Käse-Zucchininudeln? Lecker!

Ich weiß, Sie glauben jetzt, dass Sie auf unheimlich viele Dinge achten müssen, oder Sie finden vielleicht, dass sich alles furchtbar kompliziert anhört. Aber machen Sie sich keinen Stress; wir werden einen Schritt nach dem anderen machen. Und Sie werden feststellen, dass sich all diese kleinen Schritte zu einer großen Veränderung summieren. Vielleicht denken Sie auch: Kann ich nicht einfach eine Pille schlucken? Oder Peptide nehmen, um mein Wachstumshormon anzukurbeln? Oder mit Kickboxen anfangen? Ich wünschte, es wäre so simpel, aber es ist nun einmal so, dass die Ernährung der wichtigste Faktor für Gewicht und Gesundheit ist. Wenn Sie Ihr Essen kontrollieren, können Sie das für Sie gesündeste Gewicht kontrollieren.

Der Einstieg in drei Schritten

1. Finden Sie heraus, wie Ihre Hormone auf Ihre Nahrungsmittel reagieren.
2. Seien Sie Ihr eigenes Versuchskaninchen.
3. Zählen Sie Ihre Makronährstoffe.

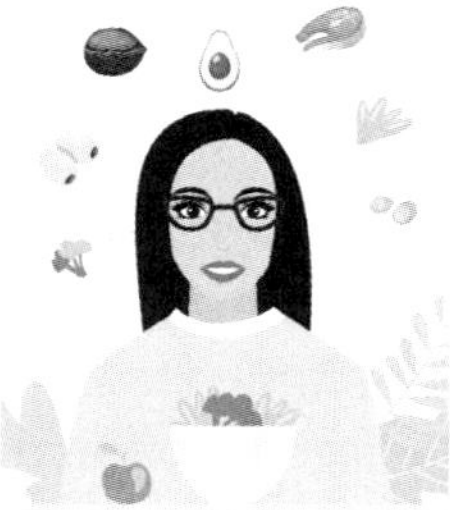

Finden Sie heraus, wie Ihre Hormone auf Ihre Nahrungsmittel reagieren

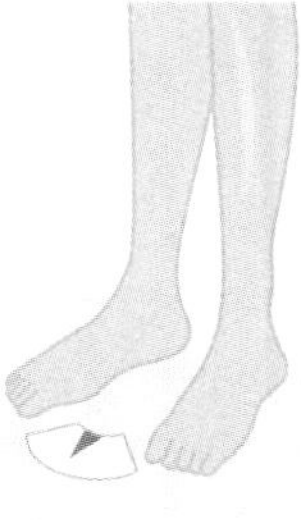

Seien Sie Ihr eigenes Versuchskaninchen

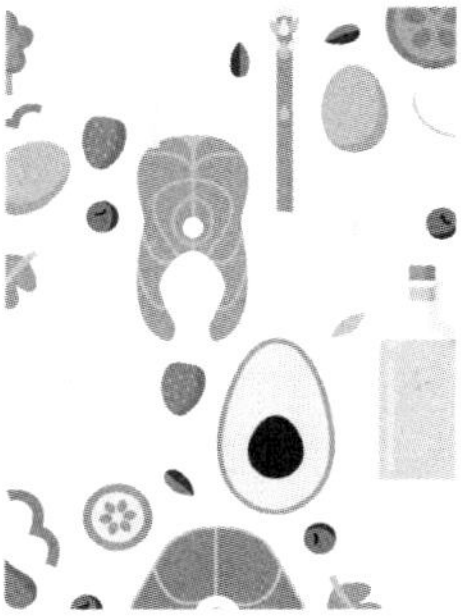

Zählen Sie Ihre Makronährstöffe

DIE GRUNDLAGEN, SCHRITT FÜR SCHRITT

Ehe wir über die jeweiligen Nahrungsmittel für jede Phase sprechen, schauen wir uns die Grundlagen Schritt für Schritt an.

Schritt 1: Finden Sie heraus, wie Ihre Hormone auf Ihre Nahrungsmittel reagieren

Der erste Schritt besteht darin, sich damit zu beschäftigen, wie Ihre Hormone Nahrungsmittel als Informationen interpretieren. Das beste Beispiel dafür ist Zucker (das bedeutet: raffinierte Kohlenhydrate – mehr darüber erfahren Sie im Kästchen »Ihre Makronährstoffe verstehen«), der eine von zwei Botschaften übermittelt. Beschließen Ihre Hormone, dass Ihr Körper den Zucker in diesem Moment braucht, teilt Ihr Hormonsystem Ihrem Stoffwechsel mit, dass der Zucker als Blutzucker verpackt und zur Verbrennung in den Blutkreislauf abgegeben werden soll. Finden Ihre Hormone hingegen, dass Ihr Körper den Zucker nicht benötigt (und übrigens braucht er niemals die fast 70 Kilogramm Haushaltszucker plus weitere raffinierte Kohlenhydrate, die US-Amerikaner pro Kopf im Jahr durchschnittlich konsumieren), signalisiert Ihr Hormonsystem dem Energieverwertungssystem Ihres Körpers (dem Stoffwechsel), dass der Zucker (oder die Kohlenhydrate) in Fett umgewandelt und gespeichert werden soll. (Zum Vergleich: Der Pro-Kopf-Verbrauch von Zucker in Deutschland, Österreich und der Schweiz liegt zwischen 33 und 35 Kilogramm, Anm. d. Verlags.)

Geht man von diesem Konzept aus, könnte man annehmen, wir würden nicht zunehmen, wenn wir nur die Menge an Zucker und Kohlenhydraten essen würden, die wir täglich verbrennen müssen, oder? Energie rein, Energie raus. In einem perfekt funktionierenden Körper wäre das so, aber wer hat schon so einen? Viele von uns haben ihr Leben lang ihre Hormone mit schnell verbrennenden Kohlenhydraten traktiert, sodass unsere Körpersysteme im »Zucker speichern«-Modus festhängen.

Das Zusammenspiel zwischen Stoffwechsel, Hormonen und Nahrungsaufnahme ist unglaublich komplex und immer noch nicht ausreichend erforscht, doch wir wissen, dass bestimmte Nahrungsmittel Hormonbotschaften auslösen, die zu einer Gewichtszunahme führen können – genau das, was Sie nicht wollen. Andere Nahrungsmittel hingegen sagen dem Körper, er solle die Fettreserven verbrennen – genau das, was Sie wollen. Wir wissen auch, dass nicht jeder Mensch gleich auf die Botschaften der Nahrungsmittel reagiert; wie Sie in Kapitel 3 gelernt haben, können die geschlechtsspezifischen Unterschiede tiefgreifend sein. Und nicht nur das! Die individuellen Unterschiede können aufgrund von Genetik, Nahrungsmittelunverträglichkeiten und Giftstoffbelastung sogar noch größer sein. (Was die genetische Reaktion auf Nahrungsmittel anbelangt, so kann die Schnittstelle zwischen den Genen und der Umwelt Ketone, Cholesterin, kognitive Funktionen, Gewichtsabnahme und die Anpassung an die Fettverbrennung beeinflussen, worauf wir später noch eingehen werden). Die Art und Weise, wie Lebensmittel und Ihr Körper interagieren, ist wie eine Unterhaltung: Der Kontext und das Publikum sind entscheidend. Erzählen Sie Ihrer Freundin beim gemeinsamen Training im Fitnessstudio von Ihrem grauenvollen Chef, werden Sie beide wahrscheinlich darüber lachen; sagen Sie die gleichen Worte über Ihren Chef zu Ihren Kollegen während eines Team-Meetings, müssen Sie sich hinterher eventuell einen neuen Job suchen.

Ihre Makronährstoffe verstehen

Kohlenhydrate, Proteine und Fett sind unterschiedliche Energiequellen für den Körper. Hier kommt eine kurze Auffrischung über ihre Funktionen und ein Überblick der Ziele, die Sie erreichen müssen, um mit diesem Ernährungsplan Erfolg zu haben.

Kohlenhydrate 5–10 %	**Nettokohlenhydrate <20–25 g**
Proteine 20 %	**Fette 70 %**

Kohlenhydrate

- Kohlenhydrate werden in Ihrem Körper zu Zucker umgewandelt.
- Diese Nährstoffe liefern 4 Kalorien Energie pro 1 Gramm.
- Ihr Kohlenhydratbedarf hängt davon ab, wie viel Sie sich bewegen. Beispielsweise sollten Frauen am oberen Ende der Skala, d. h. die eifrigen, hochintensiven Sportlerinnen, die sechs Stunden pro Woche oder mehr trainieren, etwa 35 bis 50 Gramm Kohlenhydrate pro Tag zu sich nehmen.
- Kohlenhydrate sind wichtig! Verteufeln Sie sie nicht: Wir brauchen Kohlenhydrate für eine optimale Schilddrüsen- und Nierenfunktion. Aber zu viel ist auch nicht gut. Wir müssen Ihre persönliche Kohlenhydratgrenze für die Gewichtsabnahme und das Hormongleichgewicht bestimmen: hoch genug, um die Schilddrüse und die Nebennieren zu unterstützen, aber niedrig genug, um Ihren Insulin-, Leptin-, Wachstumshormon- und Testosteronspiegel in Ordnung zu bringen.

Nettokohlenhydrate

- Nettokohlenhydrate sind die Kohlenhydrate, die der Körper tatsächlich aufnehmen und verwerten kann.
- Die Menge an Nettokohlenhydraten für ein Nahrungsmittel lässt sich berechnen, indem die Ballaststoffe von der Gesamtkohlenhydratmenge abgezogen werden (in Gramm).[7]
- Versuchen Sie, auf 25 Gramm Nettokohlenhydrate am Tag zu kommen. Das ist insbesondere für Frauen wichtig, um während einer Keto-Diät das Mikrobiom zu nähren und im Gleichgewicht zu bleiben. (Mehr darüber erfahren Sie auf Seite 189)

Proteine

- Proteine sorgen für Muskelaufbau und -reparatur, können sich aber, wenn man zu viel davon isst, in Zucker umwandeln (durch einen Prozess namens Gluconeogenese).
- Proteine liefern 4 Kalorien Energie pro 1 Gramm.
- Versuchen Sie, auf 50 bis 75 Gramm Proteine am Tag zu kommen. Manche meiner Patientinnen müssen am unteren Ende des Grenzwerts bleiben (50 bis 60 Gramm), um Probleme mit dem Blutzucker zu vermeiden und nicht aus der Ketose zu fallen.

Fette

- Fette unterstützen die Bildung gesunder Hormone.
- Sie liefern 9 Kalorien Energie pro 1 Gramm.
- Versuchen Sie, auf 60 bis 90 Gramm gesunder Fette am Tag zu kommen.

Schritt 2: Seien Sie Ihr eigenes Versuchskaninchen

Der Schlüssel, um die Kraft der Botschaftsübermittlung der Nahrung zu Ihrem Vorteil zu nutzen, liegt darin, auf die individuelle Reaktion Ihres Körpers zu achten, während Sie das Programm durchlaufen. Das Ziel ist, die Prinzipien der personalisierten Medizin anzuwenden und zu lernen, wie Sie mit Ihren Hormonen kommunizieren müssen, um abzunehmen und ungesunde Gewohnheiten zu überschreiben.

Zuerst müssen wir Ihr hormonelles Botschaftssystem umprogrammieren, damit es Ihrem Körper sagt, er soll Fettreserven verbrennen, statt sich noch weitere zuzulegen. Dafür ist die personalisierte Ernährung äußerst wichtig. Sie werden zum Beispiel die tägliche Kohlenhydratmenge definieren, die für Ihre Gesundheit am besten ist. Wenn Sie unter Insulinresistenz oder einer Kohlenhydratunverträglichkeit leiden, ist die Reduzierung von Zucker und Kohlenhydraten entscheidend für Ihren Erfolg. Möglicherweise wissen Sie nicht, ob das für Sie relevant ist, sofern Sie nicht die Diagnose Prädiabetes erhalten haben oder Sie Probleme haben, abzunehmen (indem Sie durch eine Körperzusammensetzungsanalyse überschüssiges, tiefes Bauchfett aufspüren, die in den Anmerkungen beschriebenen Laboruntersuchungen machen oder während des Gottfried-Programms vergeblich versuchen, abzunehmen).[8] Viele Menschen mit Insulinresistenz müssen vorübergehend sogar gesunde Kohlenhydrate wie bestimmtes Obst und stärkehaltiges Gemüse einschränken. Wir werden auch die Aufnahme von Proteinen und Fetten individuell anpassen, aber die Kohlenhydrate stehen an erster Stelle.

Als Zweites werden wir Ihre Ergebnisse genau messen, damit Sie sich selbst richtig einschätzen und den Weg zum Erfolg fortsetzen können. Zu schnell greift man auf subjektive Fortschrittsmessungen zurück. Ein Beispiel dafür, wie unser Geist manchmal funktioniert: Wenn ich eine Hose trage, in der ich mich fett fühle, wenn ich nach einer Nacht mit wenig Schlaf mürrisch bin oder wenn mir das, was ich im Spiegel sehe, nicht gefällt, rede ich mir eventuell ein, dass meine Abnehmversuche gescheitert sind, und denke dann nur noch »Sch … drauf«. (Mehr dazu im nächsten Kapitel.) Andererseits könnte ich aber auch durch ein schmeichelhaftes Kompliment oder eine lange Wanderung denken, ich würde es verdienen, bei meinem Programm zu schummeln. Messe ich hingegen meine Fortschritte anhand klarer Kriterien, basiert meine Bewertung nicht auf meiner Stimmung oder meiner Kleiderwahl, sondern auf einer Reihe von Daten, die unbestreitbar objektiv sind. (An diesem Punkt kommt dann die Messung Ihrer Fortschritte und die Personalisierung Ihres Programms ins Spiel.)

Bitte messen Sie, bevor Sie mit dem Programm beginnen, Ihren Taillen- und Hüftumfang und wiegen Sie sich. Dann können Sie auf Grundlage Ihres Gewichts und Ihrer Größe Ihren Body-Mass-Index (BMI) berechnen. Das gesunde Ziel ist ein BMI von 18,5 bis 24,9 m/kg^2. Frauen, die mit dieser Spanne nicht zufrieden sind, kann ich verstehen. Studien zeigen, dass der ideale BMI von 22 bis 24,9 mit dem niedrigsten Risiko für vorzeitige Mortalität verbunden ist.[9] Sie können auch den Taillenumfang durch den Hüftumfang teilen, um Ihr Taille-Hüfte-Verhältnis zu ermitteln. Das geht wie folgt:

- Messen Sie Ihren Taillenumfang in Höhe Ihres Bauchnabels.
- Messen Sie Ihre Hüfte, indem Sie den größten Umfang ermitteln, während Sie das Maßband waagerecht halten.
- Wiegen Sie sich morgens direkt nach dem Aufstehen auf nüchternen Magen, am besten, nachdem Sie Ihren Darm vollständig entleert haben.
- Notieren Sie Ihre Messwerte in der Tabelle »Erfolgsmessung«. In der Tabelle ist auch Platz für weitere Werte, die Sie vielleicht verfolgen möchten, zum Beispiel Ihre Nettokohlenhydrate oder Ihren Nüchternblutzucker.
    - Ihr Taille-Hüfte-Verhältnis ist Ihr Taillenumfang (in Zentimetern) geteilt durch Ihren Hüftumfang (ebenfalls in Zentimetern).
    - Ihren BMI können Sie mit einem Online-Rechner oder mit Hilfe dieser Formel berechnen: BMI = Körpergewicht (in Kilogramm) geteilt durch Körpergröße (in Metern) zum Quadrat. (Mehr Informationen dazu finden Sie in den Anmerkungen.)[10] Eine Frau, die 70 Kilogramm wiegt und 1,62 Meter groß ist, kommt somit auf einen BMI von 26,7.
    - Ihr Stoffwechseltyp kann sich im Lauf der Zeit verändern. Ist Ihr Taille-Hüfte-Verhältnis größer als 0,85 (bei Männern 0,9), sind Sie ein apfelförmiger Stoffwechseltyp. Wenn Ihre Taille 5 Zentimeter oder mehr misst als Ihre Hüften, sind Sie definitiv ein Apfel. Sind Ihre Hüften breiter als Ihre Taille und liegt Ihr BMI bei 25 oder höher, ist die Wahrscheinlichkeit groß, dass Sie ein Birnentyp sind. Liegt Ihr BMI unter 20 und ist Ihre Taille schmaler als Ihre Hüfte, sind Sie wahrscheinlich der Sellerietyp.

(Die Körbchengröße spielt beim Stoffwechseltyp keine Rolle, egal ob sie groß oder klein ist. Wir interessieren uns primär für Ihr Taille-Hüfte-Verhältnis.) Schreiben Sie Ihren Stoffwechseltyp in das dafür vorgesehene Feld der Tabelle – er kann sich während des vierwöchigen Programms verändern!

Erfolgsmessung: Maße vor und nach dem Programm

	Vorher	Nachher
Taille (in Zentimetern)		
Hüfte (in Zentimetern)		
Gewicht (in Pfund oder Kilogramm)		
Taille-Hüfte-Verhältnis		
Body-Mass-Index (BMI)		
Stoffwechseltyp		
Sonstiges		

Informationen zu weiteren Messungen finden Sie in den Anmerkungen.[11]

Ein »Versuchskaninchen« zu sein bedeutet, zu testen, ob Sie Ketone bilden. Wie Sie im nächsten Kapitel lernen werden, ist dies der beste Weg, um Ihren Erfolg beim Übergang in die Ketose zu messen.

Schritt 3: Zählen Sie Ihre Makronährstoffe

Dieser Teil kann für viele Menschen verwirrend sein, weshalb ich ihn so schmerzlos wie möglich mache. Ich werde Ihnen beibringen, wie Sie Ihre Makronährstoffe auf narrensichere Weise zählen können (lesen Sie dazu auch »Ihre Makronährstoffe verstehen« auf Seite 122). Wenn Sie nach dem vierwöchigen Programm in die Umstellungsphase eintreten, haben Sie das mit dem hohen Fett- und moderaten Proteinanteil verinnerlicht, sodass Sie einfach Ihre Nettokohlenhydrate protokollieren und Ihr persönliches Limit festlegen können.

Ich weiß, das hört sich nach viel Arbeit an, aber vertrauen Sie mir: Es ist der Mühe wert. Ich hatte mit der Keto-Diät keinen Erfolg, bis ich diese Schritte ganz genau befolgte.

Der Schlüssel liegt darin, das Keto-Verhältnis Ihrer Ernährung herauszufinden, damit Sie Ihre Hormone neu einstellen können. Auf den folgenden Seiten werde ich Ihnen die Formel zur Berechnung des Keto-Verhältnisses erläutern, aber machen Sie sich keine Sorgen, wenn Ihnen das zunächst viel zu kompliziert erscheint. Um es Ihnen zu erleichtern, liefere ich bei den Angaben zu den einzelnen Lebensmitteln in diesem Kapitel auch Beispielmahlzeiten!

Indem Sie lernen, wie man die Makronährstoffe zählt, stellen Sie sicher, dass durch Ihre Ernährung Ketone aktiviert werden und Ihr hormonelles Gleichgewicht verbessert wird. Statt raffinierten Kohlenhydraten werden Sie gesunde Fette und bestimmte Proteine zu sich nehmen und die Ketogenität Ihrer Nahrung erhöhen – was bedeutet, dass die Fähigkeit Ihres Körpers, Ketone zu bilden, durch die von Ihnen verzehrten Lebensmittel verbessert wird.

Hier ist die Grundformel für das Keto-Verhältnis:[12]

$$\textbf{Keto-Verhältnis} = \frac{\text{Ketogene Faktoren}}{\text{Antiketogene}} = \frac{\text{Fett (Gramm)}}{\text{Kohlenhydrate (Gramm)} + \text{Proteine (Gramm)}}$$

Ich möchte, dass Sie in einem Keto-Verhältnis von 2 Ketogenen zu 1 Antiketogen essen. Das bedeutet, dass Sie 2 Gramm Fett je 1 Gramm Kohlenhydrate und Proteine zusammen essen. Die meisten therapeutischen Anwendungen der Keto-Diät (z. B. zur Behandlung von Epilepsie) sind aggressiver und erfordern ein Keto-Verhältnis von 4:1. Das ist schwer, wenn man sich an einen gesunden Speiseplan mit Gemüse halten will; dazu ist eine Ernährung erforderlich, die zu 90 Prozent aus Fett und zu 10 Prozent aus einer Kombination aus Proteinen und Kohlenhydraten besteht. Ich finde diese Form der Keto-Diät für viele Frauen jedoch zu strikt.

Schauen wir uns einmal an, wie das in der Praxis aussieht. Nehmen wir an, Sie würden zum Frühstück Rührei mit Spinat essen. Das Verhältnis berechnen Sie wie folgt: 2 Eier enthalten rund 12 Gramm Proteine und 10 Gramm Fett. Sie verrühren also 2 Eier in einer Pfanne mit 1 Esslöffel Olivenöl (14 Gramm Fett) und fügen 7,5 Gramm Spinat hinzu (enthält weniger als ¼ Gramm Protein, weniger als ¼ Gramm Kohlenhydrate und weniger als ¼ Gramm Ballaststoffe – das werde ich als eine »0« bezeichnen). Wenn Sie also all diese Zutaten zusammenzählen, enthält Ihr Rührei 24 Gramm Fett und 12 Gramm Protein und Kohlenhydrate. Das ist ein Verhältnis von 24:12, also das von uns angestrebte Verhältnis von 2:1.

$$\textbf{Keto-Verhältnis} = \frac{\begin{array}{c}\text{Ketogene Faktoren}\\ \text{24 (Fett von Eiern und Öl)}\end{array}}{\begin{array}{c}\text{Antiketogene}\\ \text{12 (Protein der Eier)}\end{array}} = \frac{\begin{array}{c}\text{Fett (Gramm)}\\ 2\end{array}}{\begin{array}{c}\text{Kohlenhydrate (Gramm) +}\\ \text{Proteine (Gramm)}\\ 1\end{array}}$$

Proteine sind komplizierter. Wie Sie wissen, wandelt die Leber, wenn der Körper mehr Proteine bekommt, als er braucht, die zusätzlichen Proteine in einem Prozess namens Gluconeogenese in Glukose um. Deshalb ist das Gottfried-Programm eine moderate Proteindiät. (Weitere Informationen finden Sie in den Anmerkungen.)[13]

Dieses Verhältnis funktioniert, wenn Sie sich an eine wichtige Regel halten: Sie dürfen keine überschüssigen Kalorien zu sich nehmen. Wir alle wissen, dass Kalorien nicht der einzige wichtige Teil einer Diät sind, aber wenn Sie das Fett um Ihre Taille herum verbrennen wollen, müssen Sie das Keto-Verhältnis einhalten und darauf achten, dass Sie nicht mehr Kalorien zu sich nehmen, als Sie verbrauchen.[14] Zum Glück kann ich Ihnen helfen, indem ich bei den Beispielen für die Mahlzeiten auch die Portionsgrößen angebe. In diesem und im nächsten Kapitel gebe ich Ihnen außerdem weitere Informationen zur Fehlerbehebung und zur Vermeidung von Fallstricken.

Sie werden sich drei Wochen lang an dieses Keto-Verhältnis von 2:1 halten, und dann werden wir

in der letzten Woche der Umstellung auf einen ausgewogenen kohlenhydratarmen Ernährungsplan wieder zu einem Keto-Verhältnis von 1:1 zurückkehren.

Im Folgenden lesen Sie meine narrensicheren Regeln.

WAS BEIM ZÄHLEN DER MAKRONÄHRSTOFFE ZU BEACHTEN IST

Ich werde das Zählen der Makronährstoffe der Keto-Diät sehr einfach machen. Sie haben drei Haupt-Makronährstoffe: Fette, Proteine und Kohlenhydrate. Fangen wir mit den Fetten an:

- **Essen Sie gesunde Fette.** Fett ist der Makronährstoff mit der größten Kaloriendichte. Jedes Gramm Fett enthält 9 Kalorien, aber nicht alle Fettquellen sind gleichwertig. Es wird noch immer über den gesundheitlichen Nutzen von gesättigten Fettsäuren diskutiert, darum möchte ich, dass Sie sich primär auf den Konsum pflanzlicher Fette konzentrieren, die ich auf Seite 134 aufgeführt habe, und gesättigte Fette aus tierischen Quellen einschränken.

- **Essen Sie moderate Mengen an Proteinen.** Jedes Gramm Proteine enthält 4 Kalorien. Sie müssen die Proteinmenge begrenzen, damit Sie in einem Keto-Verhältnis von 2:1 bleiben. Auf Seite 137 finden Sie Informationen über gesunde Proteinquellen.
- **Essen Sie wenig Kohlenhydrate.** Jedes Gramm Kohlenhydrate enthält 4 Kalorien, aber auch hier sind nicht alle Kohlenhydrate gleichwertig. Es gibt eine optimale Kohlenhydratanzahl zum Abnehmen und Sie sollten unter dieser Zahl bleiben. Dieser Schwellenwert ist Ihre persönliche Kohlenhydratgrenze. Sie können diese durch Versuch und Irrtum herausfinden oder sich an meinen Rat halten (der darauf basiert, dass ich in den vergangenen dreißig Jahren vielen Patientinnen geholfen habe) und sich an eine Obergrenze von 20 bis 25 Gramm Nettokohlenhydrate halten. (Es überrascht wohl nicht, dass dies die gleiche Menge an Nettokohlenhydraten ist, die bereits in den 1970er-Jahren als Grenzwert für eine gesunde Ketose ermittelt wurde.)[15] Die meisten Menschen, die eine klassische Keto-Diät beginnen, schränken die Kohlenhydrate (und besonders nicht stärkehaltiges, faseriges Gemüse) zu stark ein, mit dem Ergebnis, dass ihre Ballaststoffmenge zu stark sinkt, und zwar von durchschnittlich 28 Gramm auf 6 Gramm am Tag.[16] Die meisten Keto-Programme verwenden Gesamtkohlenhydrate statt Nettokohlenhydrate und zielen in der Regel auf 20 bis 35 Gramm pro Tag ab. Aber das funktioniert für die meisten Frauen nicht: Wir brauchen Ballaststoffe, um unsere Hormone zu unterstützen, insbesondere Östrogen und Insulin, damit sie am besten zur Gewichtsabnahme beitragen. Das ist der Grund, warum Sie lernen sollten, jeden Tag Ihre Nettokohlenhydratmenge zu messen.
- **Begrenzen Sie Ihre Nettokohlenhydrataufnahme auf 25 Gramm am Tag.** Nettokohlenhydrate sind die Kohlenhydrate, die vom Körper aufgenommen werden. Um die Nettokohlenhydrate in Vollwertnahrungsmitteln zu zählen, subtrahieren Sie die Ballaststoffe von der Gesamtsumme der Kohlenhydrate ab (in Gramm). Ich möchte, dass Sie Ihren Konsum von verarbei-

teten Lebensmitteln einschränken, aber ich selbst esse auch ab und an welche. (Siehe Beispiele in den Anmerkungen.)[17]
HINWEIS: Ihr Ziel von Tag 1 bis Tag 28 ist es, Ihre Nettokohlenhydrate unter 25 Gramm pro Tag zu halten. Üben Sie dies, indem Sie Ihre Nettokohlenhydrate schon vor Tag 1 aufschreiben, damit Sie den Dreh raushaben. Um diese Strategie umzusetzen, sollten Sie im Voraus planen. Machen Sie nicht den Fehler, eine Mahlzeit zu sich zu nehmen und im Nachhinein die Makronährstoffe zu kontrollieren – dann ist es zu spät. Planen Sie Ihr Menü einen Tag im Voraus und kalkulieren Sie die Makronährstoffe schon vorher. Nehmen wir an, ich plane, einen Avocado-Toast zu essen (siehe Rezept auf Seite 225). Dafür toaste ich eine Scheibe Keto-Brot (4 Gramm Nettokohlenhydrate), zermatsche ein Drittel einer Avocado (1 Nettokohlenhydrat), streiche dies auf das Brot und träufle dann 1 Esslöffel Olivenöl darüber. Dieses Gericht, was ein typisches Frühstück für mich ist, enthält insgesamt 5 Gramm Nettokohlenhydrate und sättigt mich vier bis fünf Stunden lang.

- **Trinken Sie von Tag 1 bis Tag 28 keinen Alkohol.** Alkohol ist im Grunde flüssiger Zucker. Frauen vertragen Alkohol nicht so gut wie Männer; sie entwickeln alkoholbedingte Gesundheitsprobleme schon bei geringeren Mengen als Männer. Alkohol stört den Östrogenstoffwechsel und erhöht das Brustkrebsrisiko.[18] Und laut einer Studie aus dem Jahr 2019 kann der Verzicht auf das Glas Wein stärker zu Ihrer mentalen Gesundheit beitragen, als wenn Sie es trinken.[19] Mit 7 Kalorien pro Gramm ist Alkohol kalorienreicher als Proteine oder Kohlenhydrate. Die noch schlechtere Nachricht lautet: Wenn Sie eine Kohlenhydratintoleranz haben, bringt Alkohol Sie aus der Ketose. Alkohol blockiert die Fettverbrennung. Und dieselbe Eigenschaft, die Sie entspannter macht, führt auch dazu, möglicherweise Ihren Willen infrage zu stellen und von Ihrem Plan abzuweichen. Wenn Sie es mit dem Abnehmen ernst meinen, halten Sie sich mindestens drei Wochen lang vom Alkohol fern. Während der Umstellungsphase können Sie ihn, falls es sein muss, wieder einführen und sehen, ob Sie in der Ketose bleiben und weiter abnehmen können. Wenn durch die Wiedereinführung von Alkohol die Gewichtsabnahme zu einem Stillstand führt, lassen Sie ihn wieder weg.

Mit diesem Spickzettel können Sie jede Mahlzeit in den ersten vier Wochen planen:

- Minimum Fett: 20 bis 40 Gramm
- Maximum Proteine: 10 bis 20 Gramm
- Maximum Nettokohlenhydrate (Gesamtkohlenhydrate minus Ballaststoffe): 7 bis 10 Gramm, aber weniger ist besser

Wenn Sie eine Kohlenhydratintoleranz oder eine Insulinresistenz haben, müssen Sie möglicherweise Ihre Kohlenhydratgrenze noch niedriger ansetzen. (Dieses Thema behandele ich im nächsten Kapitel, wenn es um die Fehlerbehebung geht.) Woher können Sie das wissen? Ihre Taille beträgt als Frau 88 Zentimeter oder mehr, als Mann 100 Zentimeter oder mehr. Sie haben fast immer Hunger, weil Ihre Appetithormone durcheinandergeraten sind. Eine Fettverbrennung ist so gut wie unmöglich und Sie nehmen einfach nicht ab.

KOMMUNIZIEREN SIE ÜBER DIE NAHRUNG MIT IHREM KÖRPER

Stellen Sie sich vor, jemand würde zu Ihnen sagen: »Ich wette um eine Million Euro, dass du nicht abnimmst, wenn du deine Reiscracker, Müsliriegel, Bagels und Nudeln durch Speck, Avocados, Käse und Eier ersetzt.«

Würden Sie die Wette eingehen?

Es gab Zeiten, da wäre ich sie nicht eingegangen, aber jetzt sieht das anders aus.

Ich glaube, wenn Sie dieses Kapitel durchgelesen haben, würden Sie sich auf die Wette einlassen. Sie wissen mittlerweile, wie man Kohlenhydrate richtig einschränkt (d. h., dass man sie nicht zu niedrig ansetzt und darauf achtet, dass es sich um langsam verbrennende Kohlenhydrate handelt, wie sie in bestimmten Gemüse- und einigen Obstsorten vorkommen). Wenn Sie dieses Wissen in die Praxis umsetzen, kann Ihr Körper von der Verbrennung von Zucker auf die Verbrennung von Fett als Energiequelle umstellen. Dadurch werden Ketone produziert, die bei Frauen über 35, wenn sie langsam in die Perimenopause kommen, insbesondere für die Gehirnfunktion und für einen stabilen Energiehaushalt wertvoll sind. Betrachten Sie in den nächsten vier Wochen Ihr Essen als eine Möglichkeit, mit Ihrem Körper zu reden. Sie werden die Sprache Ihrer Hormone fließend beherrschen. Das erste Wort in dieser Sprache lautet »Fett«, und zwar von der guten Sorte. Wir werden Feuer mit Feuer bekämpfen bzw. genauer gesagt: Wir bekämpfen Fett mit Fett.

Vorbereitungsphase
20-25 Gramm Nettokohlenhydrate und Entgiftung. Achten Sie auf ein Keto-Verhältnis von 2:1. Bringen Sie Ihren Darm in Schwung, um Fett zu verbrennen!

Umsetzungsphase
20-25 Gramm Nettokohlenhydrate am Tag sowie Intervallfasten (14/10 bis 16/8). Achten Sie weiterhin auf ein Keto-Verhältnis von 2:1.

Umstellungsphase
Führen Sie langsam wieder Nettokohlenhydrate ein, und zwar jeweils 5 Gramm, und steuern Sie langfristig bzw. bis Sie erneut mit der Diät beginnen, auf ein Keto-Verhältnis von 1:1 zu.

Zeitlicher Ablauf des Gottfried-Programms

VON MAKRONÄHRSTOFFEN ZU MAHLZEITEN: WAS SIE WÄHREND DES GOTTFRIED-PROGRAMMS ESSEN SOLLEN UND WARUM

Okay, Sie haben jetzt die Grundlagen verstanden – aber wie lassen sie sich auf Ihren Teller und Ihre täglichen Mahlzeiten übertragen?

Das Gottfried-Programm liebt gesunde Fette

Viele der Hormone, die wir durch das Gottfried-Programm ins Gleichgewicht bekommen wollen, werden aus Cholesterin gewonnen (das ist eine Art von Körperfett, das in allen Zellen zu finden ist), weshalb es Sinn ergibt, dass Fett am besten mit Ihren Hormonen kommuniziert. Beim Gottfried-Programm stammen 60 bis 70 Prozent Ihrer Ernährung aus Fetten, insbesondere Fetten aus pflanzlichen Quellen, weshalb es sehr wichtig ist, dass Sie diese zu jeder Mahlzeit zu sich nehmen. Wenn Sie mehr Fette essen, steigt Ihr Sättigungsgefühl (sodass Sie sich besser an das Programm halten und wahrscheinlich nicht schummeln). Denken Sie aber daran, dass Fette nicht bei jedem Menschen gleich wirken. Manche meiner Patientinnen können am Tag zwei Esslöffel Kokosnussöl zu sich nehmen, während andere bei so viel gesättigten Fettsäuren ein Plateau beim Abnehmen erreichen. Genau wie bei den Kohlenhydraten sind Sie auch bei den Fetten Ihr eigenes Versuchskaninchen und müssen ausprobieren, was für Sie am besten funktioniert. Experimentieren Sie mit den folgenden Nahrungsmitteln, um Ihr Repertoire an gesunden Fetten zu vergrößern:

- **Avocado.** In Scheiben geschnitten und auf einem Salat drapiert, mit Limettensaft beträufelt oder als Basis für cremige Keto-Smoothies püriert, sind Avocados ein wahres Nährstoffkraftpaket. Aber bevor Sie jetzt dem Avocadorausch verfallen, sollten Sie sich den Abschnitt »Avocados – aber mit Bedacht!« auf Seite 142 durchlesen, um zu erfahren, wie viel davon Sie genießen dürfen.
- **Schokolade und Kakao.** Dunkle Schokolade können Sie in Maßen essen (90 Prozent Kakaoanteil oder mehr sind erlaubt), aber vielleicht gehen Sie ja noch einen Schritt weiter und fügen reinen Kakao als Gewürz zu herzhaften Gerichten wie mexikanischer Mole hinzu – eine köstliche Sauce zu Fleischgerichten.
- **Kokosnuss.** Verwenden Sie während des 28-tägigen Programms einen Esslöffel Kokosnussöl am Tag und beobachten Sie, wie Sie darauf reagieren. In einer Studie hat sich Kokosnussöl nämlich als entzündungssteigernd gezeigt, was am Endotoxinspiegel im

Blut gemessen wurde, während Fischöl und Lebertran Entzündungen verringerten und Olivenöl eine neutrale Wirkung hatte.[20] Das ist ein hervorragendes Beispiel für personalisierte Medizin – wir müssen herausfinden, was für Sie am besten funktioniert, indem wir das Öl finden, das bei Ihnen Entzündungen reduziert.

- **Olivenöl.** Verwenden Sie grundsätzlich hochwertiges Olivenöl aus biologischem Anbau und mechanischer Herstellung (kaltgepresst, in der Regel deklariert als »natives Olivenöl extra«) und geben Sie es zu so gut wie jedem Gericht hinzu. Einer meiner Mentoren, Dr. Mark Houston, empfiehlt fünf Esslöffel am Tag.
- **Nüsse.** Die besten ketogenen Sorten sind Macadamianüsse, Walnüsse, Mandeln und Pekannüsse. Konsumieren Sie aber nur eine Portion bzw. 28 Gramm am Tag. Die herzgesunde und krebsvorbeugende Wirkung entfaltet sich bei einer Dosis von 12 bis 30 Gramm pro Tag, also achten Sie darauf, nicht zu viel davon zu essen.[21] Bei empfindlichen Personen können Nüsse den Darm reizen und Entzündungen hervorrufen, was an den enthaltenen Phytaten und Tanninen liegt, weshalb sie manchmal schwer zu verdauen sind. Das spüren Sie an Blähungen oder Unwohlsein nach dem Verzehr. Wenn Sie Nüsse nicht vertragen, lassen Sie sie weg.
- **Kerne und Samen.** Sonnenblumen- und Kürbiskerne, Sesam-, Hanf- und Leinsamen – wenn Sie sie über Salate oder andere Gerichte geben, erhalten Sie das knusprige Gefühl, das garantiert einige Ihrer alten Gewohnheitserinnerungen befriedigt.
- **Mittelkettiges Triglyceridöl.** Geben Sie MCT-Öl an Salate, Smoothies und Gemüsegerichte. Warum? MCTs sind gesättigte Fettsäuren, die in der modernen Ernährung fehlen, aber nachweislich den Cholesterinspiegel verbessern und den Nüchternblutzucker und den diastolischen Blutdruck senken.[22] Weil es effizient als Energiequelle genutzt wird, wird es eher nicht in Form von Fett angelagert, sodass Sie damit Ihr Abnehmziel besser erreichen können.[23] Insbesondere kann die Verwendung von MCT-Öl dazu beitragen, dass Sie in den nächsten achtund-

vierzig Stunden weniger essen.[24] (Genauere Informationen dazu finden Sie in den Anmerkungen.)[25] Für die meisten Frauen sind ½ bis 2 Esslöffel am Tag gut verträglich. Zu viel davon kann Durchfall verursachen oder den Gewichtsverlust aufgrund der hohen Kaloriendichte zu einem Stillstand bringen. Ich persönlich versuche, am Tag einen Esslöffel (20 Gramm) bis 1,5 Esslöffel (30 Gramm) in meinen Shake oder über meinen Salat zu geben. Die Dosis von 30 Gramm hat die besten nachgewiesenen Ergebnisse erzielt.

Ein Hinweis: Wenn Sie anfangen, Ihre Mahlzeiten zu planen, sollten Sie darauf achten, die schlimmste Kombination zu vermeiden – und zwar viel Fett zusammen mit vielen Kohlenhydraten. Diese Kombination kann Entzündungen verstärken, Insulin blockieren und dazu führen, dass man Fett anlagert. Wissenschaftliche Studien haben gezeigt, dass eine Mahlzeit aus gesättigten Fettsäuren und Transfetten zusammen mit raffinierten Kohlenhydraten die Alarmglocken im Körper schrillen und das Risiko für kardiovaskuläre Erkrankungen steigen lässt.[26] Für die Nerds unter uns, so wie ich einer bin, wird der genaue Mechanismus in den Anmerkungen detailliert beschrieben.[27]

Ihre tägliche Dosis Nüsse

In Nüssen stecken jede Menge Vitamine, Mineralstoffe, ungesättigte Fettsäuren und Antioxidantien. Sie bestehen zum größten Teil aus Fett (rund 50 bis 75 Prozent) und enthalten eine moderate Menge Proteine, was sie zu einem idealen Keto-Nahrungsmittel für zwischendurch macht. Forschungsarbeiten haben gezeigt, dass Menschen, die ihre tägliche Portion Nüsse (28 Gramm) zu sich nehmen, ihr Risiko für bestimmte Erkrankungen minimieren: Laut dem *New England Journal of Medicine* ist das ein um 29 Prozent reduziertes Risiko für Herzerkrankungen, eine um 24 Prozent geringere Wahrscheinlichkeit, an einer Atemwegserkrankung zu sterben, und eine um 11 Prozent geringere Wahrscheinlichkeit, an Krebs zu sterben.[28]

Nüsse sind kalorienreich, weshalb wir auf die richtige Menge achten müssen: genug, um das Krankheitsrisiko zu reduzieren und den Übergang in die Ketose zu unterstützen, aber so wenig, dass Sie nicht zu viele Kalorien zu sich nehmen oder Ihr Darm gereizt wird.

Hier kommt eine grobe Richtlinie für die tägliche Menge:

- 30 Pistazien
- 20 Mandeln
- 20 Haselnüsse
- 15 Macadamianüsse
- 15 Pekannüsse
- 9 Walnüsse
- 2 EL Pinienkerne

Essen Sie Proteine in Maßen

Wir haben nun schon viel darüber gesprochen, warum Sie nicht zu viele Proteine zu sich nehmen sollten; Proteine sollten 20 Prozent der täglichen Kalorienmenge ausmachen, aber Protein ist nicht gleich Protein. Der Verzehr eines Rindersteaks aus Massentierhaltung mit seinen entzündungsfördernden Hormonen, Antibiotika, Xenoöstrogenen, Arachidonsäuren und Omega-6-Fetten schickt jede Menge Entzündungsbotschaften an Ihre Hormone. Das Steak von einem Weiderind zum Beispiel mit seinen reinen Proteinen und Omega-3-Fettsäuren hingegen versorgt den Körper und die Hormone auf gesunde Weise mit Energie. Meiner Meinung nach sollte man die beiden Fleischsorten nicht einmal als Teil der gleichen Lebensmittelgruppe betrachten.

Besonders wichtig ist, wann immer möglich, auf Bio-Proteine zurückzugreifen, denn die Toxine, die in konventionell gezüchtetem Fleisch stark verbreitet sind, stören die hormonelle Signalübertragung und somit auch die eindeutige Botschaft, die Sie während des Gottfried-Programms an Ihre Hormone senden wollen. Im Vergleich zu herkömmlichen Sorten enthält Bio-Gemüse meist rund 30 Prozent weniger Pestizidrückstände[29] und reduziert die Belastung durch antibiotikaresistente Bakterien um ein Drittel. Gute Proteinquellen sind (in der Reihenfolge, wie sie zu bevorzugen sind, beginnend mit den pflanzlichen Quellen):

- Nüsse (Macadamianüsse, Walnüsse; siehe Liste im Abschnitt »Ihre tägliche Dosis Nüsse«)
- Kerne und Samen (Kürbiskerne, Leinsamen, Hanfsamen)
- Eier (von Hühnern aus Freilandhaltung)
- Wild gefangener Fisch (schwermetallarme Sorten wie Lachs, Makrele, Sardinen, Forelle)
- Schalentiere (Krabben, Muscheln, Austern, Jakobsmuscheln, Garnelen)
- Geflügel aus Freilandhaltung (mit einem höheren Gehalt an Omega-3-Fettsäuren), am besten dunkles Fleisch und mit Haut
- Rindfleisch aus Weidehaltung und reiner Grasfütterung sowie Wild (höchstens zweimal pro Woche)
- Schweinefleisch (antibiotika- und hormonfrei, höchstens zweimal die Woche – vermeiden, falls Sie dadurch zunehmen). Nehmen Sie Schweinekoteletts, Schweinerippchen und Schweineschwarten (ich gebe gehackte Schweineschwarten als Alternative zu Croutons über meine Salate).

Kohlenhydrate verstehen: Die falsche Energiequelle für den Körper

Kohlenhydrate sind heutzutage wahrscheinlich der verwirrendste Bestandteil der Ernährung und übertreffen, was die gemischten Botschaften anbelangt, sogar Cholesterin. Sie sind ein wichtiger Bestandteil einer Ernährungsweise, die für eine optimale Funktion des menschlichen Körpers sorgt; allerdings bilden sie seit dem letzten Jahrhundert und der Erfindung der fettarmen Ernährung allzu oft die Grundlage des gesamten Ernährungsplans. Wir haben uns so sehr mit Kohlenhydraten vollgestopft, dass unsere Hormone aus dem Gleichgewicht geraten sind. Deren einziger Ausweg, wenn sie eine weitere Ladung Kohlenhydrate vorgesetzt bekommen, besteht darin, dem Körper den Befehl zu geben, diese in Zucker umzuwandeln und zu speichern.

Ein Grund für die Kohlenhydratverwirrung ist, dass dazu eine Menge unterschiedlicher Nahrungsmittel gehören: alles von Bio-Kürbis bis zu Biskuitkuchen. Und es gibt viele widersprüchliche Aussagen darüber, was man mit Kohlenhydraten machen soll. Fragen Sie hundert Ernährungswissenschaftler, und Sie werden ein breites Spektrum an Antworten erhalten.

Die Dietary Guidelines for Americans empfehlen, am Tag 300 Gramm Kohlenhydrate zu konsumieren. Ich halte das für die meisten Menschen für stark übertrieben, insbesondere aber für Frauen über 35, die einen sinkenden Testosteron- und Wachstumshormonspiegel haben. Ihre optimale Kohlenhydratmenge hängt davon ab, welche Botschaft Sie an Ihre Hormone schicken möchten, wie viel Sie sich bewegen und davon, ob Sie männlich oder weiblich sind. Sogar die wissenschaftlich am besten belegte Diät zur Vorbeugung von Herzerkrankungen – die mediterrane Ernährung – empfiehlt, dass 25 bis 50 Prozent der täglichen Kalorien aus Kohlenhydraten stammen. Bei einer Ernährung mit 1.800 Kalorien pro Tag sind das 112 bis 225 Gramm Kohlenhydrate, was immer noch zu viel ist. Kein Wunder, dass ich mit der mediterranen Ernährung nach meinem 35. Lebensjahr zugenommen habe! (Zum Vergleich: Die Deutsche Gesellschaft für Ernährung empfiehlt zum Beispiel, etwa fünfzig Prozent der Energiezufuhr aus Kohlenhydraten abzudecken. Anm. d. Verlags)

Dass es so unterschiedliche Kohlenhydratempfehlungen gibt, heißt nicht, dass sie immer falsch sind. Wenn Sie an der Tour de France teilnehmen und jeden Tag 5.000 Kalorien verbrauchen, decken 300 Gramm nur etwa die Hälfte Ihres Bedarfs ab. Geht es Ihnen aber wie den meisten US-Amerikanern, die sich den Großteil ihres Lebens von stark verarbeiteten, einfachen, mit Giftstoffen versetzten Kohlenhydraten ernähren und mehr essen, als sie verbrauchen, müssen Sie Ihren täglichen Kohlenhydratkonsum möglicherweise in einer Größenordnung ansetzen, die weit unter den Empfehlungen der Ernährungsrichtlinien liegt. Nach umfangreicher Forschungsarbeit und aufgrund der Erfahrungen, die ich mit meinen Patientinnen gemacht habe, halte ich eine vorübergehende Kohlenhydratrestriktion, beginnend mit 35 bis 50 Gramm pro Tag und maximal 25 Gramm Nettokohlenhydraten, für am effektivsten.

Wie sehen 25 Gramm Nettokohlenhydrate in der Praxis aus? Bei kohlenhydratreichen Getreidesorten entspricht dies in etwa einem kleinen Pfannkuchen, rund 120 Gramm gekochten Nudeln oder Reis oder dem Großteil eines kleinen Bagels. Meine Freundin Jo, die Kohlenhydrate total gern mag, fragte mich: einzeln oder alles zusammen? Sorry, Jo: einzeln. Jede dieser Portionsgrößen, die zu klein sind, um satt zu machen, würde Ihr Tageslimit ausschöpfen, weshalb es am besten ist, während des vierwöchigen Programms ganz auf sie zu verzichten. Kohlenhydrate verstecken sich auch in Zucker – ein halbes Schüsselchen Sorbet oder ein Becher Eiscreme enthält rund 30 Gramm Kohlenhydrate. (Ich weiß, was Sie jetzt denken: Jahrelang haben wir gehört, dass Sorbet gesünder als Eiscreme ist, aber wie sich herausstellt, enthält Sorbet doppelt so viele Kohlenhydrate!) Nach dem Verzehr von bis zu 30 Gramm kohlenhydrathaltigem Gemüse, was rund einem halben Kilo Brokkoli oder Blumenkohl entspricht, sind Sie satter.

Kurzfristig werden Sie die Kohlenhydratmenge reduzieren, aber die Ballaststoffe erhöhen, um Ihre Fetthormone zu besiegen und den Fettabbau zu verbessern. Die Menge an Nettokohlenhydraten zu verringern, ist die beste Methode, um Ihre Hormone zurückzusetzen – und das erzielen wir durch sanftes Fasten und Entgiften, worüber wir noch im nächsten Kapitel sprechen werden.

Jede Menge Gemüse, wenig Obst

Das Programm sieht eine Vielzahl von Gemüsesorten vor, die mit Olivenöl zubereitet werden, aber da wir während der vier Wochen des Gottfried-Programms vor allem die Kohlenhydratmenge einschränken, sollten Sie auf stärkehaltige Gemüsesorten wie Kartoffeln, Mais, Erbsen, Winterkürbisse, Rüben und Rote Bete verzichten. Diese können in der Umstellungsphase wieder eingeführt werden.

Von anderen Gemüsesorten sollten Sie sowohl rohe als auch gekochte Sorten zu sich nehmen (durch das Kochen steigt die Bioverfügbarkeit mancher Nährstoffe, während andere zerstört werden) und insbesondere solche Sorten essen, die die Entgiftung unterstützen.

Dazu gehören:

- Blattgemüse (Rucola, Grünkohl, Mangold, Kohlrabi, Spinat, Kopfsalat)
- Blumenkohl, Pak Choi, Brokkoli, Rosenkohl, Spargel, Paprika,

Zwiebeln, Knoblauch, Auberginen, Gurken, Sellerie, Sommerkürbisse, Zucchini, Radieschen, Kohlköpfe
- Pilze
- Begrenzt stärkehaltiges Gemüse: Kürbis, Winterkürbis während der Umstellungsphase

In Obst lauert Zucker in Form von Fruktose, daher sollten Sie während des vierwöchigen Programms auf die meisten Obstsorten verzichten. Allerdings enthält bestimmtes Obst weniger Kohlenhydrate als anderes und kann in kleinen Mengen verzehrt werden. (Wenn Sie in der Umstellungsphase wieder mehr Kohlenhydrate zu sich nehmen, können Sie auch wieder kleine Portionen von niedrig-glykämischem Obst, beispielsweise Beeren, konsumieren). Gottfried-Programm-freundliche Obstsorten sind:

- Zitronen
- Limonen
- Oliven
- Tomaten
- Avocados. (Bitte beachten Sie, dass die Avocado als gesundes Fett aufgeführt wird, obwohl sie in Wahrheit eine Frucht ist. Siehe »Avocados – aber richtig«, damit Sie nicht zu viel davon konsumieren. Die für die meisten meiner Patientinnen richtige Portionsgröße liegt zwischen ¼ und ½ Avocado, bis sie ihr Zielgewicht erreicht haben.)

Milchprodukte nur in Maßen

Milchprodukte sind zwar eine wichtige Quelle für gesunde Fette, aber es gibt gute Gründe, sie nur in Maßen zu verzehren. Manche Milchprodukte haben nämlich einen hohen Anteil an natürlichem Milchzucker. In randomisierten Studien wird ein erhöhter Milchkonsum nicht mit einer Gewichtsabnahme in Verbindung gebracht, es sei denn, die Kalorienzufuhr wird reduziert,[30] was normalerweise bei einer Keto-Diät der Fall ist, da diese sättigender ist und zu einer Gewichtsabnahme führt. Kalorien spielen zwar eine entscheidende Rolle, die Hormone aber noch viel mehr. Die Kalorien sind nicht so wichtig wie das Gleichgewicht der Hormone. Das bedeutet, dass Sie Milchprodukte zu sich nehmen können, allerdings nicht im Übermaß. Sofern Sie nicht auf Milchprodukte überempfindlich reagieren (das heißt, eine Unverträglichkeit gegenüber Casein, dem Hauptprotein in Milch, haben) oder laktoseintolerant sind, und es sich bei dem Milchprodukt um ein Bioprodukt von grasgefütterten Kühen handelt, können Sie die folgenden Produkte als gesunde Fettquelle konsumieren:

- Butter
- Hartkäse
- andere zuckerfreie Milchprodukte mit geringem Laktosegehalt

Verzichten Sie besser auf laktosereiche Milchprodukte, darunter auch Milch und Eiscreme.

Avocados – aber mit Bedacht!

Bevor Sie sich jetzt einen Avocadosmoothie machen und als Beilage Avocadostücke mit Guacamole essen, möchte ich Ihnen Folgendes erzählen: Als ich zum ersten Mal die Keto-Diät ausprobierte, übertrieb ich es mit Avocados, weil ich dachte, ein so gesundes Fett könne ohne Einschränkung genossen werden. Avocados tun Ihnen gut, aber nur in der richtigen Menge. Denken Sie daran, dass eine ganze Avocado jede Menge Fett und Kohlenhydrate enthält, weshalb Sie nicht mehr als eine Viertel- bis eine halbe Avocado am Tag essen sollten. Besser wäre es, Sie würden eine Vielzahl von verschiedenen Lebensmitteln essen, als dass der Großteil Ihrer täglichen Kohlenhydratmenge auf Avocados entfällt.

Wenn man nicht aufpasst, isst man leicht eine ganze Avocado. Darum beziehen sich die aufgeführten Nährwertangaben auf eine mittelgroße Avocado,[31] damit Sie wissen, wie viele Kalorien Sie aufnehmen, wenn Sie es übertreiben.

In Zahlen ausgedrückt: Wenn Sie eine ganze Avocado essen, nehmen Sie ein Drittel Ihrer täglichen Kohlenhydratmenge zu sich, sodass für andere nahrhafte kohlenhydrathaltige Lebensmittel nicht mehr viel übrig ist. Seien Sie also mit Avocados vorsichtig, zumindest, bis Sie Ihr gesundes Zielgewicht erreicht haben, das bei den meisten meiner Patientinnen ein BMI zwischen 20 und 24,9 bedeutet.

NÄHRWERTANGABEN FÜR AVOCADOS

Eine mittelgroße Avocado ergibt 3 Portionen.

Gesamtfett	24 g
Gesättigte Fettsäuren	3 g
Transfette	0 g
mehrfach ungesättigte Fettsäuren	3 g
einfach ungesättigte Fettsäuren	15 g
Cholesterin	0 g
Natrium	0 g
Gesamtkohlenhydrate	12 g
Ballaststoffe	9 g
Gesamtzucker	0 g
Zuckerzusatz	0 g
Nettokohlenhydrate	3 g
Proteine	3 g

DIE ERNÄHRUNG AUFPEPPEN

Jeder Ernährungsplan ist umso erfolgreicher, je mehr Optionen er umfasst, die dem Gaumen schmeicheln. Durch die folgenden Würzmittel verleihen Sie Ihren Gerichten mehr Geschmack und Abwechslung und sprechen gleichzeitig Ihre Hormone an:

- dunkle Schokolade (mindestens 90 Prozent Kakaoanteil)
- ungesüßter Essig
- ungesüßter Kaffee oder Tee
- ungesüßter Senf
- Gewürze: Ingwer, Knoblauch, Cayennepfeffer, Kurkuma, Kardamom, Chili, Fenchel
- Kräuter: Rosmarin, Petersilie, Koriander, Rotklee, Klettenwurzel

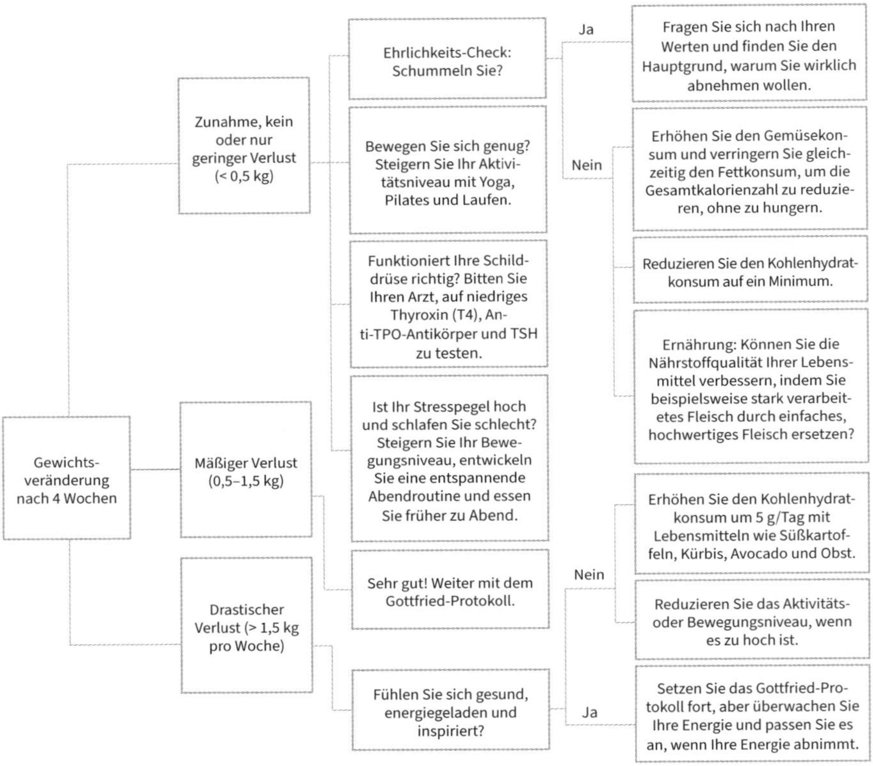

ZUCKER: DIE FALSCHE NACHRICHT AN DIE HORMONE

Wir alle wissen, wie schwierig die Kommunikation innerhalb einer Beziehung manchmal sein kann. Sie sagen zwanzigmal hintereinander die richtigen Worte, und alles läuft bestens. Aber dann machen Sie einen einzigen Fehler, sagen einmal das Falsche, und schon ist die Hölle los und der Frieden gestört. Ist die Beziehung seit Jahren stabil, übersteht sie diesen Schaden wahrscheinlich. Machen Sie aber in den ersten Monaten der Beziehung einen Fehler, kann dieser das Ende bedeuten.

Bei der Kommunikation mit den Hormonen verhält es sich ähnlich.

Wenn Sie Ihre Hormone schon lange unterstützen, schadet ein wenig Zucker nicht. Wenn es Ihnen aber wie den meisten Frauen geht, wurden Ihre Stoffwechselhormone jahrzehntelang durch überschüssigen Zucker, Stress und Giftstoffe geschädigt. Dann ist jetzt eine sehr gute Kommunikation nötig. Betrachten Sie das vierwöchige Gottfried-Programm als die ersten aufregenden, aber heiklen Monate einer neuen Beziehung – vermitteln Sie nicht die falsche Botschaft.

In diesem Sinne folgt jetzt das schädlichste Wort in der Sprache Ihrer Hormone: Zucker!

Ich bin sicher nicht die Erste, die Ihnen erklärt, dass Zucker ungesund ist, aber was die Stoffwechselhormone anbelangt, so ist Zucker schädlicher, als Sie wahrscheinlich wissen. Das Wachstumshormon ist das ultimative Stoffwechselhormon, und Zucker ist Gift dafür. Ist es wirklich so schlimm? Vielleicht sogar noch schlimmer. Das Wachstumshormon steigert die Insulinwirkung,[32] und obwohl ein klinischer Wachstumshormonmangel eher selten ist, werden selbst geringfügige Veränderungen der Wachstumshormonausschüttung mit Stoffwechsel- und Wachstumsstörungen in Verbindung gebracht.[33] Bei der Kontrolle des Blutzuckers übernimmt das Wachstumshormon ähnliche Aufgaben wie Cortison und Insulin,[34] verursacht aber nicht das gleiche Ungleichgewicht, das mit den beiden anderen bekannteren Hormonen verbunden ist. Insulin und Cortison sind aggressiv und mächtig und können schnell übers Ziel hinausschießen, während das Wachstumshormon eher ein sensibler, kuscheliger Hormontyp ist. Wenn Sie Ihr System mit Zucker und Stress überfrachten, wie viele von uns es heutzutage tun, dominieren Cortison und Insulin die Tanzfläche, während das Wachstumshormon das Mauerblümchen spielt.

Das bedeutet, Sie können Ihr Wachstumshormon nicht optimieren, wenn Sie sich genüsslich Schoko-Brownies genehmigen, während Ihr Blutzuckerspiegel steigt und Insulin ebenfalls ins Unermessliche steigen kann. Spielen Sie zu lange mit Ihrem Insulin, geben andere Hormone, wie das Wachstumshormon, die Hoffnung auf und geraten aus der Balance, während gleichzeitig Ihr Taillenumfang zunimmt. Bei gesunden Menschen blockiert Insulin die Ausschüttung von Wachstumshormon, und die Hormonstörung kann bei fettleibigen Menschen sogar noch schlimmer sein.[35] Verzichten Sie bei Ihrer Ernährung auf zugesetzten Zucker, essen Sie so wenig wie möglich natürlich vorkommenden Zucker und vermeiden Sie in der Vorbereitungs- und Einführungsphase des Gottfried-Programms sogar scheinbar gesunde Vollwertnahrungsmittel mit hohem Zuckergehalt wie Bananen, Trauben und viele andere Obstsorten. Bei einer Insulinresistenz sollten Sie langfristig auf diese Nahrungsmittel verzichten, bis Ihre Insulinwerte wieder in Ordnung sind. Konzentrieren Sie sich stattdessen auf gesunde Fette, entzündungssenkende Proteine und ballaststoffreiche Lebensmittel wie Blattgemüse und Obst mit niedrigem glykämischen Anteil (Avocados, Oliven, Kokosnuss).

Zucker versteckt sich überall, weshalb es gar nicht so leicht ist, ihn nicht zu konsumieren. Während des vierwöchigen Gottfried-Programms sollten Sie auf Zucker verzichten, auch in den folgenden, angeblich gesunden Formen:

- Produkte aus Vollkorn und raffiniertem Getreide oder Mehl
- zugesetzter und natürlicher Zucker in Nahrungsmitteln und Getränken
- stärkehaltiges Gemüse wie Kartoffeln, Mais und Winterkürbis (Kartoffeln und Kürbisse können in der Umstellungsphase in begrenzter Menge (30–60 Gramm) wieder eingeführt werden.)
- Obst, das nicht auf der Liste der erlaubten Früchte steht, es sei denn, es wurde in den täglichen Gesamtkohlenhydratverbrauch mit eingerechnet
- jeglicher Obstsaft
- Hülsenfrüchte, einschließlich Bohnen, Linsen und Erdnüsse
- Alkohol

WIE SIEHT EINE MAHLZEIT MIT 70 PROZENT FETT AUS?

Ehe wir uns den verschiedenen Möglichkeiten für Mahlzeiten widmen, überlegen Sie bitte Folgendes: Es gibt zwei Arten, wie man an die Frage herangehen kann, wie eine Mahlzeit mit 70 Prozent Fett aussieht. Zum einen: Wie sieht sie auf dem Teller aus? Und zum anderen: Wie sieht sie an Ihnen aus? Die zweite Frage ist möglicherweise viel entscheidender, darum will ich objektive Anhaltspunkte nennen, anhand derer man die Veränderung beobachten kann: Gewicht und Taillenumfang. Zunächst werde ich aufführen, wie Sie diese Anhaltspunkte richtig sammeln können.

STARTEN SIE MIT DER ENTGIFTUNG

Warum umfassen die Vorbereitungs- und Umstellungsphasen des Gottfried-Programms auch die Entgiftung? Weil Entgiftung und Gewichtsverlust untrennbar miteinander einhergehen, insbesondere bei Frauen. Die Entgiftung ist häufig das fehlende Element bei der hormonausgleichenden Keto-Diät.

Das Fett ist der Ort, an dem der Körper die Giftstoffe hamstert (erinnern Sie sich an Obesogene wie BPA, die künstlichen Chemikalien, die die Hormone stören und zu Fettleibigkeit beitragen?), wenn das natürliche Entgiftungssystem seine Kapazitäten übersteigt. Wenn Fett verbrannt wird, werden die Giftstoffe in den Blutkreislauf freigegeben, um aufgebrochen und vom Körper ausgeschieden zu werden; bei einem schnellen Gewichtsverlust werden die Giftstoffe aus Fett viel schneller freigesetzt.[36] Wir brauchen daher eine Möglichkeit, die Giftstoffe weiter auszuscheiden, insbesondere wenn wir während des Gewichtsverlusts mehr davon freisetzen. (In Kapitel 6 stelle ich fortgeschrittenere Entgiftungsmethoden für Menschen mit hartnäckigem Gewicht vor.)

Die drei Phasen der Entgiftung

Der Körper führt eine Entgiftung in drei Phasen durch: In der ersten Phase spaltet die Leber mithilfe von Enzymen schädliche Substanzen so auf, dass der Körper sie verarbeiten kann. In der zweiten Phase werden die nun getrennten Bestandteile der Substanz wasserlöslich gemacht. In der dritten Phase werden sie über den Urin, die Fäkalien oder den Schweiß aus dem Körper ausgeschieden. Mehr über die Phasen der Entgiftung erfahren Sie in den Anmerkungen unter Kapitel 5.[37] Wir konzentrieren uns hier auf die Phase drei, damit Sie die aus dem Fett freigesetzten Giftstoffe sofort loswerden können.

Um dieses Ziel zu erreichen, verwenden wir Lebensmittel, die die Entgiftungskapazität unterstützen. Damit man nicht wieder zunimmt,[38] habe ich die Entgiftung mit ketogenen Empfehlungen zu einem sanften, schrittweisen Verfahren kombiniert. Probieren Sie es mit folgenden Nahrungsmitteln:

- **Magere Proteine.** Ohne eine ausreichende Proteinzufuhr durch die Ernährung kann Ihre Leber die zweite Entgiftungsphase, in der die Giftstoffe ausgeschieden werden, nicht abschließen.
- **Ballaststoffreiche Nahrungsmittel.** Ballaststoffe binden BPA und andere Giftstoffe und helfen dem Körper bei deren Ausscheidung. Ballaststoffreiche Lebensmittel sind beispielsweise Avocados, Oliven und nicht stärkehaltiges Gemüse. Sie können auch Shakes mit zusätzlichen Ballaststoffen anreichern (siehe Rezepte). In der Umstellungsphase des Programms können Sie wieder Bio-Beeren (nicht mehr als 30 Gramm am Tag) und Hülsenfrüchte (nur kleine Portionen bzw. gar keine bis zum Ende der Umsetzungsphase) hinzufügen.
- **Schwefelhaltige Lebensmittel.** Die Entgiftungswege benötigen dieses Mineral, das reichlich in Kreuzblütlern (unter anderem Blumenkohl und Brokkoli, insbesondere Brokkolisprossen), Zwiebeln, Bio-Eiern und Knoblauch vorkommt.
- **Gesunde Fette.** Durch Entzündungen speichert Ihr Körper Giftstoffe, und sie tragen zu so gut wie jeder bekannten Krankheit der Welt bei. Fisch aus Wildfang sowie Leinsamen oder Chiasamen gehören zu den vielen entzündungshemmenden, fettreichen Nahrungsmitteln, die den Körper bei der Entgiftung unterstützen.
- **Gefiltertes Wasser.** Zu den zahlreichen Aufgaben von Wasser gehört, bei der Ausscheidung Giftstoffe abzutransportieren. Nehmen Sie am besten gefiltertes Wasser oder Quellwasser.

Trinken Sie mehr als vor Beginn Ihrer Diät, denn schließlich wollen wir etwas in Ihrem Körper verändern. Außerdem ist Dehydrierung eine der zwei häufigsten Komplikationen im ersten Monat einer ketogenen Ernährung (die andere ist Magen-Darm-Verstimmung).[39] Sie sollten so viel Wasser trinken wie ein Sportler, insbesondere in den ersten zwei bis drei Wochen. Eine größere Wasseraufnahme unterstützt die Entgiftung und reduziert die bekannten Probleme einer Keto-Diät und anderer Abnehmprogramme, während gleichzeitig die Chancen bestens stehen, langfristig von den Vorteilen des Programms zu profitieren. Geben Sie Elektrolyte ins Wasser. Versuchen Sie, am Tag mindestens 1,7 Liter gefiltertes Wasser zu trinken. Sie werden stündlich auf die Toilette gehen müssen.

ANPASSUNG AN IHREN STOFFWECHSELTYP

Wie ich in Kapitel 4 erklärt habe, gibt es für Sie – ungeachtet dessen, ob Sie dem apfel- oder birnenförmigen Stoffwechseltyp angehören – eine Methode, das Gottfried-Programm persönlich anzupassen. Frauen vom apfelförmigen Stoffwechseltyp benötigen eine stärkere Entgiftung, weniger Kohlenhydrate (zumindest kurzfristig über einen Zeitraum von vier Wochen) und eine tiefere Ketose (bei der Sie erhebliche Mengen an Ketonen produzieren, gemessen in mehr als 1,0 mmol/l im Blut). (Im nächsten Kapitel erfahren Sie, wie Sie den Test auf Ketose machen.) Beachten Sie bitte sowohl die grundlegenden Anweisungen zur Entgiftung aus diesem Kapitel als auch die fortschrittlicheren Hinweise in Kapitel 6. Streben Sie zu Beginn 20 Gramm oder weniger Nettokohlenhydrate pro Tag an. Fügen Sie dann Intervallfasten hinzu, mit dem Ziel, zweimal pro Woche eine 14-stündige Fastenzeit über Nacht einzulegen.

Bei birnenförmigen Stoffwechseltypen reicht eine leichtere Ketose (bei der der Körper Ketone aus verbranntem Fett in geringerer Menge produziert, gemessen in 0,5-1,0 mmol/l im Blut), aber sie reagieren gut auf Intervallfasten. Versuchen Sie, am Tag höchstens 25 Gramm Nettokohlenhydrate zu sich zu nehmen und zusätzlich jede Nacht vierzehn

Stunden lang Intervallfasten einzuführen. Das ist besonders hilfreich bei Frauen über vierzig, die in der Perimenopause oder Menopause sind und das Gefühl haben, all ihr Fett hätte sich an Hüften und Hintern angelagert.

Diese Anpassung bietet zusammen mit den Vorschlägen zur Problembehandlung und den Maßnahmen zur Plateau-Beseitigung im nächsten Kapitel effektive Hilfsmittel, die Sie auf Ihrem Weg zu mehr Wohlbefinden unterstützen.

EIN BEISPIELTAG DES GOTTFRIED-PROGRAMMS

Den größeren Erfolg bei der Gewichtsabnahme erzielen Sie, wenn Sie zu Hause selbst kochen. Häufiges Auswärtsessen fördert Diabetes und Gewichtszunahme,[40] also probieren Sie so gut es geht, sich das Auswärtsessen oder die Take-away-Gerichte abzugewöhnen und stattdessen auf nahrhafte, selbstgekochte Gerichte zu setzen. Sie meinen, Sie könnten nicht gut kochen? Das ist überhaupt kein Problem. Ich werde Ihnen zeigen, wie Sie eine Meisterin in der Essenszubereitung werden.

Am ersten Tag werden Sie 70 Prozent Fett zu sich nehmen und Ihre Kohlenstoffzufuhr auf einen großen Salat beschränken. In den nächsten beiden Kapiteln werden wir im Detail auf jede Phase des Gottfried-Programms eingehen, aber jetzt zeige ich Ihnen erst einmal, wie die Mahlzeiten aussehen könnten. Dafür gebe ich Ihnen Beispiele für den Frühstückstisch, für ein Mittagessen zu Hause sowie ein schnelles zum Mitnehmen, für ein selbst gekochtes Abendessen zu Hause, aber auch für ein Essen, wenn Sie abends einmal ausgehen.

Frühstück

Zu Hause: Keto-Granola mit Kokosmilch (2 Nettokohlenhydrate insgesamt, in Gramm)

Für unterwegs: Avocado auf Keto-Toast (6 Nettokohlenhydrate). (Siehe Rezept für Avocado-Toast auf Seite 225.)

Mittagessen

Zu Hause: 170 Gramm Rosenkohl gebraten mit 85 Gramm Rinderbrust sowie ein kleiner Beilagensalat mit entgiftendem Gemüse wie Brunnenkresse und Brokkolisprossen.

Für unterwegs: Zu Beginn der Einführungsphase nehmen Sie eine Suppe aus dem Tiefkühlfach. Wenn Sie mit dem Programm beginnen, sollten Sie auf Fastfood verzichten, aber falls es gar nicht anders geht, holen Sie sich zum Beispiel einen Salat mit Guacamole und Ihrer liebsten Proteinquelle oder einen in Salat gewickelten Burger, aber lassen Sie die Pommes frites weg.

Abendessen

Zu Hause: 170 Gramm Blumenkohlpüree mit Putenfleischbällchen und Trüffelöl, dazu ein Beilagensalat

Im Restaurant: Eine ganze Reihe an Mahlzeiten kann in den Ernährungsplan passen, sofern Sie Kohlenhydrate und minderwertige Fette vermeiden. Fragen Sie nach einem Salat, einer Avocado oder gedünstetem, nicht stärkehaltigem Gemüse als Ersatz für die Kohlenhydrate sowie nach Olivenöl oder einer frischen Zitrone für das Salatdressing. Verzichten Sie auf Nachtisch, Soßen und Glasuren und fragen Sie immer nach, ob bei der Zubereitung der Gerichte Zucker zum Einsatz kommt.

In Kapitel 9 finden Sie mehr als sechzig Rezepte aus dem Gottfried-Programm sowie Menüpläne für sieben Tage, die einige Ernährungspräferenzen umfassen, darunter auch vegetarische und vegane Gerichte.

Dr. Saras geheime Keto-Waffe: Suppen

Suppen verleihen einer ketogenen Ernährung Abwechslung und sind sehr praktisch. Sie eignen sich hervorragend als Resteverwertung für eine Mahlzeit am nächsten Tag oder als schnelles Mittagessen aus der Tiefkühltruhe. Wenn Sie abends müde sind und sich verzweifelt überlegen, was Sie essen sollen, werden Sie froh sein, eine Hühnchen-Ingwer-Suppe, eine Tofu-Masala-Suppe, eine göttlich cremige Gemüsesuppe oder eine einfache Gemüsesuppe gekocht zu haben. Einfach eine Portion aus dem Tiefkühlfach nehmen und auftauen lassen.

Meine anderen Lieblingsgerichte sind eine Keto-Version des herzhaften griechischen Gerichts Avgolemono (Hühnersuppe mit Zitrone und geraspeltem Blumenkohl), Hühnchen-Zucchininudel-Suppe und im Sommer Gazpacho (meine enthält viele Gurken und Avocados). Diese und weitere Rezepte finden Sie in Kapitel 9 zusammen mit Tipps für eine zeitsparende und leichte Zubereitung von köstlichen Gerichten.

Meine Suppenbasis koche ich immer sonntags und befülle dann den Kühlschrank und das Gefrierfach für die ganze Woche. Experimentieren Sie ruhig mit nicht stärkehaltigem Gemüse in einer Basis aus Knochen- oder Gemüsebrühe. Wenn Sie die Basis wieder aufwärmen, fügen Sie einfach Fisch, Schalentiere, Fleisch, mehr Gemüse und Olivenöl extra hinzu.

EINE KLEINE MOTIVATIONSHILFE: ES SIND NUR 4 WOCHEN!

Vielleicht ist Ihnen das alles jetzt zu viel und Sie wollen nur noch einen Cupcake essen und Feierabend machen. Aber schieben Sie Ihre Gesundheit und Ihre Hormone keine weitere Minute auf. Ja, dieser Ernährungsplan erfordert es, dass Sie Ihre Art und Weise, zu essen, verändern. Und ja, es erfordert jede Menge Präzision, um das richtige ketogene Verhältnis zu erzielen. Aber machen Sie sich keine Sorgen. Denken Sie daran: Wir reden hier über lediglich vier Wochen!

Ehe Sie in Panik verfallen oder resignieren, weil Sie an all die schönen Erinnerungen denken, die Sie in Verbindung mit Essen haben, das Sie nun nicht mehr genießen können, habe ich gute Nachrichten: Für all die kohlenhydratreichen Leckereien biete ich eine Alternative an, die für Ihre Hormone günstig ist. Chips werden wir gegen Keto-Cracker austauschen, das Croissant weglassen, dafür aber Keto-Brot mit Nussbutter genießen und statt Nudeln Shirataki-Nudeln (aus der japanischen Konjakwurzel, gänzlich ohne Nettokohlenhydrate) essen. Im Lauf der letzten Jahre habe ich diese Alternativen entdeckt, die meine Gelüste befriedigen, ohne dass meine Hormone einen Sturzflug machen, und ich freue mich sehr, sie mit Ihnen teilen zu können.

Mittlerweile wissen Sie, dass, wenn Ihre Hormone aus dem Gleichgewicht sind, keine Diät und kein Sport helfen. Sie wissen jetzt aber auch, was Sie dagegen tun können. Wenn Sie sich an die Schritte und Makronährstoffe halten, die wir in diesem Kapitel behandelt haben, und sie auf Ihre nächste Mahlzeit anwenden, machen Sie einen großen Sprung, um Ihre Hormone wieder in die richtige Bahn zu bringen, indem Sie Ihre Ernährung mit ins Boot holen. Ausgeglichene Hormone + weniger Hunger = Gewichtsabnahme. Gehen wir die Sache an!

Zusammenfassung

- Sorgen Sie dafür, dass Ihre Ernährung die richtigen Informationen an Ihre Hormone übermittelt.
- Lassen Sie sich nicht von Erinnerungen an Ihre Gewohnheiten unterkriegen. Ersetzen Sie ungesunde Gewohnheiten durch Keto-Alternativen, die für neue, gesunde Wohlfühlmomente sorgen (bei den Bezugsquellen im Anhang finden Sie weitere Ideen).
- Machen Sie sich mit den drei Schritten vertraut, ehe Sie mit Tag 1 beginnen. Verstehen Sie den Zusammenhang zwischen Hormonen und Ernährung, seien Sie Ihr eigenes Versuchskaninchen und zählen Sie Ihre Makronährstoffe.
- Denken Sie daran: Vier Wochen lang haben wir das ketogene Verhältnis von 2:1 fest im Blick (Fette im Verhältnis zu Proteinen plus Kohlenhydrate, alles in Gramm), dann gehen wir auf ein ketogenes Verhältnis von 1:1 zurück.

Ich liefere Ihnen alle Ressourcen, die Sie für den Erfolg benötigen, darunter Tipps zur Fehlerbehebung, Rezepte, Menüpläne und Produktempfehlungen.

KAPITEL 6

ENTGIFTUNG, ZIRKADIANES FASTEN UND FEHLERBEHEBUNG

Jetzt, da Sie verstehen, wie die meisten Diäten bei Frauen einen wahren Hormon-Crash verursachen können, und Sie mit den Makronährstoffzielen und dem ketogenen Verhältnis von 2:1 vertraut sind, können wir uns an die Feinabstimmung Ihres Fettabbaus machen. Zusammen werden wir den optimalen Punkt herausarbeiten, an dem Sie sich gesättigt fühlen, während sich Ihre Hormone einpendeln, das Bauchfett schrumpft und Ihre Pfunde purzeln. So entsteht das Orchester, das die Musik des Lebens für Ihre 60 bis 90 Billionen Zellen spielt. In diesem Kapitel erzähle ich Ihnen von den Erkenntnissen, die ich auf die harte Tour lernen musste, damit die typischen Fehler bei der Beschleunigung des hormonellen Gleichgewichts vermieden werden. Bewaffnet mit den Tipps und Tricks in diesem Kapitel sollte dem Gelingen Ihres Vorhabens nichts mehr im Weg stehen.

Manche meiner Patientinnen sind wie Lara, die in den ersten fünf Tagen 2,5 Kilo abnahm, in die Ketose kam und die Grenze von »übergewichtig« (BMI 25–30) zu »normalgewichtig« (BMI von unter 25) überschritt. In nur fünf Tagen! Am Ende der zweiten Woche hatte sie weitere zwei Kilo abgenommen, doch dann ging es nicht mehr weiter. Der Abnehmprozess kann plötzlich zu einem Stillstand kommen – ein

Phänomen, das bei Frauen über 35 leider häufig auftritt. Doch für diese Fälle gibt es wissenschaftlich fundierte Lösungen.

Die Erfahrung, die Lara machte, kommt beim Gottfried-Programm immer wieder vor. Wenn Sie die Kohlenhydrate reduzieren, verlieren Sie anfangs schnell an Gewicht, weil Kohlenhydrate Wasser mit sich führen. Dann allerdings kann sich die Gewichtsabnahme verlangsamen, wenn sich der Körper daran anpasst, Fett zu verbrennen. Dies wird als Keto-Adaption oder Fett-Adaption bezeichnet. Lara ist 1,72 Meter groß und wog am Anfang des Programms 75 Kilo, was einem BMI von 25,1 entspricht (leicht übergewichtig). Das Ziel war, dass Lara 2,5 Kilo hauptsächlich an Fettmasse verlieren sollte. Dieses Ziel erreichte sie. Ihr nächstes Ziel waren, 65 Kilo bei einem gesunden BMI von 22.

Wir werden uns folgenden Fragen widmen:

- Welche Abnehmziele sind mit dem hier vorgestellten Konzept realisierbar?
- Wie lässt sich eine erfolgreiche Entgiftung erreichen?
- Wie kann man die hormonelle Regeneration durch zirkadianes Intervallfasten beschleunigen?
- Welche sind die sieben wichtigsten Fallstricke, die es zu vermeiden gilt?

Insbesondere sollten Sie einen meiner Leitsätze im Sinn behalten: Unvollkommenes Handeln übertrumpft perfektes Nichthandeln (ein Spruch, den Präsident Harry Truman geprägt hat). Sie können spät anfangen, neu anfangen, es versuchen und scheitern und schließlich versuchen und erfolgreich sein. All diese Schritte werden sich zu einer großen Veränderung summieren. Das war meine eigene Erfahrung bei der Entwicklung und Verfeinerung des Gottfried-Programms. Streben Sie nicht nach Perfektion – sie ist der Feind des Guten. Ich bitte Sie nur, auf dem Pfad zu bleiben und nett zu sich selbst zu sein. Halten Sie lang genug durch, damit sich Ihre Hormone, Ihr Darm und Ihr Gehirnkreislauf erholen können!

REALISTISCHE ZIELE SETZEN

Setzen Sie sich kleine, schrittweise Ziele. Ich fange gern mit 2,5 Kilogramm Gewichtsverlust an, wobei die Muskelmasse erhalten bleiben soll. Um zu sehen, ob das gelingt, wiegen Sie sich am besten täglich nach dem morgendlichen Stuhlgang (wenn Sie nicht jeden Morgen Stuhlgang haben, lesen Sie den Leitfaden zur Fehlerbehebung bei der Entgiftung weiter unten in diesem Kapitel). Messen Sie wöchentlich Ihre Taille auf Höhe des Bauchnabels, wie im vorigen Kapitel beschrieben. Wenn Sie Fett verlieren und die Muskelmasse behalten, wird Ihr Gewicht sinken und Ihr Taillenumfang abnehmen. (In den Anmerkungen finden Sie fortgeschrittene Techniken.)

Was ist ein angemessenes Ziel für die Gewichtsabnahme? Hier sind einige Faktoren zu berücksichtigen: Alter, Ruheumsatz (wie schnell oder langsam Sie Kalorien verbrennen), die Basishormone (die Hormone, aus denen sich wiederum andere Hormone bilden), das Aktivitätsniveau, Stress und wie viel Gewicht Sie verlieren müssen, um Ihren Ziel-BMI zu erreichen.

Meine Empfehlung lautet, letztlich einen BMI zwischen 18,5 und 24,9 anzustreben, dieses Ziel aber in kleine Schritte aufzuteilen. Liegt Ihr BMI bei 25, sollten Sie zunächst das Ziel verfolgen, fünf Prozent an Gewicht bzw. 2,5 Kilo größtenteils an Fett abzunehmen. Warum? Dies ist erstens gut machbar und zweitens mit positiven Auswirkungen auf die Gesundheit verbunden, insbesondere bei Frauen mit Polyzystischem Ovarialsyndrom (PCOS), der häufigsten Stoffwechselstörung bei Frauen.

Lara, die das Gottfried-Programm mit einem Gewicht von 75 Kilo begann, hatte 2,5 Kilo bis zum fünften Tag abgenommen. Sie verlor fünf Prozent ihres Gewichts (8,25 Pfund) bis Tag 12. Bis Tag 22 waren es fünf Kilo, sodass sie 70 Kilo wog. Einen Monat später wog sie 68 Kilo.

Genau wie Lara haben Sie Ihr Gewicht wahrscheinlich nach und nach im Laufe der Jahre zugelegt. Die Durchschnittsfrau nimmt im Alter zwischen sechzehn und 36 im Jahr ein Kilogramm zu.[1] Wissenschaftler haben gezeigt, dass es sich um eine schleichende Gewichtszunahme handelt, die nur zwanzig zusätzliche Kalorien am Tag ausmacht, und hat wahrscheinlich mit der abweichenden Aktivität von Hormonen wie

Cortisol und Insulin zu tun. Da eine schnelle Gewichtsabnahme selten nachhaltig ist, sollte man diese Kilos auch wieder schrittweise verlieren. Also gehen Sie es besser langsam an. Ihr Gaumen, Ihre neuronalen Schaltkreise im Gehirn (einschließlich Ihres Sollwerts, der Art und Weise, wie Ihr Gehirn anhand von Nahrungsaufnahme und Bewegung das Körperfett innerhalb eines engen Bereichs, ähnlich einem Thermostat, reguliert), Ihr Darm (von den Geschmacksrezeptoren in Ihrem Mund bis zu den Dehnungsrezeptoren in Ihrem Magen) und Ihre Hormone wurden durch jahrelange, wenn nicht gar jahrzehntelange schlechte Nahrung und ein Umfeld, das die Fettspeicherung fördert, in die Irre geführt. Dieses Problem können wir lösen. Wenn Sie sich an meine Leitlinien halten, müssen Sie diesen Prozess nur einmal durchlaufen.

Um Ihr Ergebnis zu verbessern, rate ich Ihnen, das Gottfried-Programm mit einer Freundin durchzuziehen. Wir wissen, dass es die Ergebnisse verbessern kann, wenn man sich verantwortlich fühlt. Als ich bei meinem dritten Keto-Versuch endlich Erfolg hatte, schickte ich jeden Morgen einer Freundin eine Nachricht mit meinem Gewicht, und sie tat das Gleiche. So motivierten wir uns gegenseitig, indem wir uns täglich austauschten und gegenseitig bestärkten.

Fragen und Antworten

Darf ich auch mal einen Mogel-Tag einlegen?

Nein. Bei der Keto-Diät darf man im Gegensatz zu anderen Diäten nicht zwischendurch mogeln. Sie benötigen ein ketogenes Verhältnis von mindestens 2:1, damit die Hormone von der ketogenen Ernährung profitieren. Außerdem fällt es den meisten meiner Patientinnen leichter, sich an eine strikte Diät zu halten, und zwar zu 100 Prozent, statt nur zu 95 oder 98 Prozent. Ich habe es selbst erlebt und kann auf umfangreiche Forschungsarbeiten zurückgreifen, die dieses Prinzip unterstützen. Milchprodukte sind häufig Bestandteil von Mogelmahlzeiten, und gerade die können Sie aus der Ketose bringen, indem das Insulin gesteigert wird (siehe nächstes Kapitel zum Thema »Nahrungsmittelunverträglichkeiten«). Ein Tag mit Zucker und Mehl, und schon ist der Heißhunger auf Zucker und Substanzen wie Gluten und Casein zurück. (Letztere beide können bei der Verdauung ***opioidähnliche*** Wirkungen entfalten durch die Entstehung von Gliadorphinen und Casomorphinen.) Lassen Sie es besser. Sie erzielen die besten Ergebnisse, wenn Sie sich vier Wochen lang strikt und zu 100 Prozent an die Diät halten.

MESSEN SIE WEITER

Neben der regelmäßigen Überprüfung Ihrer Makronährstoffe (Fett, Proteine, Gesamtkohlenhydrate, Nettokohlenhydrate), Ihres täglichen Gewichts und Ihres wöchentlichen Taillenumfangs werden wir auch die Ketone messen. Etwas, was ich meinen Patientinnen fortwährend sage: Was Sie messen, verbessert sich. Wenn Sie Ihre Aufmerksamkeit auf das Messen richten, wird es Ihnen helfen, Ihr Ziel zu erreichen.

Viele Menschen benötigen nach Beginn meines Programms zwei bis sieben Tage, um in die Ketose zu kommen. Ich empfehle dringend, dass Sie sich selbst auf Ketone testen, was eine wichtige Messgröße ist. Denn wenn die Gewichtsabnahme ins Stocken gerät, verfügen Sie über Daten, um den Grund dafür festzustellen.

Bei der Atkins-Diät (einer Mode-Diät der 90er-Jahre nach dem Low-Carb-Prinzip, benannt nach ihrem Erfinder, Anm. d. Verlags) pinkelten die Menschen auf einen Teststreifen, um zu schauen, ob Ketone im Urin waren. Anfangs kann das funktionieren, doch sobald Sie sich an die Ketose gewöhnt haben, ist die Wahrscheinlichkeit geringer, dass Sie weiterhin Ketone in den Urin abgeben. Ich empfehle ein Blutketonmessgerät, das Beta-Hydroxybutyrat misst. Dieses könnte das wichtigste Keton während der Ketose sein, außerdem führt es zu einer Verbesserung des Stoffwechsels. Wenn Sie in der Einführungsphase tief in der Ketose sind, sollte Ihr Blutketonwert 0,5 bis 3,0 mmol/l betragen. Ein Blutketonspiegel von weniger als 0,5 mmol/l zeigt, dass der Körper nicht in der Ketose ist.

Bei keiner anderen Diät gibt es eine Kennzahl, die Ihnen sagt, dass Sie alles richtig machen. Toll, oder? Am besten kontrollieren Sie Ihren Keton- und Glukosespiegel jeden Tag zur selben Uhrzeit. Die meisten vielbeschäftigten Frauen messen diese Werte direkt morgens, nachdem sie sich gewogen haben. Ich messe immer, während ich ein großes Glas gefiltertes Wasser trinke, denn wir alle sind am Morgen meist dehydriert, insbesondere wenn wir in der Ketose sind. Wenn Sie sich das Testen angewöhnt haben, wird die letzte Woche, die Umstellungsphase, in der Sie Ihre persönliche Kohlenhydratgrenze testen, einfacher. Außerdem kontrolliere ich zwei Stunden nach dem Essen meine Glukosewerte (auch postprandialer Blutzucker oder Blutzucker nach dem Essen genannt), da dadurch eine andere Art von Insulinproblem besser erkannt werden kann als durch Nüchternzucker allein.

Fragen und Antworten

Meine Ketone betrugen 0,3 mmol/l an Tag 1, dann 0,7 mmol/l an Tag 3. Dann setzte meine Periode ein, und jetzt liegen meine Ketone bei 0,4 mmol/l an Tag 7. Ist das normal?

Dies ist ein Beispiel dafür, warum es gut ist, ein Ernährungstagebuch zu führen, in das Sie jeden Morgen Ihr Gewicht und Ihre Ketone sowie das, was Sie essen und trinken, eintragen. Im Ernährungstagebuch können Sie auch Ihre Makronährstoffe und Nettokohlenhydrate festhalten. Um herauszufinden, warum Sie aus der Ketose gekommen sind, können Sie Ihr Tagebuch überprüfen und darin vielleicht Muster erkennen. Manche meiner Patientinnen haben vor der Periode mehr Lust auf Kohlenhydrate und werden aus der Ketose geworfen, wenn sie mehr als 20 bis 25 Nettokohlenhydrate pro Tag zu sich nehmen. Ebenso kann man das Ernährungstagebuch nutzen, um die Lebensmittel zu identifizieren, die helfen, in einen tieferen Zustand der Ketose zu gelangen.

MESSEN SIE IHREN GLUKOSE-KETON-INDEX (GKI)

Biomarker sind messbare Parameter, die Ihnen verraten, was genau in Ihrem Körper vor sich geht. Der Glukose-Keton-Index, kurz GKI, ist ein Biomarker, der Ihnen helfen kann, Ihre Fortschritte nachzuvollziehen. Dabei handelt es sich um einen der besten Indikatoren für Ihren Stoffwechselzustand. Der GKI zeigt das Verhältnis zwischen Ihrem Ketonspiegel und Ihrem Blutzuckerspiegel, das mit einer simplen Formel errechnet wird: Teilen Sie Ihren Blutzuckerwert (muss in der Einheit mmol/l angegeben werden) durch Ihren Ketonwert (mmol/l).

Die ursprünglich zur Nachverfolgung der Fortschritte bei einer Krebsbehandlung[2] entwickelte GKI-Messung kann uns dabei helfen, nachzuvollziehen, ob beide Variablen – Blutzucker und Ketone – gemeinsam in die richtige Richtung gehen. In der Medizin wird diese Messung auch bei Patienten mit Diabetes, Fettleibigkeit, Alzheimer, Parkinson, Epilepsie, Insulinresistenz und Schädel-Hirn-Trauma verwendet. Für den Gewichtsverlust ist der GKI der hilfreichste einzelne Biomarker, den ich zur Erfolgsmessung meiner Patientinnen beim Gottfried-Programm verwende – er ist weitaus hilfreicher, als Blutzucker und Ketone einzeln zu messen, da das tägliche Leben, Stress, das Aktivitätsniveau und die Ernährung die einzelnen Messungen beeinflussen können. Wir wollen uns schließlich anschauen, in welche Richtung es geht.

Allgemein empfehle ich einen GKI mit einem Wert zwischen 1,0 bis 3,0 mmol/l, um Probleme wie Fettleibigkeit, Insulinresistenz und Störungen des Schlaf-Wach-Rhythmus anzugehen. Ein GKI von 3 bis 6 ist dennoch hilfreich, um eine Insulinresistenz zu reparieren, und ein GKI von 6 bis 9 hat immer noch einen Nutzen bei der Gewichtsabnahme.

Wie Sie Ihren GKI errechnen

Der Glukose-Keton-Index wird mit folgender Formel errechnet:

Der Blutzuckerwert in mmol/l
geteilt durch den Ketonwert in mmol/l

MACHEN SIE MIT DER ENTGIFTUNG WEITER

Um den Ausgleich der Hormone, der durch die Keto-Diät eintritt, zu vertiefen und zu beschleunigen, sollten Sie die Entgiftung fortführen. Die Entgiftung Ihrer Leber sollte immer wieder aufgefrischt werden, sodass Sie die Giftstoffe ausscheiden können, die freigesetzt werden, sobald Sie mehr Fett verbrennen. Hier kommen viele praktische Tipps, die Sie dabei unterstützen können.

Entgiftung und Nahrung

- Essen Sie mehr Kreuzblütler. Beim Konsum von Kreuzblütlern wird derselbe Rezeptor auf Zellen für Umweltgifte verwendet, sodass Sie dadurch die Gifte verdrängen können.[3]
- Essen Sie täglich Sulforaphan. Dieser Nährstoff findet sich in den höchsten Konzentrationen in Kreuzblütlern (Brokkoli, Rosenkohl, Kohl, Blumenkohl, Grünkohl, Radieschen); er unterstützt zahlreiche Entgiftungswege der Leber und verbessert nachweislich das Leaky-Gut-Syndrom.
- Essen Sie weiterhin grünes Blattgemüse, Zucchini, Gurke und Aubergine. Gemüse bewirkt eine »Säuberung« des Immunsystems. Die meisten meiner Patientinnen können diese Gemüsesorten ohne Einschränkungen essen und müssen sich nicht die Mühe machen, sie zu zählen; zu denselben Erkenntnissen kamen auch andere Forschende im Bereich der ketogenen Ernährung.[4] Trotzdem müssen Sie weiterhin Ihre anderen Makronährstoffe, insbesondere die Gemüsesorten, die hier nicht aufgeführt werden, sowie Proteine und Fette messen.
- Zählen Sie alle Makronährstoffe. Ich hoffe, Sie verzichten auf jegliche verarbeiteten Lebensmittel. Wenn nicht, ist es sehr wichtig, diese Makronährstoffe ganz genau zu zählen.
- Vermeiden Sie Giftstoffe so gut es geht, insbesondere in Form von genetisch veränderten Lebensmitteln und Wein (den Sie während der vierwöchigen Diät sowieso nicht trinken sollten); sie enthalten Glyphosat, das bekannteste Herbizid.[5] Glyphosat behindert das Wachstumshormon und steht Ihren Gewichtsverlustzielen entgegen.[6]
- Vermeiden Sie sogenannte Obesogene. Das sind künstlich hergestellte Umweltchemikalien, die als endokrine Disruptoren wirken, also auf die Hormone einwirken und dadurch das

Abnehmen verhindern.[7] Zu den Obesogenen gehören manche Medikamente (zum Beispiel selektive Serotonin-Wiederaufnahme-Hemmer bzw. SSRIs), Pestizide und Xenobiotika, wie zum Beispiel Bisphenol A (BPA), ein bekanntes Obesogen. Leider ist es schwierig, diese Chemikalien vollständig zu vermeiden. Endokrine Disruptoren kommen in Plastikflaschen, Kassenbelegen, Metalldosen für Lebensmittel, Waschmitteln, Lebensmitteln, Spielzeug und Hautpflegeprodukten vor. Eine Studie an Tieren zeigte, dass BPA das Wachstumshormon und dessen Freisetzung unterdrückt.[8] Es stört das Mikrobiom des Darms, das beeinflusst, ob wir in der Lage sind, Nährstoffe aus der Nahrung aufzunehmen, wann wir Heißhungerattacken bekommen und sogar, wie unsere Stimmungen sind.[9] Eine gesunde Option ist, mehr probiotische Lebensmittel zu essen und möglicherweise Probiotika einzunehmen, die die Wirkung von BPA und anderen Giftstoffen verringern können; das hat sich in Tierstudien als wirksam erwiesen.[10]

- Prüfen Sie Ihr Lebensumfeld, ob es Ihre Gewichtszunahme fördert. Schauen Sie sich Ihre Wohnung, Ihren Arbeitsplatz und auch die Umgebung während Ihres Urlaubs genauer an. Fördern diese Orte möglicherweise bestimmte Verhaltensweisen und damit Ihre Gewichtszunahme? (Siehe auch den folgenden »Fragen & Antworten«-Abschnitt.)
- Um die Leber bestmöglich zu unterstützen, sollten Sie die folgenden Lebensmittel konsumieren: Kreuzblütler, Shiitake-Pilze, Kurkuma und Rosmarin. Beeren liefern ebenfalls wichtige Nährstoffe zur Unterstützung der Leberfunktion. Wenn Sie sie in den ersten vier Wochen des Gottfried-Programms essen, müssen Sie allerdings darauf achten, dass Sie bei Ihren Makronährstoffen ein ketogenes Verhältnis von 2:1 einhalten. Die meisten meiner Patientinnen warten mit dem Verzehr von Beeren, also bis zur Umstellung ab Tag 29. Dann werden wir uns die schrittweise Erhöhung der Kohlenhydratzufuhr genauer ansehen und schauen, wie Sie darauf reagieren.

Fragen und Antworten

Wie kann ich mit einem ungesunden Lebensumfeld umgehen?

Es reicht nicht, nur die Giftstoffe aus der Ernährung zu vermeiden. Das Leben oder Arbeiten in einem ungesunden Umfeld kann für Ihre Gesundheit und Ihre Taille genauso schädlich sein. Was verstehe ich unter einem ungesunden Umfeld? Das kann unterschiedlich aussehen. Vielleicht ist es die Bürokultur, die Sie eher dazu verleitet, Essen zu bestellen, als Ihr eigenes gesundes Mittagessen mitzubringen. Oder Sie verbringen Zeit mit Ihren Liebsten vor dem Fernseher, die dabei allerdings gern verlockende, kohlenhydratreiche Snacks essen. Lassen Sie sich kreative Möglichkeiten einfallen, um diese potenziellen Fallen zu vermeiden, und erobern Sie sich Ihren Raum zurück. Zum Beispiel können Sie mittags oder nach dem Essen spazieren gehen oder sich frische Selleriestangen in den Kühlschrank legen, wenn es Ihnen nach etwas Knusprigem gelüstet.

Entgiftung und Stuhlgang

- Achten Sie darauf, mindestens ein- bis zweimal am Tag Ihren Darm vollständig zu entleeren. Das bedeutet, dass Sie hinterher nicht mehr das Gefühl haben, dass in Ihrem Dick- oder Enddarm noch Stuhl ist.
- Essen und trinken Sie das Richtige. Für eine adäquate Darmtätigkeit brauchen Sie ausreichend Flüssigkeit, ballaststoffreiches Gemüse und möglicherweise ein Magnesium-Nahrungsergänzungsmittel.
- Trinken Sie viel gefiltertes Wasser, mindestens für jedes Kilo Körpergewicht 30 Milliliter Flüssigkeit. Um bei dem Beispiel von Lara mit ihren 75 Kilo zu bleiben, würde das bedeuten, dass sie 2,25 Liter Wasser am Tag trinken sollte. Sie nahm sogar noch mehr ab, als sie die Menge irgendwann auf 2,70 Liter steigerte. Sie gibt dann noch keto-freundliche (zuckerfreie) Elektrolyte hinzu.
- Essen Sie täglich ballaststoffreiches Gemüse sowie zusätzlich 25

Gramm Salat (bei den Rezepten finden Sie eine Liste an Ideen, von Romana bis hin zu rotblättrigem Salat).

- Reichern Sie eine Bowl (siehe Rezepte) oder einen Shake mit 1 bis 2 EL gemahlenen Leinsamen an.
- Geben Sie zu jeder Mahlzeit 1 bis 2 EL MCT-Öl.
- Möglicherweise könnte auch ein Magnesium-Nahrungsergänzungsmittel sinnvoll sein. Magnesiummangel kann dazu führen, dass viele Hormonpfade blockiert werden und die Gesundheit beeinträchtigt wird.[11] Den meisten Teilnehmenden meines Programms rate ich zu 800 Milligramm am Tag, aber die für Sie passende Dosis können Sie herausfinden, indem Sie mit 200 bis 300 Milligramm beginnen und die Menge langsam steigern. Beachten Sie bitte, dass Magnesium-Nahrungsergänzungsmittel Wechselwirkungen mit manchen Medikamenten haben und bei Personen mit Diabetes, Darm-, Herz- oder Nierenerkrankungen kontraindiziert sein können. Sprechen Sie bitte mit Ihrem Arzt oder Ihrer Ärztin, wenn Sie Medikamente einnehmen oder eine dieser Erkrankungen haben.

Fragen und Antworten

Ich halte mich an all Ihre Empfehlungen, aber trotzdem habe ich noch nicht täglich Stuhlgang. Was kann ich sonst noch tun?

Täglicher Stuhlgang ist gesund und entgiftend. Viele meiner Patientinnen leiden an Verstopfung. Es kann eine Weile dauern, bis sich die Transitzeit der Nahrung durch den Darm normalisiert hat. Ich halte diese Grundsätze für wesentlich – das Trinken von reichlich gefiltertem Wasser, der Konsum von nicht stärkehaltigem Gemüse, das Anreichern von Mahlzeiten mit Leinsamen und MCT-Öl sowie die Einnahme von Magnesium. Genau wie bei einem Shampoo für Ihr Haar sollten Sie sich an ein gleichmäßiges Muster von Aufschäumen, Ausspülen und Wiederholen halten. Manche meiner Patientinnen verbessern ihre Transitzeit durch die ayurvedische Kräutermischung Triphala, entweder in Form eines Pulvers (mit Wasser vermischt) oder als Kapsel. Andere häufige Gründe für Verstopfung sind chronischer Stress, Schilddrüsenprobleme und ein Mangel an Mikronährstoffen. Wenn Sie sich an all diese Empfehlungen halten und es dennoch nicht funktioniert, rate ich Ihnen, sich an einen Arzt zu wenden und Ihren Darm untersuchen zu lassen.[12]

Entgiftung durch Schwitzen

- Bewegen Sie sich so intensiv, dass Sie schwitzen, denn das hilft bei der Ausscheidung von Giftstoffen. Ich stehe total auf diese Kombination: zwei Drittel Gewichtheben mit schweren Gewichten, sogar zu Hause, und ein Drittel Kardiotraining. Allerdings fühle ich mich durch Sport völlig ausgehungert, weshalb ich mein Essen mit der Küchenwaage abwiege. Sport bewegt die Lymphgefäße, was die Entgiftung fördert. Insgesamt ist das Ziel, ins Schwitzen zu kommen.
- Sie können auch schwitzen, indem Sie ein heißes Bad mit Epsom-Salz nehmen. Setzen Sie sich mindestens eine Stunde vor Ihrer üblichen Einschlafzeit in die Badewanne. Wenn Sie 15 Kilogramm Epsom-Salz bestellen, sollte das für die vier Wochen Ihrer Diät reichen. Ich gebe 4 Tassen Epsom-Salz, rund 1 bis 2 Tassen Natron sowie ein paar Tropfen von mindestens zwei ätherischen Ölen (eine häufige Mischung besteht aus Fichte und Weihrauch) in das Wasser. Dann bade ich 20 Minuten oder länger bei der höchsten, für mich aushaltbaren Temperatur. (Meine Menge an Epsom-Salz hat sich gesteigert, seit ich darüber in meinem Buch *Die Hormondiät* schrieb.) Dann lege ich mich auf ein Handtuch ins Bett, während ich weiter schwitze, und lese ein schönes Buch. Das Bad in dem magnesiumhaltigen Salz ist eine weitere Möglichkeit, das Mineral im Körper aufzunehmen. Zudem ist es herrlich entspannend vor dem Schlafen. Stellen Sie sich dieses Ritual als hormonausgleichende Alternative zu einem Cocktail vor, allerdings einem, der Sie entspannt und gleichzeitig Ihren Schlaf verbessert.
- Gehen Sie in die Sauna. Ich kann deren Nutzen nicht häufig genug betonen. Auch dabei schwitzt man, ohne Sport zu treiben,

und auch ohne die Gefahr des gesteigerten Appetits. Heutzutage, wo so viele Giftstoffe unvermeidbar zu sein scheinen, ist ein Saunagang eine gute Methode, um sie wieder loszuwerden. Zwar sind die Daten zur Unterstützung der Entgiftung durch Saunagänge lückenhaft, doch das, was ich selbst an Ergebnissen erlebe, überzeugt mich auch so.[13]

- Probieren Sie leberunterstützende Nahrungsergänzungsmittel aus:
  - N-Acetylcystein (NAC) schützt die Leber vor Schäden und kann die weiblichen Hormone regulieren.[14] Bei manchen Frauen mit PCOS kann es den Insulinspiegel verbessern,[15] auch wenn das nicht auf alle zutrifft.[16] Dosierung: 600 Milligramm zweimal täglich.
  - Mariendistel reduziert nachweislich Leberentzündungen und senkt den Blutzucker bei Diabetespatienten.[17] Dosierung: 140 Milligramm dreimal täglich über 45 Tage.
  - Kurkumaextrakt schützt nachweislich vor Leberschäden, unterstützt Patienten mit Fettleber, verbessert Gesamtcholesterin und LDL-Cholesterin und reduziert möglicherweise den Blutzucker.[18] Dosierung: 500 Milligramm am Tag.

Andere Veränderungen des Lebensstils

- Werden Sie zu einem Superschläfer. Guter Schlaf ist nicht nur für die Entgiftung wichtig, sondern auch für die Produktion von Wachstumshormonen und Testosteron. Ihr Körper produziert im Schlaf Wachstumshormone, weshalb Sie jede Nacht sieben bis achteinhalb Stunden schlafen sollten. Falls Sie Ihre Schlafenszeit mit einer Tracking-App dokumentieren, sollten davon rund 90 bis 120 Minuten auf den Tiefschlaf entfallen. Entwickeln Sie ein Schlafritual, das daraus besteht, in der Stunde vor dem Zubettgehen auf jegliche Form von Bildschirmzeit zu verzichten und mindestens drei Stunden vorher nichts mehr zu essen.
- Entsagen Sie dem toxischen Stress. Wir sind alle viel zu angespannt und von Entzündungen betroffen. Ich entspanne mich

mit Yoga und täglichen Meditationen. In all meinen Büchern schreibe ich über Stressabbau, denn Stresshormone blockieren den Fettabbau, und es wird Ihnen guttun, wenn Sie eine Möglichkeit finden, stressresistenter zu werden. Dabei ist keine Methode gut oder schlecht. Das Wichtigste ist, herauszufinden, was für Sie passt. Ich rate zu Yoga oder einer Meditations-App, dafür gibt es zahlreiche Anbieter. Für manche Menschen sind Yoga, Meditation oder Achtsamkeit allerdings Fremdwörter oder sie können einfach nicht still sitzen, was völlig in Ordnung ist. Versuchen Sie es bitte trotzdem. Für mich ist Yoga eine grundlegende Methode zur Umstellung der körpereigenen Endokrinologie, bei der Sie negative Hormone durch positivere ersetzen. Weniger Cortison und Insulin, stattdessen mehr Testosteron, Oxytocin und Wachstumshormone.

Fragen und Antworten

Ich hatte in letzter Zeit viel Stress, bekam Heißhunger und habe somit wieder mehr Kohlenhydrate gegessen. Was soll ich tun?

Das kennen wir alle. Für mich sind das »sich anschleichende Kohlenhydrate«, die wir in diesen Zuständen aufnehmen. Wenn Sie anfangen, zu viele Kohlenhydrate zu essen (d. h. über Ihre persönliche Grenze hinaus), können Sie auch Flüssigkeitseinlagerungen bemerken und das Gewicht auf der Waage kann durch das zusätzliche Wasser in die Höhe klettern. Das beobachte ich häufig bei Patientinnen, die im Restaurant essen oder Essen zum Mitnehmen bestellen, denn in den Gerichten verstecken sich häufig viele Kohlenhydrate. Mit der Zeit schraubt sich dann das Gewicht in die Höhe und Sie nehmen fünf Pfund oder mehr zu, ehe Sie das Problem überhaupt erkennen und angehen. Sorgen Sie dafür, dass das nicht passiert!

Die folgenden Fragen stelle ich meinen Patientinnen: Verfolgen Sie ganz genau, was Sie essen und trinken? Wiegen Sie sich jeden Morgen und messen Sie Ketone und den GKI? Was Sie messen, verbessert sich. Berechnen Sie vor jeder Mahlzeit die Nettokohlenhydrate? Halten Sie sich an die Grundlagen wie jede Menge gefiltertes Wasser, kein Zucker und kein Alkohol, Konsum von gedünstetem nicht stärkehaltigem Gemüse?

Kochen Sie die passenden Gerichte und Suppen? (Siehe Rezepte.) Bewegen Sie sich, haben Sie Stuhlgang, schlafen Sie genug? Haben Sie einen zuverlässigen Partner oder eine Partnerin, dem oder der Sie Ihre täglichen Fortschritte berichten und gemeinsam Fehlerbehebung betreiben können? Atmen Sie außerdem tief durch und machen Sie eine Liste von Dingen, die Sie – außer Kohlenhydrate zu essen – tun können, wenn Sie sich gestresst fühlen. Hier kommt meine Liste: einer Freundin schreiben, eine meiner Schwestern anrufen, einen Spaziergang machen, mich aufs Fahrrad schwingen, zwölf Mal einen Kettlebell schwingen, zehn Burpees machen, mich mit meinem Mann unterhalten, fünf Minuten lang tief einatmen oder meditieren, ein Glas gefiltertes Wasser trinken, ein Buch lesen oder ein Nickerchen machen.

Wenn Sie die sich anschleichenden Kohlenhydrate bemerken, sollten Sie das sofort im Keim ersticken, indem Sie sich wieder an die Grundlagen des Gottfried-Programms halten.

ZIRKADIANES INTERVALLFASTEN: EINE LEICHTE, GESUNDE ANGEWOHNHEIT

Ich habe zweimal versucht, mit der Keto-Diät Fett zu verlieren, bevor ich es geschafft habe, meine Hormone in den Griff zu bekommen. Wenn ich zurückblicke, was ich falsch gemacht habe, sah von außen betrachtet alles richtig aus. Ich nahm Makronährstoffe im gewünschten Verhältnis zu mir: 70/20/10. Ich kam in die Ketose. Doch beim ersten Mal aß ich zu viel Fette – wahrscheinlich zu viele gesättigte Fettsäuren für mich (Butter im Kaffee, jede Menge Speck und Käse in meiner Ernährung). Beim zweiten Mal aß ich nicht genug Gemüse und meine Darmbakterien litten. Ich machte die Entgiftung nicht im ersten Schritt. Ich nahm Frühstück, Mittag- und Abendessen zu mir. Zwischendurch auch ein paar Snacks. Oh, und ich hörte nicht auf, Alkohol zu trinken – das ist eine längere Geschichte, aber in diesem Kapitel liefere ich Ihnen einige Tipps und Tricks, falls Sie sich ein Leben ohne ein abendliches Glas Wein nicht vorstellen können.

Beim dritten Mal klappte es mit der Keto-Diät: Ich verlor zehn Kilo, größtenteils Fett. Was der Unterschied war? Zirkadianes Intervallfasten, mein Fokus lag auf der Entgiftung, ich aß den weiblichen Hormonen entsprechend, ich trank keinen Alkohol. Durch diese Kombination von Faktoren beschleunigt das Gottfried-Programm den Gewichtsverlust.

Intervallfasten ist die Hintertür für die Ketose, denn die meisten Menschen produzieren Ketone nach rund 16 Stunden Fasten. Wenn Sie innerhalb eines Zeitfensters essen, das den zirkadianen Rhythmus nutzt, ist Ihr Körper besser auf die Ausschüttung fast aller von Ihnen produzierten Hormone eingestellt. Sobald Sie also einige Stunden nach Sonnenaufgang mit dem Essen beginnen (idealerweise nach einem Sporttraining nach dem Fasten) und einige Stunden vor Sonnenuntergang mit dem Essen aufhören, arbeiten Sie *mit* und nicht gegen die Art und Weise, wie sich der menschliche Körper, egal ob männlich oder weiblich, entwickelt hat – nämlich mit ausgedehnten Phasen der Stoffwechselruhe. Heutzutage arbeiten wir allerdings abends länger und nutzen nachts künstliches Licht, weshalb unsere Essensmuster immer weniger dem entsprechen, wie sie sich eigentlich entwickelt haben. Das schlimmste Szenario für Ihre Stoffwechselhormone ist, eine umfangreiche Mahlzeit zu sich zu nehmen und dann ins Bett zu gehen, was allerdings die meisten Menschen machen. Für Ihre Hormone ist es hingegen besser, jeden Abend vor dem Schlafengehen zu fasten.

Von allen Programmen, die ich in über 25 Jahren klinischer Erfahrung mit meinen Patienten und Patientinnen ausprobiert habe, ist das zeitlich beschränkte Essen die einfachste Verhaltensänderung, um den Gewichtsverlust zu fördern, insbesondere für Frauen. In einer 2019 von der University of Illinois in Chicago durchgeführten Studie verloren übergewichtige Erwachsene drei Prozent ihrer Körpermasse, indem sie sich an eine 16:8-Diät hielten.[19] Der Plan war ganz simpel: Die Teilnehmenden beschränkten ihre Nahrungsaufnahme auf nur acht Stunden am Tag. Die anderen sechzehn Stunden über fasteten sie.

Wenn Sie zirkadianes Intervallfasten mit einer ketogenen Ernährung kombinieren, produzieren Sie schneller mehr Ketone, was den Gewichtsverlust unterstützen kann. Sie können von den Vorteilen des Gottfried-Programms profitieren, ohne Hunger oder Entbehrungen zu verspüren, indem Sie die Küche nach dem Abendessen schließen und dadurch ein

Zeitfenster von rund vierzehn bis sechzehn Stunden schaffen, in welchem Sie in den Fettverbrennungsmodus schalten und in dem gleichzeitig Insulin und Wachstumshormon optimiert werden. (Keine Sorge, der Großteil des Fastens geschieht, während Sie schlafen.)

Ihre Anstrengungen werden durch optimale Insulin- und Wachstumshormonspiegel (aber auch verbesserte Spiegel anderer Hormone), Fettverlust, gesteigerte Energie und Ausdauer und andere gesundheitliche Vorteile belohnt. Eine milde Ketose durch 16 Stunden Fasten über Nacht verbessert die Geistesschärfe, senkt den Blutzucker, verringert Insulinresistenz, stößt den Prozess der Autophagie an (sozusagen die »Selbstreinigung« der Zellen), repariert die DNA und reguliert das Enzym mTOR (Abkürzung für »mechanistic Target of Rapamycin«), das ebenfalls eine wichtige Rolle bei der Zellerneuerung spielt.

Die Wissenschaft des zirkadianen Intervallfastens

Studien an Menschen und Tieren lassen auf die folgenden Vorteile des zirkadianen Intervallfastens schließen:

- Gewichtszunahme wird umgekehrt.[20]
- Die normale Expression von Genen, die an ernährungsbedingter Fettleibigkeit beteiligt sind, insbesondere in Modellen für postmenopausale Fettleibigkeit, wird wiederhergestellt.[21]
- Der Blutzucker wird verbessert (Insulinresistenz wird geheilt).[22]
- Das kardiometabolische Risiko wird gesenkt.[23]
- Das Risiko für Brustkrebs und andere Krebsformen wird reduziert.[24]
- Die Alterung wird deutlich verringert.[25]
- Weißes Fett wird in das metabolisch günstigere braune Fett umgewandelt, sodass Sie mehr Kalorien verbrennen.[26]
- Umformung des Darmmikrobioms zugunsten von Bakterien, die gegen Fettleibigkeit schützen (zum Beispiel Oscillibacter, Ruminococcaceae); außerdem wird die Diversität der Darmbakterien gefördert, was für die Gesundheit äußerst wichtig ist.[27]

- Verbesserung der Stoffwechselfolgen eines gestörten zirkadianen Rhythmus.[28]
- Unterstützung des Gehirns beim Schutz vor neurodegenerativen Erkrankungen wie Alzheimer, anderen Formen der Demenz sowie Parkinson, während gleichzeitig Stimmung und Gedächtnis verbessert werden.[29]

All das wird durch Intervallfasten erzielt, ohne dass die Kalorienzufuhr eingeschränkt werden muss oder eine bestimmte Ernährungsstrategie nötig ist![30]

Einige von Ihnen haben vielleicht mit einem schnellen Einstieg in das Intervallfasten Erfolg. Jedoch rate ich den meisten meiner Patientinnen, es langsam anzugehen, denn es kann sehr stressig für den Körper sein. Und wir wollen den Cortisolspiegel nicht durch zusätzlichen Stress erhöhen. So gelingt es mit dem Intervallfasten am besten:

BEHUTSAMER BEGINN DES INTERVALLFASTENS

1. Fangen Sie damit an, Ihr normales Ernährungsmuster genau zu beobachten, und führen Sie gleichzeitig das zeitlich beschränkte Essen ein, und zwar, indem Sie an nicht aufeinanderfolgenden Tagen über Nacht zwölf bis vierzehn Stunden fasten und tagsüber während eines Zeitfensters von zehn bzw. zwölf Stunden essen. An diesen Tagen sollten Sie nur adaptives Training (Pilates, Yoga, Spazierengehen) machen. Sie können an Tag eins oder zu jedem Zeitpunkt während des vierwöchigen Programms damit beginnen, aber je eher Sie anfangen, desto schneller spüren Sie die positive Wirkung auf Ihren Hormonhaushalt.
2. Während Sie die Fastenphasen allmählich steigern, sollten Sie morgens zum Frühstück möglichst mehr Kohlenhydrate zu sich nehmen, denn zu der Zeit sind wir insulinempfindlicher und können die Kohlenhydrate als Brennstoff verbrennen. Essen Sie abends kohlenhydratarm – das ist ein guter Zeitpunkt, um Fisch zu essen oder Omega-3-Präparate einzunehmen, sodass Sie sich

länger satt fühlen. Achten Sie darauf, täglich immer die Gesamtkohlenhydrat- und Nettokohlenhydratgrenzen einzuhalten.

3. Fasten Sie mindestens drei Stunden vor dem Zubettgehen, da das die insulinresistenteste Zeit des Tages ist.
4. Trinken Sie morgens gesunde, alkoholfreie Getränke. Schwarzer Kaffee oder Tee sind in Ordnung, aber brechen Sie nicht das Fasten. Es wird darüber diskutiert, ob Kalorien, beispielsweise in Form eines Esslöffels Sahne im Kaffee, das Fasten brechen. Der konservativste Ansatz ist, sich nur an Wasser, schwarzen Kaffee oder grünen Tee ohne jegliche Zusätze zu halten.
5. Brechen Sie morgens das Fasten mit nährstoffreichen Nahrungsmitteln. Ich esse dann immer Keto-Avocado-Toast oder trinke einen grünen Smoothie voller Gemüse, Nüssen und Kerne.
6. Halten Sie sich weiterhin an die im vorigen Kapitel genannten Ernährungsempfehlungen des Gottfried-Programms: Essen Sie vollwertige, nur minimal verarbeitete Gerichte, die Sie, wenn möglich, zu Hause zubereiten. Verzichten Sie auf zugesetzten Zucker, Weißmehl und Transfette. Essen Sie so viel Gemüse wie möglich. Ich empfehle gesunde Fette und Proteine in Maßen.
7. Arbeiten Sie während der Erhaltungsphase des Fastens auf einen 16:8-Ansatz hin: 16 Stunden Fasten über Nacht und ein achtstündiges Zeitfenster, in dem Sie essen dürfen. Essen Sie beispielsweise das erste Mal um 10 Uhr und das letzte Mal um 18 Uhr. Dann essen Sie zwischen 18 Uhr und 10 Uhr am nächsten Morgen nichts.
8. Sie können das Zeitfenster, in dem Sie essen können, selbst wählen, solange Sie über Nacht sechzehn Stunden fasten. Die meisten meiner Patientinnen benutzen dafür eine App, um sich das Leben leichter zu machen. Für berufstätige Frauen oder jene, die häufig zum Abendessen auswärts essen, ist ein späteres Zeitfenster meist günstiger, beispielsweise von 12 Uhr mittags bis 20 Uhr. (Manche Frauen müssen eine Woche lang bei 14:10 bleiben, bevor sie zu 16:8 übergehen können, wenn sich sechzehn Stunden anfangs zu stressig oder zu lang anfühlen. Gehen Sie es ruhig langsam an.)

9. Stimmen Sie die zeitliche Einnahme der Probiotika so ab, dass Sie sie frühmorgens und zum Schlafengehen einnehmen. Somit werden »Dickmacher-Bakterien« im Darm reduziert und »Schlankmacher-Bakterien« gefördert.
10. Führen Sie das zirkadiane Intervallfasten auch nach dem vierwöchigen Gottfried-Programm durch, wenn Sie dann noch mehr Kilogramm abnehmen möchten.

Tägliche To-do-Liste

- Stuhlgang
- Gewicht aufschreiben
- Blutketonwert und Blutzucker testen, um den GKI zu bestimmen
- Zirkadianes Intervallfasten einhalten
- Schwitzen (tägliche körperliche Bewegung – Training nach dem Fasten ist am besten – und fünfmal die Woche Bäder mit Epsom-Salz oder Saunagänge)
- Flüssigkeitszufuhr mit zuckerfreien Elektrolyten zur Unterstützung der Nierenfunktion, zur Verringerung des Risikos von Nierensteinen und zur Vorbeugung der »Keto-Grippe« (gemeint sind die Begleiterscheinungen, die zu Beginn der Diät durch die Umstellung des Körpers auftreten können, wie beispielsweise Kopfschmerzen oder Schwindel, Anm. d. Verlags.)
- Kontinuierliche Entgiftung durch den Konsum von Gemüse, die Vermeidung von Giftstoffen und die Förderung einer ausgeglichenen Leberfunktion

Sicherheitshinweis

Ich leide unter (hier den Namen der Erkrankung einfügen). Kann ich das Gottfried-Programm trotzdem durchführen?

Leider kann ich in diesem Buch nicht jede einzelne Krankheit berücksichtigen und sagen, ob in einem speziellen Fall die Ketose kontraindiziert ist. Darum bitte ich Sie, sich bei Fragen an Ihren Arzt oder Ihre Ärztin zu wenden. Die Kontraindikationen für eine ketogene Ernährung, über die ich in Kapitel 4 spreche, können eine erste Orientierung geben. Doch um zu erfahren, ob die ketogene Ernährung in Ihrem speziellen Fall das Richtige für Sie ist, müssen Sie unbedingt medizinisches Fachpersonal befragen, das Sie gut kennt.

SIEBEN DINGE, DIE AM HÄUFIGSTEN SCHIEFGEHEN

Bei meinem Programm kommt es relativ häufig zu einigen Problemen. Auf die sieben folgenden Dinge sollten Sie achten und entsprechend reagieren:

1. **Sie nehmen zu viele Kalorien zu sich.** Als ich die Keto-Diät zum ersten Mal ausprobierte, hatte ich Probleme, auf die richtige Menge an Makronährstoffen zu kommen, weshalb ich Butter und MCT-Öl in meinen Kaffee gab. Ich nahm viel zu viel Fett auf und aß über meine Stoffwechselgrenze hinaus. Möglicherweise essen Sie zu viel, weil Sie eine Leptinresistenz haben und sich nicht satt fühlen, nicht einmal in der Ketose. (Das können Sie herausfinden, indem Sie Ihren Leptinspiegel im Blut messen. Liegt er über 8 ng/dL, führt möglicherweise eine Leptinresistenz dazu, dass Sie zu viel essen.) Die Lösung ist, Nahrungsmittel mit einer niedrigeren Kaloriendichte zu sich zu nehmen. Grünes Blattgemüse (wie Salate) hat 100 Kalorien pro Pfund. Gemüse 200 Kalorien pro Pfund. Fleisch hat 800 Kalorien, Brot 1.500

und Schokolade 2.500 Kalorien pro Pfund. Nahrungsmittel mit hoher Kaloriendichte aktivieren das Belohnungssystem.[31] Essen Sie mehr Salat und Gemüse und weniger Fleisch.

2. **Sie trinken weiterhin Alkohol.** Wollen Sie Fett verbrennen, Ihren Schlaf verbessern und wieder ein klareres Gehirn bekommen oder lieber Ihr übliches Glas Wein trinken? Ich warte eine Runde, bis Sie diesen Realitätscheck gemacht haben. Ich habe die Erfahrung gemacht, dass Alkohol uns aus der Ketose bringt. Und er stört definitiv die meisten Ihrer Hormone. Nehmen Sie nachmittags 1 bis 2 TL MCT-Öl ein, um das erste Glas Wein zu vermeiden. Anekdotischen Berichten zufolge scheint es die gesunden kurzkettigen Fettsäuren im Körper zu steigern, die dafür sorgen, dass Sie sich satter fühlen, während Sie das Abendessen zubereiten.[32]
3. **Sie haben einen langsamen Stoffwechsel.** Es ist bekannt, dass Frauen mit einem höheren BMI und einer langsameren Stoffwechselrate (das ist die Geschwindigkeit, mit der Sie im Ruhezustand Kalorien verbrennen) länger brauchen, um abzunehmen, und häufiger Gewichtsabnahmeplateaus erreichen. Das hormonelle Gleichgewicht zu verbessern, kann länger dauern, aber dazu beitragen, den Stoffwechsel anzukurbeln. Vielleicht bitten Sie einen Arzt oder eine Ärztin, Ihren Ruhestoffwechsel und Ihre Hormone zu testen.
4. **Sie leiden unter Verstopfungen.** Das ist eine häufige Nebenwirkung der Ketose. Ich habe erlebt, dass Patientinnen aufgrund von Verstopfung 1 bis 2,5 Kilo behalten oder zugenommen haben, selbst wenn sie jeden Morgen zumindest einen kleinen Stuhlgang hatten. Das Problem kann eine unvollständige Entleerung des Darms sein. Sollte das bei Ihnen der Fall sein, versuchen Sie es mit den auf Seite 179 aufgeführten Techniken.
5. **Sie haben Probleme, in die Ketose zu kommen.** Oder vielleicht kommen Sie in die Ketose, aber sofort wieder hinaus. Dafür kann es verschiedene Gründe geben, unter anderem, dass Sie zu viele Proteine essen. Die Menge an Proteinen, die Sie vor zehn oder zwanzig Jahren zu sich nehmen konnten, ist jetzt möglicherweise

nicht mehr die richtige Menge für Sie. Hätte ich in meinen Fünfzigern dieselbe Menge Proteine gegessen wie in meinen Dreißigern, hätte ich jetzt einen hohen Blutzuckerspiegel. Zu den Nahrungsmitteln, die Ihren Blutzucker in die Höhe treiben und Ihr Ketose-Niveau senken können, zählen Milchprodukte, alternative Süßungsmittel, Alkohol und abgepackte Nahrungsmittel. (Kürzlich verwendete ich einen von meinem Zahnarzt empfohlenen Zahnaufheller, der mich sofort aus der Ketose brachte und meinen Nüchternblutzucker auf 110 mg/dL ansteigen ließ, was das Niveau ist, das ich hatte, als ich an Prädiabetes litt.) Für einen optimalen therapeutischen Nutzen möchte ich, dass Sie vier Wochen lang in die Ketose kommen und darin bleiben. Im Zweifelsfall sollten Sie einen Test machen. Am einfachsten finden Sie heraus, ob ein Lebensmittel die Ketose unterbindet, indem Sie Ihre Ketone und den Blutzuckerspiegel vor und nach der Mahlzeit testen. Ich teste meistens vor dem Verzehr, eine Stunde danach und zwei Stunden später noch einmal. Mehr darüber erfahren Sie im nächsten Kapitel, in dem wir darüber sprechen, wie Sie Ihre Trigger-Nahrungsmittel herausfinden und Ihre persönliche Kohlenhydratgrenze feststellen können.

6. **Sie haben eine ausgeprägte Kohlenhydratunverträglichkeit.** Möglicherweise müssen Sie Ihre Kohlenhydratzufuhr noch weiter reduzieren, und zwar auf fünf Prozent der Gesamtkalorien am Tag. Ja, ich habe Ihnen jede Menge Gründe genannt, warum das für Ihre Hormone ungünstig sein kann, aber das wichtigste Hormon ist das Insulin, und das müssen wir zuallererst in Ordnung bringen.
7. **Sie denken immer wieder »Sch … drauf«.** Ja, das kenne ich nur allzu gut. Vielleicht haben Sie ständig Hunger, weil eine gleichbleibende Ketose noch nicht eingesetzt hat (wahrscheinlich aufgrund der Punkte 5 oder 6 in dieser Liste). Vielleicht ist Ihr Stoffwechsel eher langsam, weshalb der Gewichtsverlust langsamer geht als gewünscht. Vielleicht haben Sie es satt, Diät zu halten oder sich zu schelten, dass Sie zu viel essen. Es ist nicht das Ziel, dass Sie am Ende ungesund dünn sind. Stattdessen

geht es darum, Ihre schlecht funktionierenden Hormone gegen Hormone auszutauschen, die Ihre Gesundheit optimieren und Ihnen helfen, Ihre langfristige Vision, die Sie für sich selbst haben, umzusetzen. Für mich gehört dazu ein gesunder BMI, ein guter Muskeltonus und dass all meine Kleider im Schrank gut sitzen. Sich anzuziehen ist dann kein Problem mehr. Und das Thema Essen wird Ihre Gedanken nicht mehr so dominieren. Ich kann vier bis sechs Stunden zwischen den Mahlzeiten aushalten, und das bei einem gleichbleibenden Blutzuckerspiegel und konstanter Energie. Ich habe den Großteil meines Lebens damit verbracht, darauf zu warten, diese Freiheit und Sicherheit zu spüren – dieses Gefühl wünsche ich mir auch für Sie.

Neun Plateau-Killer

Wenn Ihr Gewicht immer wieder in einem Rahmen von 1 bis 1,5 Kilo schwankt und Sie nach fünf bis sieben Tagen nicht abgenommen haben, sollten Sie eine dieser Methoden ausprobieren:

1. Widerstandstraining. Versuchen Sie es mit einem Verhältnis von zwei Dritteln Krafttraining zu einem Drittel Ausdauertraining. Heben Sie schwere Gewichte. Durch den Muskelaufbau wird Ihr Ruhestoffwechsel gesteigert. Am besten trainieren Sie direkt nach dem Aufstehen, bevor sich Ihr Essenszeitfenster öffnet.
2. Benutzen Sie eine Lebensmittelwaage. Wenn Sie Ihre Lebensmittel wiegen, sind Sie genauer und bleiben auf dem richtigen Weg.
3. Die Mitochondrien stärken. Ich rate zur Einnahme von L-Carnitin direkt nach dem Aufstehen, um den Transport der Triglyceride in die Mitochondrien, wo Fett verbrannt wird, zu verbessern.
4. Kryotherapie. Das bedeutet, dass man sich kalter Luft oder kaltem Wasser aussetzt. Ich gehe dafür in ein Kryotherapie-Zentrum bei mir im Ort. Sie können auch zweimal die Woche ein 20-minütiges Eisbad (ein Bad mit Eiswürfeln) nehmen. Manche Menschen bevorzugen auch eine kalte Dusche.
5. Kohlenhydrat-Fehlerbehebung. Wenn Sie kein Gewicht verlieren, reduzieren Sie Ihre Nettokohlenhydrate auf unter 20 Gramm am

Tag, um eine Kohlenhydratintoleranz oder Insulinresistenz zu bekämpfen. Denken Sie bitte auch darüber nach, eine Blutuntersuchung auf Nüchterninsulin, Blutzucker und Hämoglobin A1C zu machen. Das Gute ist, dass Sie mit diesem Ernährungsplan Ihre Kohlenhydratunverträglichkeit umkehren und mehr Kohlenhydrate essen können, ohne an Gewicht zuzunehmen.

6. Eingeschränkte Kalorienzufuhr. Versuchen Sie das vorübergehend, aber nur ein oder zwei Tage lang.
7. Verlängerte Fastenphase. Versuchen Sie es mit einem Verhältnis von 18:6 oder sogar 20:4.
8. Versuchen Sie es mit Nahrungsergänzungsmitteln zur Steigerung der Insulinsensitivität. Diese können die Funktion von Insulin und den Fettverlust verbessern. (Siehe Seite 179 für Einzelheiten über ketose-fördernde Nahrungsergänzungsmittel.)
9. Versuchen Sie es mit wachstumshormonsteigernden Peptiden. Diese sind verschreibungspflichtig und dürfen auch nur mit Vorsicht verschrieben werden, können aber helfen, wenn sonst nichts funktioniert.

Was ist, wenn Sie nicht in die Ketose kommen können? Hier folgen ein paar gute Strategien, um Ihren Körper rasch in die Ketose zu bringen, wenn es sonst nicht gelingt:

- Versuchen Sie es mit der Kryotherapie (siehe Plateau-Killer).
- Geben Sie Fett zu Ihrem Essen, beispielsweise extra Olivenöl.
- Schränken Sie die Kalorienzufuhr ein oder fasten Sie vier- bis sechzehn Stunden, um den Stoffwechsel in den Fettverbrennungsmodus zu versetzen.
- Verwenden Sie MCT-Öl (40 Gramm am Tag, um die Ketose auszulösen).
- Versuchen Sie, den Blutzucker zusätzlich zu unterstützen (im nächsten Kästchen erfahren Sie mehr über ketose-fördernde Nahrungsergänzungsmittel).

Was sollen Sie tun, wenn Sie Verstopfungen haben? Regelmäßiger Stuhlgang ist der Schlüssel zum Erfolg. Ich verrate Ihnen jetzt ein paar tolle Tricks, um Verstopfungen, unter denen Frauen bei einer Keto-Diät häufig leiden, zu vermeiden oder loszuwerden:

- Trinken Sie ausreichend.
- Essen Sie ballaststoffreiches Gemüse sowie 25 Gramm Salat am Tag.
- Essen Sie eine Viertel Avocado.
- Essen Sie gemahlene Leinsamen.
- Nehmen Sie MCT-Öl.
- Nehmen Sie ein Magnesium-Präparat.

Ketose-unterstützende Nahrungsergänzungsmittel

Wissenschaftliche Studien belegen, dass die folgenden Nahrungsergänzungsmittel zur Behebung von Entzündungen beitragen. Möglicherweise kommen diese für Sie zusätzlich zu den bereits erwähnten Nahrungsergänzungsmitteln zur Unterstützung der Leber infrage.

- **Alpha-Liponsäure** ist eine körpereigene Fettsäure, die ich als Nahrungsergänzungsmittel zur Förderung des Gewichtsverlusts und zur Verbesserung der Insulinempfindlichkeit empfehle. Es gibt solide Hinweise für die Wirksamkeit bei der Vorbeugung von Zellschäden im Körper.[33] Ich verschreibe dieses Nahrungsergänzungsmittel bei Prädiabetes, Diabetes, Hautalterungserscheinungen, Lipidproblemen, Katarakt, Glaukom und anderen Gesundheitsproblemen. Es verbessert die Insulinsensitivität, senkt den Blutzuckerspiegel und reduziert fortgeschrittene Glykationsendprodukte (schädliche Stoffe, die entstehen, wenn sich Eiweiß oder Fett mit Zucker im Körper verbinden).[34] Es kann bei altersbedingtem Verlust von Glutathion helfen, dem wichtigsten Antioxidans. Alpha-Liponsäure verbessert die Mitochondrien. Es gibt zwei Formen bzw. Isomere, die über unterschiedliche Eigenschaften verfügen. Ich empfehle R-Alpha-Liponsäure, weil sie bioaktiver ist als S-Alpha-Liponsäure. Alpha-Liponsäure-Nahrungsergänzungsmittel enthalten meist die Formen »R« und »S« in einem Verhältnis von 50:50. Die Dosierung für R-Alpha-Liponsäure beträgt 100 bis 200 Milligramm am Tag mit ebenfalls 2 bis 4 Milligramm Biotin am Tag, um den Biotinabbau zu verhindern, der bei langfristiger Einnahme von Liponsäure auftreten kann.

- **Ausgewogene Omegas** – Sie müssen sozusagen gut geölt sein, um Entzündungen zu bekämpfen.[35] Ich rate zur Einnahme einer Mischung aus verschiedenen Omegas, einschließlich Alpha-Linolsäure, Eicosapentaensäure (EPA), Docosahexaensäure (DHA), die zu den Omega-3-Fettsäuren gehören, und Gamma-Linolsäure, eine gesunde Omega-6-Fettsäure. Die Einnahme nur einer dieser Säuren kann zu einem Ungleichgewicht in Ihrem Fettsäurehaushalt führen. Bei meinen Patientinnen achte ich genau auf das Verhältnis von Omega-3 zu Omega-6, da ein höheres Verhältnis mit einem geringeren Krankheitsrisiko, darunter Brustkrebs, verbunden ist (oder umgekehrt; wir streben ein niedrigeres Verhältnis an, wenn man das Verhältnis von Omega-6 zu Omega-3 betrachtet).[36] Weitere Informationen finden Sie in den Bezugsquellen.
- **Berberin** senkt nachweislich den Blutzuckerspiegel und Entzündungen und reduziert auch leicht das Gewicht.[37] Dosierung: 500 Milligramm dreimal täglich.
- **Specialized pro-resolving mediators (SPMs)** sind eine neuere Entdeckung an biologisch aktiven Substanzen, die bei chronischen Entzündungen im Zusammenhang mit Insulinresistenz und Fettleibigkeit helfen könnten, obwohl es bisher noch keine randomisierten Studien gibt.[38]
- **Spirulina** ist eine Blaualge. Ich mische sie meinen Shakes bei, wie Sie in den Rezepten noch sehen werden. Eine Dosis von 500 Milligramm zweimal täglich (oder das ungefähre Äquivalent in Ihrem täglichen Shake) wird mit weniger Gewicht und Appetit in Verbindung gebracht. Spirulina hat entzündungshemmende und entgiftende Eigenschaften.

Häufige Hormonstörungen: PCOS und Brustkrebs

Das häufigste hormonelle Ungleichgewicht, das ich in meiner medizinischen Praxis zu sehen bekomme, ist das Polyzystische Ovarialsyndrom (PCOS), unter dem 20 bis 30 Prozent meiner Patientinnen leiden. Frauen mit PCOS tun sich mit dem Gewichtsverlust besonders schwer, weil sie gegen zahlreiche hormonelle Probleme gleichzeitig kämpfen: Insulinresistenz, Leptinresistenz, niedriges Adiponectin (ein aus Fett gewonnenes Hormon, das vor Insulinresistenz, Diabetes und Arteriosklerose schützt), hoher Testosteron- und DHEA-Spiegel, hoher Cortisolspiegel, hoher Aromatase-Spiegel und infolgedessen Östrogendominanz. Sie haben Symptome einer anhaltenden Entzündung, wie Bauchfett, und die Blutwerte zeigen hohe CRP-, Interleukin-6- sowie TNF-alpha-Spiegel. Diese wiederum steigern die Aromatase und erschweren den Gewichtsverlust nur noch mehr.
2013 empfahl ich zur Behandlung von PCOS eine kohlenhydratarme Ernährung mit Vollwertkost und Polyphenolen, da dies zu dieser Zeit der bewährteste Ansatz war, was sich seit der Veröffentlichung meines Buches *Die Hormonkur* weiter bestätigt hat. Glücklicherweise verfügen wir mittlerweile über mehr Daten, die den Nutzen einer hormonausgleichenden Keto-Diät für Frauen mit PCOS unterstützen, und Studien zeigen, dass es dadurch zu Gewichtsverlust und verbesserten Hormonen, von Insulin bis Testosteron, kommt.[40]
Wie sieht es mit Brustkrebs aus, der gefürchteten Erkrankung, die eine von acht Frauen im Lauf ihres Lebens trifft? Bei PCOS gibt es viele Risikofaktoren, die sich mit denen von Brustkrebs überschneiden, und das hormonelle Muster bei PCOS kann bei der Entwicklung von Brustkrebs eine Rolle spielen: insbesondere das abweichende Insulin.[41] (Die Studien, die einen Zusammenhang zwischen PCOS und Brustkrebs herzustellen versuchen, kommen zu keinem einheitlichen Ergebnis – manche sind positiv[42], andere negativ[43] –, wobei bei den negativen Studien keine angemessenen statistischen Anpassungen vorgenommen wurden.) Metaanalysen zeigen eine eindeutige Verbindung zwischen PCOS und Endometriumkrebs, einer weiteren hormonell bedingten Krebsform.[44] Die Schlussfolgerung lautet, dass die hormonelle Umstellung auf Keto eine gut dokumentierte Methode ist, um Stoffwechselstörungen anzugehen, die die Hauptursache für PCOS und Brustkrebs sind.

Zusammenfassung

- In diesem Kapitel haben Sie gelernt, wie Sie durch nächtliches 14- bis 16-stündiges Fasten eine tiefere Entgiftung und Stoffwechselpausen erzielen.
- Gemeinsam können wir Fehlerbehebung für die meisten Probleme betreiben, die bei einer hormonausgleichenden Keto-Diät entstehen, um den Vier-Wochen-Rhythmus beizubehalten und Fett zu verbrennen und abzunehmen.
- Sie haben nach und nach an Gewicht zugenommen, Sie werden es also auch nach und nach wieder abnehmen. Gehen Sie es langsam an! Behalten Sie das langfristige Ziel im Auge. Streben Sie langfristigen Gewichtsverlust und Einhaltung des Gewichts an. Sie müssen das alles nur einmal machen, sofern Sie es richtig machen.
- Sie müssen nicht perfekt sein – Stress durch Perfektionismus steigert nur den Cortisol- und Insulinspiegel und kann die Gewichtsabnahme verhindern –, aber Sie dürfen nicht aufgeben. Nicht jetzt, nicht, ehe Sie die nachgewiesenen Vorteile einer gut formulierten Keto-Diät kennengelernt haben, durch die Ihre Hormone ins Gleichgewicht kommen und Sie sich wieder lebendiger fühlen.
- Lesen Sie Kapitel 5 und dieses Kapitel erneut, falls Sie Unterstützung benötigen. Besuchen Sie meinen Instagram-Account (Instagram.com/saragottfriedmd), um mir Fragen zu stellen und sich der Gemeinschaft der Kriegerinnen des Gottfried-Programms anzuschließen. (Seite in englischer Sprache, Anm. d. Verlags.)

KAPITEL 7

DIE UMSTELLUNGSPHASE DES STOFFWECHSELS

Sie haben es durchgezogen! Vier Wochen lang haben Sie Ihre Hormone neu organisiert, regeneriert und wiederhergestellt, um Ihren Stoffwechsel zu verjüngen. Sie haben sich an die Regeln gehalten und es bis Tag 29 geschafft. Die Hormonspiegel, die Hormonrezeptoren und der Transport der Hormone innerhalb des Körpers haben sich verbessert. Das Ergebnis: Sie haben an Gewicht verloren und fühlen sich wieder wie Sie selbst. Es ist ein Prozess, bei dem die alte Version Ihres Körpers zerlegt und anschließend auf bessere Art und Weise wieder aufgebaut wird. Herzlichen Glückwunsch!

Vorbereitungsphase
20-25 Gramm Nettokohlenhydrate und Entgiftung. Achten Sie auf ein Keto-Verhältnis von 2:1.
Bringen Sie Ihren Darm in Schwung, um Fett zu verbrennen!

Umsetzungsphase
20-25 Gramm Nettokohlenhydrate am Tag sowie Intervallfasten (14/10 bis 16/8). Achten Sie weiterhin auf ein Keto-Verhältnis von 2:1.

Umstellungsphase
Führen Sie langsam wieder Nettokohlenhydrate ein, und zwar jeweils 5 Gramm, und steuern Sie langfristig bzw. bis Sie erneut mit der Diät beginnen, auf ein Keto-Verhältnis von 1:1 zu.

Zeitlicher Ablauf des Gottfried-Programms

Im Laufe der Jahre konnte ich in meiner Praxis sehen, dass die Wiederherstellung des Hormonhaushalts eine der besten Maßnahmen ist, die Sie ergreifen können, um Ihre Gesundheit langfristig zu fördern und sich unglaublich wohlzufühlen. Trotzdem sind sich die meisten Menschen nicht im Klaren darüber, dass eine grundlegende Änderung des Lebensstils, selbst wenn sie nur vier Wochen dauert, eine große Herausforderung für die Psyche darstellt. Vielleicht hat Ihr Partner sich beschwert oder die Augen verdreht. Vielleicht sind Sie es satt, zu Hause unterschiedliche Mahlzeiten für andere und für Sie selbst zuzubereiten. Wahrscheinlich haben Sie überhaupt keine Lust mehr, sonntags zu Hause die Mahlzeiten für die Woche vorzukochen. Ich hoffe, dass Sie in dieser Phase des Programms erkennen, dass die verlorenen Pfunde nicht so wichtig sind wie Ihre Einstellung – also Ihre selbstgesteuerte Haltung und Ihre Gedanken. Das Wichtigste ist: Wie fühlen Sie sich? An Tag 29 gehe ich davon aus, dass Sie sich hervorragend fühlen, egal ob Sie große oder kleine Fortschritte mit der Gewichtsabnahme gemacht haben. Es waren die winzigen Schritte, die Sie jeden Tag unternommen haben, die sich über vier Wochen zu einer großen Veränderung summierten.

Ziel des Gottfried-Programms ist, die Kommunikation zwischen Ihrer Nahrung und Ihren Hormonen zu verändern. An Tag 29 haben Sie eine neue Form der Kommunikation zwischen Ihren Hormonen und dem Fett begonnen, die Sie schlanker und gesünder macht. Sie sorgen für Stoffwechselflexibilität, also die Fähigkeit Ihres Körpers, effektiv zwischen der Verbrennung von Kohlenhydraten und der von Fett als Energiequelle zu wechseln, je nachdem, was Sie gerade brauchen und welche Nährstoffe zur Verfügung stehen. Es geht darum, nicht in dem stoffwechselmäßig unflexiblen Zustand gefangen zu sein, rund um die Uhr Kohlenhydrate zu verbrennen. Vielleicht hat sich Ihr Gehirnnebel gelichtet, Nachtschweiß und Hitzewallungen ebben ab oder Ihre PCOS-Symptome verbessern sich.

Was kommt als Nächstes?

In der Umstellungsphase verbrennen Sie sowohl Fett als auch Kohlenhydrate, um den Energiebedarf Ihres Körpers zu decken, und wir werden die Ober- und Untergrenze der Kohlenhydratmenge festlegen, die für Sie am besten geeignet ist, um die Fettverbrennung fortzusetzen. Die

Umstellungsphase dauert etwa ein bis zwei Wochen, und Sie werden Ihr Leben lang davon profitieren.

LERNEN SIE DIE 51-JÄHRIGE LOTUS KENNEN

Lotus ist eine vielbeschäftigte Ärztin, die das Gottfried-Programm durchgezogen hat, um etwas gegen ihre Gewichtszunahme im Taillenbereich, den langsamer werdenden Stoffwechsel und ihren sich verschlechternden Cholesterinspiegel zu tun. Als wir uns kennenlernten, waren ihre Hormone schon seit einigen Monaten völlig aus dem Ruder gelaufen. Zuvor litt sie an Endometriose und hatte sich 2019 einer Hysterektomie und der Entfernung der Eierstöcke unterzogen. Sie wies alle Symptome der Perimenopause auf: Gewichtszunahme, Hitzewallungen, Nachtschweiß, Gehirnnebel und Stimmungsschwankungen. Sie hatte eine Schilddrüsenunterfunktion und Prädiabetes. Mit einer Größe von 1,62 m und einem Gewicht von 74 kg war sie übergewichtig und hatte einen BMI von 28. Zusammen mit einem niedrigen Stoffwechsel (ein errechneter Grundumsatz von 1.406 Kalorien/Tag) bedeutete dies einen langsameren Fortschritt bei ihrem Programm, aber Lotus hielt durch. Sie hatte zuvor schon eine Keto-Diät ausprobiert, allerdings ohne Erfolg.

Drei Wochen später machte Lotus große Fortschritte. All ihre perimenopausalen Symptome waren verschwunden, was ich häufig sehe, denn diese Symptome kommen durch die Hormone – und zwar nicht nur durch Östrogen und Progesteron, sondern auch durch Insulin.[1]

Nach vier Wochen wog Lotus nur noch 70 kg (ihr BMI lag unter 26), und sie fühlte sich wie neugeboren. Sie hielt sich an das ketogene Verhältnis von 2:1 und ernährte sich überwiegend vegetarisch und indisch (einige ihrer Rezepte finden Sie in Kapitel 9). Als wir ihre Blutwerte vor und nach dem Gottfried-Programm miteinander verglichen, waren ihr Leptin- und Testosteronspiegel normal, ihr Blutzucker hatte sich verbessert, ihr Gesamtcholesterin war gesunken und ihre Werte des guten Cholesterins waren so gut wie seit zwölf Jahren nicht mehr. Ein eindeutiger Fortschritt!

Wir mussten noch an ihrer Fitness, ihrer Muskelmasse und ihren Wachstumshormonen arbeiten, um ihre erstaunlichen Fortschritte weiter auszubauen. Unser neues Ziel war es, ihren BMI auf unter 24,9 zu bringen und das Wachstumshormon durch Krafttraining zu erhöhen. Inzwischen hat sie insgesamt fast 20 Kilo abgenommen, wiegt jetzt nur noch 56 Kilo, hat einen BMI von 21,3 und ihr GKI liegt konstant bei 2 bis 3. Jetzt ist unser Ziel, dies durch zusätzliche Kohlenhydrate und mehr Bewegung beizubehalten. Sie hat wieder so viel Energie wie früher und ein neues inneres Gleichgewicht und wieder an Lebensfreude gewonnen.

SEIEN SIE ACHTSAM IN DER UMSTELLUNGSPHASE

So wie bei Lotus liegt jetzt die letzte Aufgabe vor Ihnen, nämlich Ihren stabilisierten Hormonhaushalt zu schützen, indem Sie langsam zu einem ausgewogeneren Ernährungsplan übergehen. Wie ich in der Einleitung schrieb, ist das Gottfried-Programm ein therapeutischer Impuls, um Ihre Hormone in die richtige Richtung zu bringen, aber keine langfristige Diät. Es gibt einfach nicht ausreichend Untersuchungen, auf deren Basis man Frauen diese Ernährungsweise langfristig empfehlen könnte.

Ich weiß, Sie wollen das alles schnellstmöglich hinter sich bringen, aber ich bitte Sie eindringlich, diese letzte Phase mit großer Geduld zu durchlaufen. In diesem Kapitel werde ich Ihnen zeigen, wie Sie allmählich Ihre Kohlenhydratmenge steigern können, und dennoch stetig in einer leichten Ketose bleiben. Das Gottfried-Programm ist ein Ernährungsplan, der zunächst vier Wochen und maximal sechs Monate hintereinander befolgt werden sollte. Dann geht man über zu einem ausgewogenen Ernährungsplan mit entzündungshemmenden Lebensmitteln, wie die mediterrane Ernährung es bietet.

Wenn Sie die vier Wochen des Gottfried-Programms beenden und dann an Tag 29 eine Kohlenhydratmenge von 200 Gramm verputzen, verpassen Sie die einmalige Gelegenheit, die Ober- und Untergrenze der für Sie geeigneten Kohlenhydratmenge zu ermitteln. Führen Sie die zusätzlichen Kohlenhydrate langsam ein und seien Sie geduldig. Wenn Sie wieder zu Ihrer alten Kohlenhydratmenge zurückkehren, haben Sie schon bald wieder Ihr ursprüngliches Gewicht.

Die Umstellungsphase, in der Sie langsam wieder zusätzliche Kohlenhydrate hinzufügen, kann neun Tage, aber auch länger dauern. Da ist jeder Mensch anders. Lassen Sie sich Zeit. Preschen Sie nicht mit einem Teller Nachos und mehreren Runden Margaritas durch diese Phase. Nehmen Sie sich die Zeit, die Sie brauchen, um Daten über sich selbst zu sammeln und diese Informationen dann zu integrieren. Ich werde Ihnen zeigen, wie Sie die Sache methodisch angehen. Das Ziel ist, es wie Lotus zu machen, die auf eine überwiegend vegetarische und ausgewogene Ernährung mit mehr Kohlenhydraten und weniger Fett umgestiegen ist, sich aber weiterhin in einer leichten Ketose befindet und abnimmt. Zur Erinnerung: Trotz vieler gesundheitlicher Herausforderungen, wie einem langsamen Stoffwechsel und einem BMI im Bereich des Übergewichts, wiegt Lotus jetzt rund 20 Kilogramm weniger als am Anfang.

WICHTIGE VERHALTENSWEISEN FÜR DEN ÜBERGANG

Unser Hauptziel bei der Umstellungsphase ist, Ihre Kohlenhydratgrenze zu definieren, sodass Sie wissen, wie viele Kohlenhydrate am Tag Sie höchstens zu sich nehmen können, ohne wieder zuzunehmen. Dabei werden Sie einiges über Verdauung, Absorption, Konzentration, Stimmung, Energie, Leistung, Schlaf, Selbstfürsorge und Gesundheit lernen. Bei jedem fällt die Kohlenhydratgrenze für den Gewichtsverlust anders aus. Je gesünder Sie werden, desto höher ist die Kohlenhydratmenge. Diese Regeln helfen Ihnen dabei, Ihre persönliche Kohlenhydratgrenze festzulegen, damit Ihre Hormone weiterhin gesund bleiben und Sie weiter abnehmen können.

- **Definieren Sie Ihre Kohlenhydratgrenze.** Das ist die Menge der täglichen Nettokohlenhydrate, bis zu deren Grenze Sie weiterhin an Gewicht verlieren, wobei Sie aber wieder zunehmen, wenn Sie diese Grenze überschreiten.
- **Messen Sie weiterhin die Ketone.** Bleiben Sie in einer leichten Ketose, und zwar entweder durch die Nahrung, die Sie zu sich neh-

men, oder durch zirkadianes Intervallfasten. Idealerweise jedoch durch beides. Sorgen Sie weiterhin für Entgiftung: Das verbessert nachweislich die Stoffwechselflexibilität, da der Körper mehr auf Ketone und weniger auf Glukose angewiesen ist. Langfristig ist eine milde Ketose die beste Methode, um gesund zu bleiben.[2]

- **Wechseln Sie zu einer entzündungshemmenden Ernährung.** Ich rate zu einer kohlenhydratangepassten Variante der evidenzbasierten mediterranen Ernährung (mehr dazu später in diesem Kapitel). Sie werden Ihr Gewicht erfolgreich im Griff haben, weil Sie Ihre persönliche Kohlenhydratgrenze kennen. Wenn Sie weiterhin abnehmen müssen, können Sie den Vier-Wochen-Impuls, den das Gottfried-Programm gibt, nach der Umstellungsphase wiederholen. Ausgestattet mit dem Wissen über Ihre persönliche Kohlenhydratgrenze können Sie weiterhin an Gewicht verlieren, indem Sie einfach unter dieser Grenze bleiben.
- **Falls Sie aus der Ketose geraten, sorgen Sie dafür, so schnell wie möglich wieder in die Ketose zu kommen.** Wenn Sie immer noch Lust auf mehr Kohlenhydrate oder verarbeitete Lebensmittel haben, kann es länger als 28 Tage dauern, bis Sie sich an die Ketose gewöhnt haben und keine Gelüste mehr verspüren. Nur weil Sie in der Ketose sind, heißt das nicht, dass alle Gelüste verschwinden. Bei manchen meiner Patientinnen dauert es ein paar Tage, aber bei anderen kann es Monate dauern. Natürlich werden Sie nicht durch die Zahl auf der Badezimmerwaage oder Ihre Kleidergröße definiert. Sie werden durch Ihre täglichen Entscheidungen definiert, insbesondere durch das, was Sie tun, wenn Sie vor einer Herausforderung stehen. Betrachten Sie es als Herausforderung, einem Verlangen nachzugeben oder zu widerstehen. Mehr ist es nicht. Ich habe gerne einen Plan für den Fall, dass ich wieder rückfällig werde – und ich werde meine besten Strategien später in diesem Kapitel mit Ihnen teilen.
- **Denken Sie immer an Ihre Motivation.** Erinnern Sie sich daran, warum Sie mit dem Gottfried-Programm begonnen haben: um Ihre Beziehung zu Kohlenhydraten zu verändern und Ihre Hormone in Ordnung zu bringen. Wir alle wissen, wie verführe-

risch Kohlenhydrate sind. Ein Bissen kann sich beruhigend anfühlen. Tatsächlich jedoch wandeln sich die meisten Arten von Kohlenhydraten im Darm in Blutzucker um: seien es Popcorn, stärkehaltige Nahrungsmittel (Reis, Kartoffeln, Wurzelgemüse), Fruktose (Fruchtzucker), Laktose (Milchzucker) oder Zucker selbst (ebenso seine Verwandten: Honig, Ahornsirup und sogar einige Zuckerersatzstoffe). Ein Kohlenhydratüberschuss ist bei vielen Menschen die Ursache für ein hormonelles Ungleichgewicht. Leider ist es so, dass Sie, je mehr Sie davon essen, umso mehr wollen. Bleiben Sie standhaft, wenn Sie Ihre Kohlenhydratgrenze testen, und halten Sie sich an den Plan, den ich in diesem Kapitel beschreibe. Denken Sie immer daran: Wenn Sie zu viele Kohlenhydrate essen, machen Sie Ihren Körper wieder zu einer Fettspeichermaschine. Vermeiden Sie das Hormonchaos, das zu Diabetes und zum metabolischen Syndrom führt, indem Sie Ihre persönliche Kohlenhydratgrenze mit Bedacht festlegen.

DEFINIEREN SIE IHRE PERSÖNLICHE KOHLENHYDRATGRENZE

Beim Gottfried-Programm beginnen Sie mit einer Kohlenhydratgrenze von 20 bis 25 Gramm Nettokohlenhydraten pro Tag. In den ersten drei Tagen der Umstellungsphase steigern Sie Ihre Nettokohlenhydrate um 5 Gramm. Es kann bis zu drei Tagen dauern, bis Sie eine Veränderung des Gewichts oder der anderen Kennzahlen (unten aufgeführt) bemerken. Bleibt Ihr Gewicht gleich oder sinkt es, steigern Sie die Nettokohlenhydratmenge abermals um 5 Gramm und schauen ganz genau, wie Ihr Körper in den nächsten drei Tagen darauf reagiert.

Wenn Sie beispielsweise während des vierwöchigen Gottfried-Programms 20 Gramm Nettokohlenhydrate am Tag zu sich genommen haben, essen Sie an den Tagen 29 bis 31 je 25 Gramm Nettokohlenhydrate. Wenn Sie in der Ketose bleiben und Ihr Gewicht stabil bleibt oder sogar sinkt, nehmen Sie an den Tagen 32 bis 35 jeweils 30 Gramm Nettokohlenhydrate zu sich. An den Tagen 36 bis 39 essen Sie 35 Gramm Nettokohlenhydrate. Messen Sie täglich Gewicht, Blutzucker und Ketone. Steigt Ihr Gewicht, haben Sie Ihre persönliche Kohlenhydratgrenze erreicht.

Ihr Blutketonwert sinkt wahrscheinlich, wenn Sie Ihre Kohlenhydratgrenze erreicht haben. Falls Sie aus der Ketose rutschen (Blutketonwert von weniger als 0,5 mmol/l) und Ihr Gewichtsverlust stoppt, haben Sie Ihre persönliche Kohlenhydratgrenze erreicht. Wählen Sie Ihre tägliche Kohlenhydratgrenze so, dass Sie unter dieser Schwelle bleiben.

Welche Kohlenhydrate sollten Sie zuerst einführen? Ich rate zu Beginn zu stärkehaltigerem Gemüse, dann zu zuckerarmem Obst, wie Beeren, sowie Hülsenfrüchten und Hummus. Seien Sie mit Kartoffeln, Getreide und Milchprodukten vorsichtig, bis Sie Ihre persönliche Kohlenhydratgrenze genau definiert haben.

Wodurch wird Ihre persönliche Kohlenhydratgrenze bestimmt?

- aktuelles Gewicht
- Geschlecht
- Gesundheit und Lebensweise
- Genetik und Epigenetik
- Blutzucker und Ketone
- Hormone, wie Insulin, Cortison, Wachstumshormone und Leptin
- Alter
- Stoffwechselflexibilität
- Nahrungsmittel, die Sie zu sich nehmen (vor und während des Gottfried-Programms)
- Stresspegel
- Darmfunktion
- Maß der körperlichen Aktivität
- Medikamente

Anzeichen, dass Sie Ihre persönliche Kohlenhydratgrenze erreicht haben

- Gewichtszunahme. Normalerweise kann das Gewicht während des Tages etwa um ein halbes Kilogramm schwanken, sofern die Hormone stabil sind. Wenn Sie täglich Stuhlgang haben und Ihr Gewicht in den nächsten 72 Stunden um ein Kilo oder mehr steigt, haben Sie Ihre aktuelle Kohlenhydratgrenze überschritten.
- Blutzuckeranstieg (Nüchternblutzucker liegt über 85 mg/dL) und Abfall der Ketone (weniger als 0,5 mmol/l). Das ist ein Nüchternglukose-Keton-Index von über 10.
- Erschöpfung. Wenn Sie Ihre Kohlenhydratgrenze überschritten haben, fühlen Sie sich womöglich erschöpft, so als ob Sie ein Nickerchen machen müssten. Je nachdem, wann Sie die zusätzlichen Kohlenhydrate essen, kann die Erschöpfung morgens, nachmittags oder abends oder auch den ganzen Tag über auftreten. Meist tritt die Erschöpfung nach der Mahlzeit mit überschüssigen Kohlenhydraten auf.
- Gehirnnebel. Der übermäßige Verzehr von Kohlenhydraten kann zu Konzentrationsschwierigkeiten führen. Dies ist eines der häufigsten Symptome der Insulinresistenz.
- Stimmungsschwankungen. Durch übermäßige Kohlenhydrate kann man sich deprimiert oder müde fühlen.
- Blähungen. Wenn Sie über Ihre persönliche Kohlenhydratgrenze hinaus essen, kann das zu Blähungen führen.

Wie viel sind 5 Gramm Nettokohlenhydrate?

Gut, jetzt kennen Sie die Theorie. So sehen fünf Gramm Nettokohlenhydrate auf Ihrem Teller aus:

- 50 Gramm Butternut-Kürbis. Ich würfele frischen Kürbis und gebe ihn ins Gefrierfach, sodass ich jederzeit kleine Mengen davon dünsten kann.

- 50 Gramm Süßkartoffel enthalten rund 8 Gramm Nettokohlenhydrate; essen Sie also nicht mehr als 30 Gramm Süßkartoffel.
- 35 Gramm Heidelbeeren, die rund 4 bis 5 Gramm Nettokohlenhydrate enthalten.
- 55 Gramm schwarze Bohnen, die 5,8 Gramm Nettokohlenhydrate enthalten; essen Sie also etwas weniger.
- 28 Gramm Cashewnüsse, oder etwa 18 Stück, enthalten 7,7 Gramm Nettokohlenhydrate. Essen Sie also 11 Cashewnüsse, um 5 Gramm Nettokohlenhydrate zu erhalten.
- 1 Scheibe Keto-Brot (mein persönliches Lieblingsbrot hat 4 Nettokohlenhydrate).

NAHRUNGSMITTELUNVERTRÄGLICHKEITEN KÖNNEN KETOSE STÖREN

Prüfen Sie, ob Sie bestimmte Lebensmittel nicht vertragen, indem Sie messen, ob sie Ihren Ketonspiegel blockieren. Viele Nahrungsmittel lösen bei manchen Menschen einen Abfall des Ketonspiegels oder Glukosespitzen aus, bei anderen nicht. Zu den häufigen Übeltätern gehören:

- Milchprodukte
- Getreide
- Gluten
- Eier
- Alkohol
- künstliche Süßungsmittel
- Hülsenfrüchte
- Mandel- oder Kokosmehl
- Reis
- abgepackte Lebensmittel

Um herauszufinden, ob Sie auf ein bestimmtes Nahrungsmittel reagieren, messen Sie am besten vor und nach dem Verzehr Ihre Ketone und Ihren Blutzucker. Das Verfahren besteht aus drei Tests (beschrieben im nächsten Abschnitt), ist der Mühe aber wert, denn sobald Sie wissen, welches Nahrungsmittel Ihren Zielen im Weg steht, können Sie es von Ihrem Ernährungsplan streichen. Warum ist das so wichtig? Weil Nahrungsmittelunverträglichkeiten zu Resistenz gegenüber Gewichtsverlust und zu Autoimmunerkrankungen führen können. Die häufigsten Unverträglichkeiten, die in einer kürzlich an hundert Menschen durchgeführten Studie mit Autoimmunerkrankungen gefunden wurden, betrafen Casein, Kuhmilch, Weizen, Gliadin (eine Proteinart in Gluten), Eiweiß und Reis.[3]

Wahrscheinlich denken Sie jetzt: Und was ist mit meinen Knochen? Milchprodukte tun Ihrem Körper möglicherweise nicht gut, auch wenn ihr Nutzen immer wieder angepriesen wird. Eine neue Studie kam zu dem Schluss, dass Milchprodukte den altersbedingten Verlust an Knochenmasse oder Brüche bei Frauen über vierzig nicht verhindern.[4] Hervorragende Kalziumquellen sind auch viele der Nahrungsmittel des Gottfried-Programms, wie zum Beispiel Kreuzblütler (Grünkohl, Brokkoli und Grünkohl), Eier, grünes Blattgemüse (wie Spinat) und Sesam. Ich rate meinen Patientinnen auch, auf einen gesunden Vitamin-D-Spiegel zu achten (Serumspiegel von 50–90 ng/mL), damit die Knochen stark bleiben, und um diesem Vitamin seine rund 399 Aufgaben zu überlassen, die es für uns erledigt, wie zum Beispiel die Modulation des Immunsystems.

Ein Hinweis zu Alkohol: Wenn Sie drei oder mehr Wochen keinen Alkohol getrunken haben, ist Ihre Leber wieder sauber und frisch. Dann trifft Sie das Trinken umso stärker. Wenn Sie wieder anfangen wollen, Alkohol zu trinken, fangen Sie mit einem halben Glas (75 ml) an.

MESSEN SIE WEITERHIN DIE KETONE

Mit zunehmender Keto-Anpassung wird sich Ihre Stoffwechselflexibilität weiter verbessern und Sie werden sowohl Kohlenhydrate als auch Fett effizienter verbrennen. Während der Umstellungsphase sollten Sie weiterhin Ihre Makronährstoffe (Fette, Proteine, Gesamtkohlenhydrate, Nettokohlenhydrate) aufzeichnen, sich täglich wiegen, wöchentlich den Taillenumfang messen, die Ketone und möglicherweise auch Ihren Glukose-Keton-Index (GKI) messen.

Mit dem GKI können wir die Reaktion Ihres Körpers auf eine Zunahme der Kohlenhydratzufuhr testen. Ihre Ketone sollten weiterhin zwischen 0,5 und 3,0 mmol/l liegen. Ein Blutketonspiegel von weniger als 0,5 mmol/l bedeutet, dass der Körper nicht in der Ketose ist.

In der Umstellungsphase messe ich meine Ketone und meinen Blutzucker direkt morgens, nachdem ich mich gewogen habe, und dann erneut nach dem Verzehr eines Testessens mit zusätzlichen Nettokohlenhydraten. Wie ich können Sie den GKI eine und zwei Stunden nach dem Essen messen, um zu schauen, ob Sie eine Nahrungsmittelunverträglichkeit haben (mehr darüber erfahren Sie im Anschluss).

Wie bereits erwähnt, ist der GKI einer der besten Hinweise für den Zustand Ihres Stoffwechsels. Versuchen Sie weiterhin, auf einen GKI von 1 bis 3 zu kommen, um Fettleibigkeit, Insulinresistenz und Gewichtsverlust anzugehen. Ein GKI von 3 bis 6 ist immer noch hilfreich, um Insulinresistenz zu reparieren, und ein GKI von 6 bis 9 hat auch noch einen Nutzen für den Gewichtsverlust.

TESTEN SIE SICH AUF UNVERTRÄGLICHKEITEN

Um herauszufinden, ob Sie auf ein bestimmtes Nahrungsmittel mit einer Intoleranz oder Empfindlichkeit reagieren, führen Sie den folgenden dreistufigen Prozess durch:

1. Messen Sie Ihren Nüchtern- (oder präprandialen, »vor der Mahlzeit«) Glukose- und Ketonspiegel; die letzte Mahlzeit sollte mindestens drei Stunden zurückliegen. Bestimmen Sie dann den GKI. Das ist Ihr Ausgangswert.
2. Nehmen Sie das jeweilige Getränk oder Essen zu sich. Am besten fügen Sie nichts anderes gleichzeitig hinzu, also beispielsweise eine Portion Joghurt, Käse oder Bohnen.
3. Messen Sie Ihren Glukose- und Ketonspiegel erneut nach 60 Minuten und dann 120 Minuten später. Berechnen Sie den GKI.

Wie die Ergebnisse zu interpretieren sind: Vermeiden Sie Lebensmittel, die Ihren Blutzucker um mehr als 30 mg/dL vom Ausgangswert bis zum 60-Minuten-Ergebnis ansteigen lassen oder verhindern, dass er nach zwei Stunden wieder auf den Ausgangswert zurückgeht. Idealerweise sollte Ihr Blutzucker zwischen 90 und 115 mg/dL liegen. Begrenzen oder vermeiden Sie Lebensmittel, die einen Ketonabfall von 0,5–1,0 mmol/l oder weniger als 0,5 mmol/l oder einen GKI von mehr als 10 oder eine Kombination dieser Ergebnisse verursachen.

DIE VORTEILE DER MEDITERRANEN ERNÄHRUNGSWEISE

Die mediterrane Ernährung ist eine uralte Ernährungsweise, die sich in der Mittelmeerregion, insbesondere in Italien und Griechenland, entwickelt hat, wo die gesündesten und langlebigsten Menschen der Welt zu finden sind. Wenn Sie vom Gottfried-Programm auf eine mediterrane Ernährung umstellen, steht Ihnen eine viel größere Auswahl an Nahrungsmitteln zur Verfügung und Sie können jeden Tag die Menge an Kohlenhydraten, die Sie zu sich nehmen, anpassen (denn schließlich kennen Sie Ihre persönliche Kohlenhydratgrenze), indem Sie einfach unter der Grenze bleiben.

Das sind die typischen Lebensmittel der mediterranen Ernährung:

- pflanzliche Vollwertkost (Nüsse, Samen, Gemüse, Obst, Hülsenfrüchte, Getreide)
- moderater Konsum von Fisch, Meerestieren und Milchprodukten
- rotes Fleisch und andere Fleischprodukte in Maßen
- Olivenöl als Hauptfettquelle sowie zum Kochen
- wenig bis mäßig Alkohol, größtenteils Rotwein (wie meine Patientinnen immer ganz schnell betonen)

Zu den Nutzpflanzen und Kräutern der Region gehören Oliven, Borretsch, Mangold, Kapern, Lupinen, Spargel, Brunnenkresse, Malve, Distel, Weintrauben, Rüben, Erdmandel, Petersilie, Kümmel, Koriander, Fenchel, Oregano, Rosmarin, Salbei, Zitronenmelisse, Bohnenkraut, Bockshornklee, Lorbeer, Safran und Pilze. Andere Pflanzen stammen aus Asien (Reis, Früchte wie Äpfel, Himbeeren, Pflaumen, Quitten), Afrika (Artischocken, Hirse, Okra, Melonen) und Amerika (Mais, Erdnüsse, Tomaten, Paprika, Auberginen).[5]

Zahlreiche randomisierte Studien haben gezeigt, dass die mediterrane Ernährung gesundheitlichen Nutzen hat, wenn es um die Reduzierung folgender Krankheiten geht: Herz-Kreislauf-Erkrankungen,[6] metabolisches Syndrom,[7] Diabetes Typ 2,[8] Fettleibigkeit,[9] Krebs[10] (einschließlich Brustkrebs),[11] kognitiver Abbau[12] sowie andere neurodegenerative Erkrankungen wie Alzheimer[13] und Multiple Sklerose.[14] Insbesondere für die beste Blutzuckerkontrolle bei Diabetes sind die mediterrane Ernährung und die kohlenhydratarme Diät gleichermaßen wirksam bei der Senkung des glykosylierten Hämoglobins (bekannt als Hämoglobin A1C) und des Gewichts, während sie gleichzeitig den größten Nutzen für das »gute« Cholesterin (High-Density-Lipoprotein) haben.[15]

Ich persönlich nehme mit einer klassischen mediterranen Ernährung zu, weil meine Kohlenhydratgrenze niedrig ist. Wenn das bei Ihnen auch der Fall ist, sollten Sie sich während der Umstellungsphase auf eine kohlenhydratarme mediterrane Ernährung konzentrieren und nur wenig Obst und Getreide konsumieren, aber stattdessen jede Menge Gemüse, Nüsse, Kerne, Fisch und Schalentiere.

Alkohol: Meine Meinung

Meine Meinung zu Alkohol ist nicht gerade beliebt. Doch all das, was wir uns vom Alkohol erhoffen – Entspannung vom Stress eines anstrengenden Tages –, wird uns in Wahrheit durch ihn sogar genommen. Die meisten meiner Patientinnen, die ich durch das Gottfried-Programm begleite, können es gar nicht erwarten, wieder Alkohol zu trinken. Wenn ich mit ihnen über die Umstellungsphase zur mediterranen Ernährung spreche, unterbrechen sie mich und singen Loblieder auf den Rotwein. Dann mahne ich zur Vorsicht, denn dieser Eifer kann ein Hinweis auf eine ungute Beziehung zu Alkohol sein, die Ihre Fortschritte beim Hormonausgleich und bei der Ketose verlangsamen oder sogar aufhalten kann.

Was macht Alkohol mit dem Körper? Zwei Gläser Chardonnay enthalten mehr als sechs Gramm Kohlenhydrate, und nachdem man das vierwöchige Programm durchlaufen hat, ist die Leber gereinigter, was durch den Alkohol wieder zunichte gemacht werden kann. Außerdem macht er zu diesem Zeitpunkt schneller betrunken. Alkohol steigert den Cortisolspiegel, was sich negativ auf den Schlaf auswirken kann. Dies wiederum wirkt sich auf das Insulin aus. Wie wir wissen, ist man bereits nach einer Nacht ohne guten Schlaf am nächsten Tag insulinresistenter. Ein erhöhter Cortisolspiegel kann das normale Insulinsignal stören. Wenn Sie dieses Signal immer wieder durch mäßigen Alkoholkonsum stören, führt dies zu einer noch höheren Insulinresistenz. Wenn dann noch hoher Stress und zu wenig Bewegung hinzukommen, wird das Problem mit dem Insulin noch verstärkt. Denn durch Bewegungsmangel stagniert die Verbrennung von Glukose durch die Muskulatur und der Blutzuckerspiegel steigt.

Einfach ausgedrückt: Alkohol kann Ihre Hormone schädigen.[16] Alkohol ist ein Nervengift. Ab dem Alter von 35 oder 40 wird die Blut-Hirn-Schranke dünner, wodurch der Alkohol stärker wirkt und der Kater länger anhält. Außerdem kann Alkohol die Blut-Hirn-Schranke verändern, indem die normale Funktion der Tight Junctions (Zellverbindungen) verändert wird. Eine durchlässige Blut-Hirn-Schranke steht mit zahlreichen Problemen in Verbindung, wie zum Beispiel Gedächtnisprobleme, Multiple Sklerose, Schlaganfall und Alzheimer. Außerdem ist Alkohol ein Karzinogen, das das Brustkrebsrisiko bei Frauen steigert, sogar in der geringen Dosis von drei Gläsern pro Woche.

Alkohol richtet in der Leber, Ihrem wichtigsten Entgiftungsorgan, großen Schaden an. Er ist der Giftstoff, der im Leberstoffwechsel an erster Stelle steht. Nach dem Genuss von Alkohol hat für Ihre Leber also oberste Priorität, den Alkohol aus Ihrem System zu entfernen. Das bedeutet, dass alle anderen Giftstoffe, denen wir ausgesetzt sind, wie Schadstoffe aus der Atemluft beispielsweise oder über die Nahrung aufgenommene Pestizide, in der Entgiftung erst viel später an der Reihe sind, sobald Alkohol im Spiel ist.

Die Hälfte der erwachsenen US-Amerikaner trinkt Alkohol, und zehn Prozent leiden an Alkoholabhängigkeit. (Zum Vergleich: Rund 15 Prozent der erwachsenen Personen in Deutschland trinken Alkohol in gesundheitlich riskantem Maß, Anm. d. Verlags.) Frauen werden schneller betrunken als Männer, auch unter Berücksichtigung des Körpergewichts, denn wir haben mehr Fett und weniger Wasser,

und es gibt weitere Unterschiede, die auf dem Menstruationszyklus beruhen. Früher waren Alkoholmissbrauch und -abhängigkeit bei Männern häufiger als bei Frauen. Doch laut den Zahlen der vergangenen zehn Jahre holen Frauen mächtig auf. Die Alkoholindustrie zielt mit ihren Werbekampagnen besonders auf Frauen ab und möchte den Alkoholkonsum normalisieren, sodass Sie das Gefühl haben, er gehöre zu Ihrem Wohlbefinden und dem Gefühl von Verbundenheit mit anderen einfach dazu.
Auch Fressanfälle werden durch Alkoholkonsum provoziert.[17] Wenn Sie also Ihre Hormone ins Lot bringen wollen, sollten Sie den Alkoholkonsum einschränken oder ihn ganz weglassen. Ich rate dazu, Ihre Beziehung zum Alkohol ehrlich zu hinterfragen und zu überlegen, ob er förderlich für Ihre Gesundheit ist, insbesondere wenn Sie über 35 sind.

SETZEN SIE DIE ENTGIFTUNG FORT

An Tag 29 haben Sie mit dem Gottfried-Programm viele giftige Fette ausgeschieden. Der Konsum von gesunden Fetten wie Olivenöl, Avocadoöl, Nüssen und Samen – zusammen mit Ballaststoffen – wird Ihnen helfen, die Leber und die Gallenblase zu reinigen und giftige Fette (aus Transfetten, frittierten Lebensmitteln und übermäßig gesättigten Fetten) aus Ihrem Körper zu entfernen. Die Aufgabe der Gallenblase ist, Fette nach einer Mahlzeit aufzuspalten. Der Verzehr gesunder Fette löst das Hormon Cholecystokinin aus, das die Gallenblase anregt, Galle zu sammeln und in den Darm abzugeben, um die Fettverdauung zu verbessern. Wenn Ihnen die Gallenblase entfernt wurde oder Sie Gallenblasenprobleme haben, können Sie möglicherweise MCT-Öl am besten verdauen, weil es einfacher aufgebrochen wird.

Manche meiner Patientinnen leiden manchmal an Verstopfung, weshalb ich meine Tipps noch einmal wiederholen möchte:

- Versuchen Sie, mindestens einmal (oder zweimal) am Tag den Darm zu entleeren.
- Trinken Sie viel Wasser und geben Sie zuckerfreie Elektrolyte hinzu.

- Essen Sie ballaststoffreiches Gemüse sowie Kopfsalat und Kreuzblütler.
- Geben Sie zu jeder Mahlzeit gemahlene Leinsamen und/oder MCT-Öl hinzu.
- Nehmen Sie ein Magnesium-Nahrungsergänzungsmittel. Bei den meisten ist der Magnesiumspiegel so niedrig, weshalb ich den Teilnehmerinnen meines Gottfried-Programms die Einnahme von 800 Milligramm am Tag empfehle.
- Treiben Sie weiterhin Sport und sorgen Sie dafür, dass Sie schwitzen, das unterstützt die Fettverbrennung.

SETZEN SIE DAS ZIRKADIANE INTERVALLFASTEN FORT

Sie haben nun selbst erlebt, wie effektiv Intervallfasten ist und dass es sich um eine relativ einfach umzusetzende Lebensstiländerung handelt. Das sollte Motivation genug sein, um das Intervallfasten auch in der Umstellungsphase und darüber hinaus weiterzuführen. Ihr Engagement wird durch die Verbesserung der Insulinwirkung, der Wachstumshormonbildung und der anderen Hormonspiegel sowie Fettverlust und insgesamt mehr Vitalität belohnt.

Während der Umstellungsphase sollten Sie weiterhin zwei- bis fünfmal die Woche über Nacht 16 Stunden fasten. Manche unserer Teilnehmerinnen des Gottfried-Programms machen das jede Nacht, um ihre Blutzucker-, Insulin- und Ketosespiegel im optimalen Bereich zu halten. Hormone werden in einem zirkadianen Rhythmus ausgeschüttet. Sie können dafür sorgen, dass Ihr Hormonhaushalt richtig funktioniert, indem Sie vor zehn Uhr morgens für mindestens zehn Minuten Tageslicht bekommen, was dazu beiträgt, das Melatonin in der Nacht zu erhöhen und Ihren Hormonrhythmus zu stärken. Ich gehe daher fast jeden Morgen mit dem Hund spazieren. Setzen Sie das zirkadiane Intervallfasten auch nach den absolvierten vier Wochen fort, wenn Sie noch mehr als sieben Kilo abnehmen möchten.

Entscheidungsbaum für die Umstellungsphase

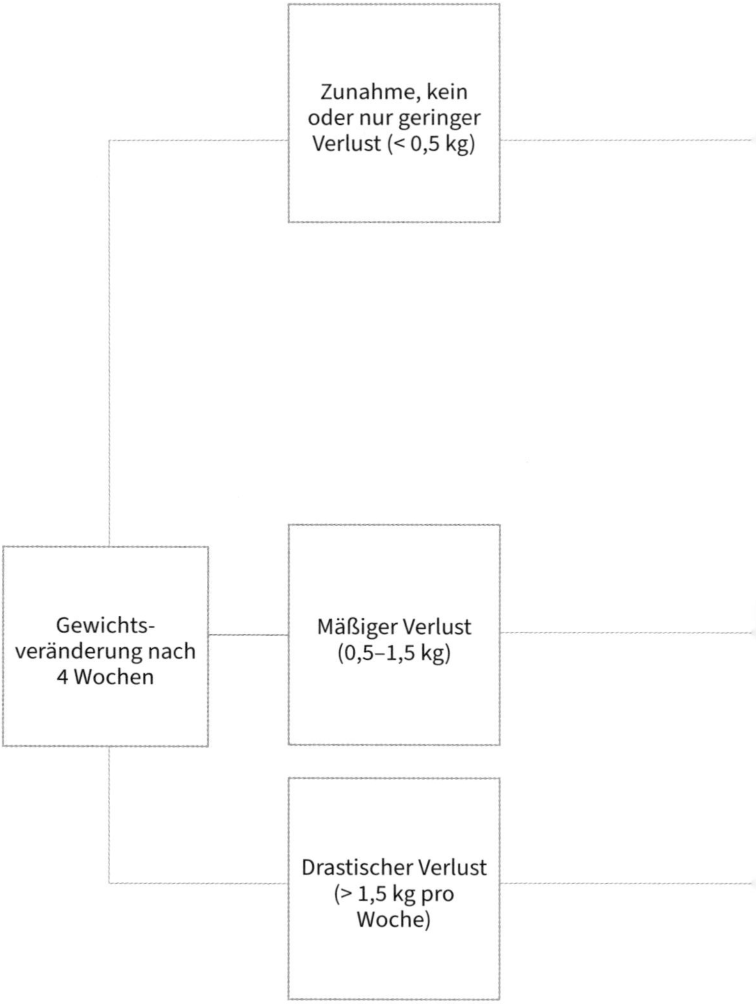

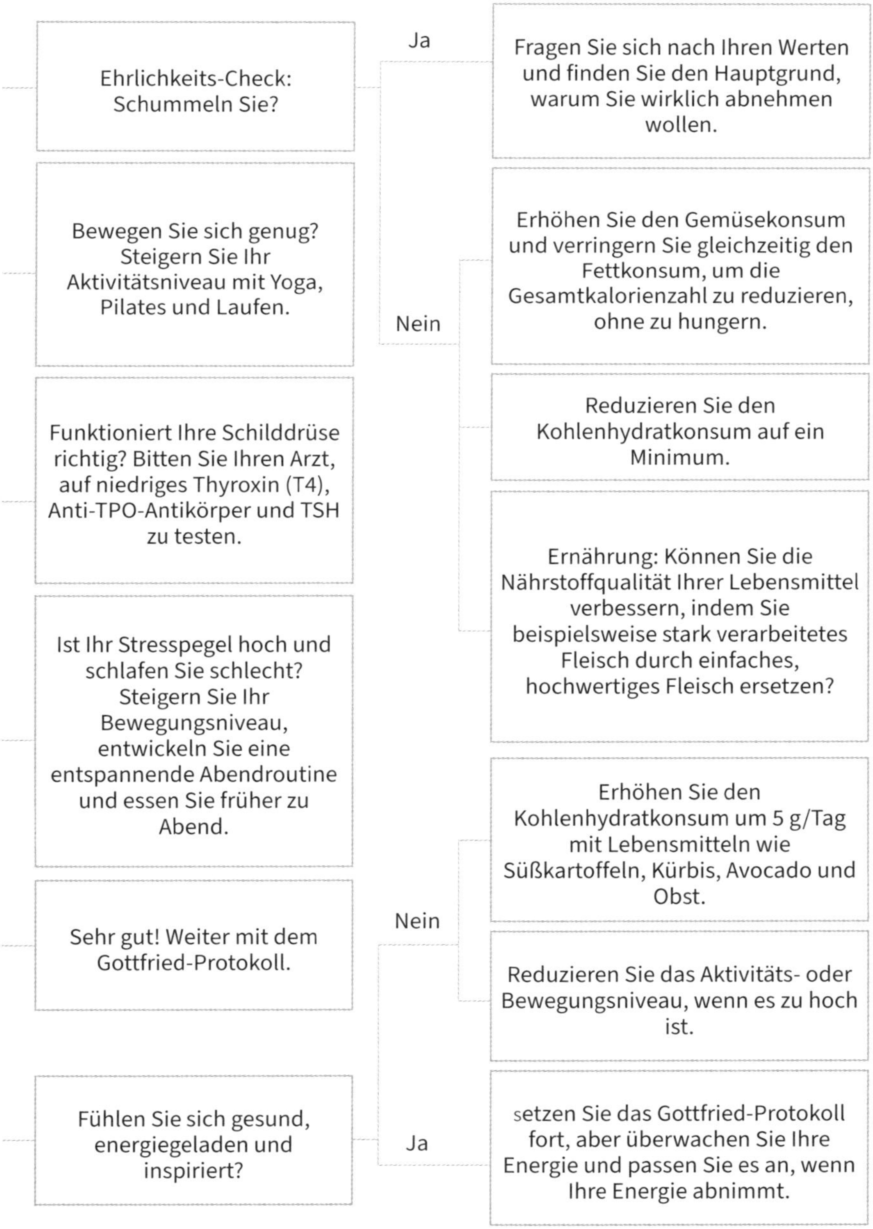

Ehrlichkeits-Check: Schummeln Sie?
Ja
Fragen Sie sich nach Ihren Werten und finden Sie den Hauptgrund, warum Sie wirklich abnehmen wollen.
Nein
Bewegen Sie sich genug? Steigern Sie Ihr Aktivitätsniveau mit Yoga, Pilates und Laufen.
Erhöhen Sie den Gemüsekonsum und verringern Sie gleichzeitig den Fettkonsum, um die Gesamtkalorienzahl zu reduzieren, ohne zu hungern.
Reduzieren Sie den Kohlenhydratkonsum auf ein Minimum.
Funktioniert Ihre Schilddrüse richtig? Bitten Sie Ihren Arzt, auf niedriges Thyroxin (T4), Anti-TPO-Antikörper und TSH zu testen.
Ernährung: Können Sie die Nährstoffqualität Ihrer Lebensmittel verbessern, indem Sie beispielsweise stark verarbeitetes Fleisch durch einfaches, hochwertiges Fleisch ersetzen?
Ist Ihr Stresspegel hoch und schlafen Sie schlecht? Steigern Sie Ihr Bewegungsniveau, entwickeln Sie eine entspannende Abendroutine und essen Sie früher zu Abend.
Erhöhen Sie den Kohlenhydratkonsum um 5 g/Tag mit Lebensmitteln wie Süßkartoffeln, Kürbis, Avocado und Obst.
Sehr gut! Weiter mit dem Gottfried-Protokoll.
Nein
Reduzieren Sie das Aktivitäts- oder Bewegungsniveau, wenn es zu hoch ist.
Fühlen Sie sich gesund, energiegeladen und inspiriert?
Ja
setzen Sie das Gottfried-Protokoll fort, aber überwachen Sie Ihre Energie und passen Sie es an, wenn Ihre Energie abnimmt.

AKTIONSPLAN FÜR EINEN RÜCKFALL

Ein Rückfall kann immer mal vorkommen. Vielleicht war die Urlaubsreise oder eine Geburtstagsfeier der Auslöser. Oder Sie bemerken irgendwann, dass Sie zu viele Nahrungsmittel gegessen haben, die Sie aus der Ketose bringen. In solchen Fällen sollten Sie so schnell wie möglich reagieren. Kehren Sie zu Ihrer persönlichen Kohlenhydratgrenze zurück und versuchen Sie, darunter zu bleiben. Ich rate meinen Patientinnen, für solche Fälle »Rückkehr-Mahlzeiten« im Voraus einzuplanen – und zwar Mahlzeiten, die dem Gottfried-Programm entsprechen und Ihnen helfen, wieder ins Gleichgewicht zu kommen. Um weitere Versuchungen zu vermeiden und wieder auf den richtigen Weg zu kommen, können Sie einen Vertrag mit sich selbst machen. Setzen Sie ihn direkt am Tag nach Ihrem übermäßigen Essensgenuss in die Tat um. Hier ist ein einfacher Entwurf:

Persönliche Kohlenhydratgrenze ______________________________

Essenszeitfenster Frühstück ______________________________

Mittagessen ______________________________

Abendessen ______________________________

Bewegungsziel ______________________________

Gewicht am nächsten Tag ______________________________

LETZTE GEDANKEN ZUR UMSTELLUNG

Eine Art Abschiedsgruß: Denken Sie immer daran, sich gut zu (er)nähren. Haben Sie meinen Rat befolgt und die für Sie besten Wege gefunden, um auf die Pausentaste zu drücken? Haben Sie eine App gefunden, die Sie unterstützt? Manchmal brauche ich eine tägliche Erinnerung, um mich wieder darauf zu besinnen. Ich habe zu viel zu tun, um auch mal langsam zu machen, aber das müssen wir, damit Heilung eintreten kann. Jegliche Heilungsprozesse finden durch das parasympathische Nervensystem statt, das Ruhe und Erholungsphasen im Körper reguliert und durch Entspannung, tiefe Bauchatmung und Nichtstun aktiviert wird.

Ich glaube, wir haben unseren Körper nur von einer höheren Macht geliehen bekommen, sollten wir da nicht alles tun, um ihn zu pflegen? Die Stoffwechselflexibilität – Ihre Fähigkeit, zwischen Kohlenhydrat- und Fettverbrennung umzuschalten, je nachdem, welche Energiequelle gerade zur Verfügung steht – ist ein wichtiger Aspekt dabei. Sie sollten außerdem versuchen, weiterhin einen BMI zwischen 18,5 und 24,9 zu halten. Bleiben Sie beim Takt der kleinen Schritte. Über Laras Schritte bei der Gewichtsabnahme haben wir im vorigen Kapitel gesprochen; ihr ursprüngliches Ziel war, 2,5 Kilo hauptsächlich an Fett zu verlieren, um einen BMI von weniger als 24,9 zu erreichen.

Lotus hatte das gleiche erste Ziel wie Lara: 2,5 Kilo hauptsächlich an Fett abzunehmen. Der zweite Schritt war dann, das vierwöchige Gottfried-Programm durchzuführen, bei dem sie fast 6 Kilo verlor. Das dritte Ziel war, während der Umstellungsphase einen BMI von weniger als 24,9 zu erreichen und gleichzeitig langsam auf eine mediterrane Ernährung mit weniger Kohlenhydraten umzustellen. In der Umstellungsphase wich Lotus langsam vom ketogenen Verhältnis von 2:1 ab, damit wir sehen konnten, wie ihr Körper (und Gewicht) auf deutlich höhere Kohlenhydratmengen reagierte; daher lag ihr ketogenes Verhältnis gelegentlich bei 1:1. Sie genoss sogar ein Stück Schokoladenkuchen bei der Geburtstagsfeier ihrer Tochter, doch direkt bei der nächsten Mahlzeit war sie wieder auf dem richtigen Weg – und hat insgesamt 15 Kilo abgenommen. Ein vernünftiges Ziel ist es, dass es Ihnen wie Lotus geht und Sie weiterhin 1,5 bis 2,5 Kilo Fett pro Monat verlieren, nachdem Sie das Gottfried-Programm abgeschlossen haben.

Was ist es wert, die gesündeste Version des eigenen Körpers zu haben? Für mich hat es höchsten Wert, einen höheren Wert als das leichte Unbehagen, nicht konforme Lebensmittel oder Alkohol abzulehnen, wenn ich bei Freunden zu Besuch bin, oder die Versuchung, wenn meine Tochter Pizza bestellt. Sie fühlen sich nicht gut, wenn Sie eine chronische Entzündung haben oder überfordert, erschöpft oder gestresst sind. Nehmen Sie sich Zeit, die Umstellungsphase umsichtig und methodisch anzugehen, um eine Form von Gesundheit und Vitalität zu verspüren, die Sie vielleicht gar nicht für möglich gehalten haben.

Zusammenfassung

- In diesem Kapitel haben wir über die Wiedereinführung von Kohlenhydraten in kleinen Mengen gesprochen, um Ihre persönliche Kohlenhydratgrenze zu finden. Fügen Sie Schritt für Schritt wieder je 5 Gramm Nettokohlenhydrate zu Ihrer Ernährung hinzu, um Ihre Schwelle für die weitere Gewichtsabnahme zu ermitteln.
- Sie können auch Alkohol wieder einführen und schauen, wie Sie darauf reagieren, aber seien Sie vorsichtig und trinken Sie geringere Mengen als früher – Ihre Leberwege sind nun gereinigt und der Alkohol wirkt stärker.
- Achten Sie darauf, ob bestimmte Lebensmittel Ihren Blutzucker in die Höhe treiben oder Sie aus der Ketose bringen, indem Sie Ihren Glukose-Keton-Index messen. Wenn Sie problematische Nahrungsmittel identifizieren und aus Ihrer Ernährung streichen, stellen Sie die Weichen für ein langfristiges hormonelles Gleichgewicht, eine gesunde Fettverbrennung und die beste Symphonie für Ihre Zellen.
- Betreiben Sie weiterhin Fehlerbehebung, um die Fortschritte zu festigen, die Sie mit dem vierwöchigen Gottfried-Programm erzielt haben.
- Denken Sie daran, dass Sie nach und nach zugenommen haben, und daher werden Sie auch nach und nach abnehmen. Gehen Sie die Umstellung langsam an. Konzentrieren Sie sich auf die langfristige Gewichtsabnahme und -beibehaltung.
- Wenn Sie fortlaufende Unterstützung oder eine tägliche Überprüfung benötigen, kehren Sie zu den Kapiteln 5 und 6 sowie zu diesem Kapitel zurück. Lesen Sie sie so oft wie nötig.
- Das Gottfried-Programm ist nicht einfach eine weitere Diät wie alle anderen. Es ist ein Hilfsmittel, durch das Sie sich und Ihre Hormone auf einer tieferen Ebene kennenlernen. Ich werde Ihnen zeigen, wie Ihr Essen mit Ihren Hormonen kommuniziert, und

umgekehrt. Von dieser intensivierten Selbstwahrnehmung und diesem Wissen werden Sie in den kommenden Jahren und Jahrzehnten profitieren.

KAPITEL 8

INTEGRATION IN EINE NEUE ERNÄHRUNGSWEISE

Geschafft! Hurra! In gerade mal vier Wochen haben Sie ein großes Problem gelöst, eines, von dem Sie nicht einmal wussten, dass Sie es hatten. Sie haben das Essen auf Ihrem Teller und die Hormone in Ihrem Gewebe verändert. Unabhängig von den Symptomen, die Sie hatten, als Sie mit diesem Programm begannen – Überschreiten einer Grenze beim Gewicht, Energiemangel, Unfruchtbarkeit, hartnäckiges Bauchfett, Prädiabetes, Hitzewallungen, nächtliche Schweißausbrüche, Stimmungsschwankungen, Angstzustände, Schlaflosigkeit, schlechte Ausdauer –, wissen Sie jetzt, wie sich Lebensmittel auf Ihre Hormone und Ihren Körper auswirken.

Jetzt ist der Zeitpunkt gekommen, um einen Plan zu schmieden. Einen Plan für den Rest Ihres Lebens, der das hormonelle Gleichgewicht umfasst. Ich bin hier, um Sie anzufeuern und Ihnen Hilfestellung zu geben. Im Lauf der Jahre habe ich gelernt, dass es keine magische Formel gibt, die dafür sorgt, dass Ihr Gewicht konstant bei der Zahl bleibt, die Sie sich wünschen. Stattdessen müssen die kleinen Schritte, die ich in diesem Buch beschreibe, immer wieder wiederholt werden, um am Ende eine große Veränderung zu bewirken. Halten Sie sich an die Schritte, denn kleine, kontinuierliche Schritte sind am wirkungsvollsten. Wiederholen Sie das Gottfried-Programm, wenn die Symptome eines hormonellen Ungleichgewichts wieder auftauchen (auf den Seiten 26 bis 28 finden Sie die entsprechenden Fragebögen), wenn Sie irgendwann wieder Heißhunger auf Süßes haben oder wenn Sie wieder ein bisschen zugenommen haben.

Mittlerweile wissen Sie, dass das Ziel Stoffwechselflexibilität lautet, also der gesunde Stoffwechselzustand, in dem der Körper zwischen den beiden hauptsächlichen Energiequellen – Glukose und Fett – umschalten kann. Wenn Sie Intervallfasten oder eingeschränkte Kohlenhydratzufuhr betreiben, verbrennen Sie Fett. Wenn Sie über Ihre persönliche Kohlenhydratgrenze (definiert in Kapitel 7) hinaus essen, verbrennt Ihr Körper Glukose, was Heißhunger auf mehr auslöst und die Fettspeicherung anregt. Das Insulin hat das Sagen, aber jetzt, da es sich in einem ausgeglicheneren Zustand befindet, können Sie leicht und schnell umschalten, je nachdem, welche Energiequelle verfügbar und geeignet ist. Wenn Insulin nach Beendigung des Gottfried-Programms im gesunden Bereich ist, kann der Körper leichter zwischen Fett und Glukose als Energiequelle umschalten. Ich wiederhole noch einmal: *Das Wichtigste bei allem ist die Stoffwechselflexibilität!*

Vielleicht waren Sie vor dem Gottfried-Programm in einem Muster der Glukoseverbrennung gefangen, weil Sie Zucker oder zu viele Kohlenhydrate aßen und einen erhöhten Insulinspiegel oder sogar Insulinresistenz hatten. Mit der Zeit kann das zu anderen hormonellen Ungleichgewichten und ernsthaften gesundheitlichen Problemen führen, wie wir ja schon besprochen haben.

Wenn Ernährung und Hormone aus den Fugen geraten sind, wird das Leben möglicherweise ziemlich beschwerlich. Dieser Zustand kann uns in betäubte, emotionslose Maschinen verwandeln, die den Alltag einfach nur noch verrichten. Wir können für Krankheiten anfälliger werden, insbesondere in Zeiten, in denen wir uns in einer Krise befinden. In herausfordernden Zeiten sind wir ängstlich oder fühlen gar nichts mehr. Vielleicht haben Sie einen großen Kummer erlebt. Vielleicht wurden Sie während der Pandemie krank oder wurden mit einer anderen erschütternden medizinischen Diagnose konfrontiert. Vielleicht haben Sie wie so viele andere Frauen während des Lockdowns zugenommen, oder weil Sie einen stressigen Job haben. Vielleicht haben Sie jemanden verloren, den Sie geliebt haben. Oder Ihren Job. Ein paar Pillen zu nehmen, wirkt wie die richtige oder zumindest wie eine einfache Lösung.

Doch nach mehreren Jahrzehnten, in denen ich die Wirkung von Medikamenten mit denen von Lebensstilveränderungen verglichen habe, kann ich Ihnen sagen: Lebensstilveränderungen sind weitaus effektiver als so gut wie jedes Medikament. Der Trick besteht darin, sich zu vergewissern, dass die eigenen Werte die richtigen sind, und genau zu wissen, was einem wirklich wichtig ist. Keine Selbstsabotage oder inneren Diskussionen mehr, denn Sie selbst treffen die alleinige Entscheidung, was in Ihrem Einkaufswagen und was auf Ihrem Teller landet. Wenn Sie Ihre Werte ganz genau definieren, passt sich Ihr Verhalten automatisch an sie an. Dann wird der Prozess einfach und gibt einem sogar Kraft.

Denken Sie daran, was Ihnen wichtig ist.

In diesem letzten Kapitel will ich auf Ihren persönlichen Wunsch nach Veränderung eingehen. Dieser ist wie ein innerer Kompass, der in die Richtung Ihrer nächsten Handlungen, Verbindungen mit Menschen, Orten und Ideen zeigt. Dieser Wunsch oder Antrieb kann nur von Ihnen selbst kommen. Wenn Sie über Ihren Wunsch nach einer Verbesserung Ihrer Stoffwechselgesundheit nachdenken, möchte ich Ihre bisherigen Erfolge loben, aber auch Ihre Schwächen, Fehlstarts, Rückschläge oder Stillstände akzeptieren – und zwar in einer Atmosphäre der Zusammenarbeit und nicht der Konfrontation, des Urteils oder der Verharmlosung.

Auf diesen Seiten von *Frauen, Ernährung und Hormone* haben Sie mittlerweile ein gutes Gespür für Ihre Prioritäten und Werte in Bezug auf Ernährung, Hormone und Gesundheit bekommen. Sie wissen, wie hoch Ihre ideale Fettmasse und Ihr Gewicht sein sollten und wie Ihre Kleidung sich für Sie anfühlen und an Ihnen aussehen soll. Lassen Sie uns diese Vorstellungen noch verdeutlichen und sie gründlicher in Ihr Leben integrieren. Warum? Wenn Sie genau wissen, was Sie am meisten schätzen, und in Übereinstimmung mit diesen Werten handeln, wird das Leben einfacher, macht mehr Spaß und ist definitiv erfüllender. Glauben Sie mir, ein Leben im Einklang mit Ihren höchsten Werten fühlt sich wie ein Urlaub an. Sie werden von einer starken, unbestreitbaren Vision für sich selbst nach vorn gezogen. Im Leben geht es weniger um Kontrolle oder um die Illusion von Kontrolle, die viele von uns nutzen, um mit Ängsten fertig zu werden. Glauben Sie, Abnehmen hat etwas mit Kontrolle zu tun? Nein, hat es nicht, das ist nur eine Illusion. Angst und Kontrolle sind für den langfristigen Gewichtsverlust und für die Gesundheit nicht förderlich. Stattdessen erzielen Sie langfristigen Erfolg, wenn Sie Ihre Stoffwechselhormone, Ihre Stoffwechselflexibilität und Ihre Gesundheit über alles stellen und sich so ernähren, dass es mit Ihren Werten übereinstimmt.

Schauen Sie sich Ihre persönliche Werteerklärung noch einmal an, die Sie in Kapitel 5 verfasst haben. Genauso, wie sich Ihr Stoffwechseltyp von Apfel zu Birne (oder sogar Sellerie!) ändern kann, kann sich Ihre Werteerklärung entwickeln und nun neue Ideen und Erkenntnisse basierend auf Ihren Erfahrungen umfassen. Überlegen Sie, ob Ihre persönliche Werteerklärung überarbeitet werden muss. (Falls Sie die Übung beim ersten Mal nicht gemacht haben, ist das gar kein Problem. Lesen Sie einfach in Kapitel 5 nach und schreiben Sie es jetzt auf. Die Werteerklärung kann immer noch ein Kompass sein, der Ihnen den Weg weist, um den Fortschritt beizubehalten.) Vielleicht wollen Sie sie durch bestimmte Zahlen ergänzen, wie zum Beispiel das Maximalgewicht, ab dem Sie das Gottfried-Programm wiederholen, oder das Minimum an Muskelmasse, das Sie sich für Ihr Alter vorstellen.

ES IST NIE ZU SPÄT, DIE HORMONE INS GLEICHGEWICHT ZU BRINGEN

Zu Beginn dieses Buches habe ich Ihnen erklärt, dass es nie zu spät ist, Ihre Stoffwechselhormone in Ordnung zu bringen. Sie haben jetzt diesen beneidenswerten Neuanfang geschafft, Sie sind in der hormonellen Homöostase. Während des Gottfried-Programms investierten Sie in die Entgiftung, sodass Ihre Leber nicht mehr an ihrem Limit ist. Sie können mit Leichtigkeit fasten und Ihren Körper heilen, indem Sie ihm eine 14- bis 16-stündige Stoffwechselruhe gönnen, um in eine sanfte Ketose zu kommen. Ich hoffe, ich habe es geschafft, dass Sie nun die Verbindung zwischen Ernährung und Hormonen genau kennen und die Probleme, die bei so vielen Frauen ab 35 vorherrschen, von Insulinresistenz über Diabetes bis Brustkrebs und Herzerkrankungen, lösen oder ganz vermeiden können.

Sie sind nicht an die Hormone gefesselt, die Sie jetzt haben, auch wenn Ihr Arzt oder Ihre Ärztin Ihre Bedenken zu zerstreuen versucht oder Ihnen sagt, man könne nichts tun. Das endokrine System ist genau wie alle Bereiche des Körpers veränderbar: Es kann wachsen, lernen, neue Gewohnheiten speichern, sich selbst herausfordern und sich und die Körperfunktionen verändern, und zwar meist unabhängig vom Alter und früheren Erkrankungen oder Problemen. Sie können das Orchester jederzeit wieder auf Kurs bringen. Das ist das Versprechen und der Nutzen der personalisierten Medizin. Ihr endokrines System soll mit Ihrer inneren und äußeren Welt interagieren, aber auch mit Ihrem Magen-Darm-, Nerven- und Immunsystem. Wir wollen ein Gleichgewicht in Ihrem gesamten Körper herstellen, und die Ernährung ist dafür der entscheidende Teil. Wenn Sie Ihrer Ernährung und Ihren Hormonen so viel Aufmerksamkeit schenken, werden Sie über Jahre hinweg einen gesunden Körper und Geist haben.

DARAUF ACHTEN, WEITERHIN IM GLEICHGEWICHT ZU BLEIBEN

Um weiterhin Fortschritte zu erzielen, sollten Sie weiter messen, und zwar Ihr Gewicht, Ihren Taillen- und Hüftumfang und vielleicht auch Ihre Fettmasse. Fügen Sie Ihrer persönlichen Werteerklärung diesen neuen Punkt hinzu. Wenn Sie aufgrund eines Mogeltages oder einer Geburtstagsfeier davon abweichen, sollten Sie das Gottfried-Programm erneut für eine bis vier Wochen durchführen. Nach dem Urlaub zum Beispiel ist es manchmal nötig, die Umstellungsphase eine Woche lang erneut durchzuführen, um wieder in die Spur zu kommen. Vielleicht steht auch in sechs Wochen ein besonderes Ereignis an, dann könnten Sie das Programm so lange durchführen, wie Sie es brauchen. Allerdings rate ich Ihnen, nicht länger als sechs Monate in der Ketose zu bleiben, weil es keine ausreichenden Daten zur Sicherheit gibt, insbesondere bei Frauen.

Wählen Sie Ihre Lieblingsgerichte der vergangenen Wochen aus und nehmen Sie sie in Ihr regelmäßiges Repertoire auf.

Zweifelsohne werden Sie vor Herausforderungen stehen. Sie sind unvermeidbar – ein hormonelles Ungleichgewicht hingegen nicht. Arbeiten Sie an Ihrer Resilienz: Nähren Sie weiterhin Ihre gesunden Darmbakterien, indem Sie auf hauptsächlich pflanzenbasierte Ernährung setzen – und zwar jede Menge davon, ein halbes Kilo am Tag. Messen Sie nach dem Gottfried-Programm weiterhin Blutzucker und Ketone, beispielsweise ein paar Wochen lang alle zwei Tage und dann, wenn Sie stabil sind und die Werte im Zielbereich liegen, einmal die Woche. Behalten Sie Ihre fettfreie Körpermasse bei oder steigern Sie sie: Messen Sie die Werte mindestens vierteljährlich (häufiger, wenn Sie an Gewicht zunehmen) und führen Sie die besprochene Trainingskombination (zwei Drittel Gewichtheben zu einem Drittel Ausdauertraining) durch, die nachweislich am besten für die Gesundheit des Herz-Kreislauf-Systems ist. Schwitzen Sie öfter: Gehen Sie im Wald spazieren, praktizieren Sie Yoga oder gehen Sie in die Sauna. Pflegen Sie Freundschaften zu Menschen, die achtsam essen, sodass Sie gemeinsam Ihre Gewohnheiten und Ihre Gesundheitsspanne verbessern können.

Mit der Zeit werden Ihre Anstrengungen, die Sie für Ihre bevorzugten Praktiken des Gottfried-Programms aufbringen, zu einer Gewohnheit und schließlich zu einem Gefühl von Integrität und Freiheit.

Wir starteten in diesem Buch mit der Metapher einer kühlen Sommerbrise für das ernährungsbasierte hormonelle Gleichgewicht. Ich hoffe, dieses letzte Kapitel wird Ihre Motivation weiter stärken und der Rückenwind auf Ihrem Weg zu Gesundheit und Heilung sein. Im Lauf der Jahre habe ich gelernt, dass es ein Prozess ist, motiviert zu bleiben. Der Gewichtsverlust, die Klarheit, der Frieden, die Gelassenheit, das Glück und die geistige Konzentration durch das Gottfried-Programm werden Ihnen Energie und Motivation verleihen, sogar noch mehr als am Anfang, sofern Sie es zulassen.

LEBEN SIE IHRE WERTE

Wenn es um Hormone und Körpergewicht geht, weiß ich genau, was ich erreichen will. Ich will die Frau mit den leuchtenden Augen und der überbordenden Energie sein, die Wissen über unsere Hormone in die Welt bringt, die sich für andere einsetzt und die das, was sie predigt, selbst praktiziert. Ich will weiterhin eine führende Rolle in einer neuen Denkweise der Medizin einnehmen, die Voreingenommenheit und Ungleichbehandlungen in der Gesundheitsfürsorge aufgrund ethnischer Herkunft begegnet und eine antirassistische Gesundheitspolitik und ihre politischen Verfechter fördert. (Die Autorin beschreibt hier die Situation im US-amerikanischen öffentlichen Gesundheitswesen, Anm. d. Verlags.) Privat möchte ich emotional mit meiner Familie und meinen Freunden verbunden sein und nicht von meinen Gedanken über meine Oberschenkel, die Zahl auf meiner Waage oder was ich anziehen soll, abgelenkt werden. Ich kann mich nicht ganz fühlen, wenn ich darüber nachdenke, ob sich meine Oberschenkel berühren. Meine Werte sind mein persönlicher Kompass dafür, wer ich in dieser Welt sein möchte und wie ich Forschung, Studium, Schreiben und Lehren integriere. Diese Kombination aus meinen Werten und meinen Rollen nährt mich, von der Zelle bis zur Seele.

James Baldwin, der US-amerikanische Autor, Dramatiker, Essayist, Dichter und Aktivist, schrieb einst, er sei immer beeindruckt gewesen von der tiefen emotionalen Armut in Amerika und von der Angst der Menschen vor dem Leben, vor echten Begegnungen, die so tiefgreifend sei, dass kaum ein Amerikaner in der Lage sei, ein tragfähiges Verhältnis zwischen seinem öffentlichen Auftreten und seinem Privatleben herzustellen. Ich stimme ihm zu. Darum müssen wir über uns hinauswachsen und uns ganz bewusst mit unseren höchsten Werten und damit, wie sie unsere Lebensrollen bestimmen können, auseinandersetzen. Und ich hoffe, das schließt Ihre einzigartige Biologie als Frau und insbesondere Ihre Hormone mit ein.

Jetzt sind Sie an der Reihe. Wie können Sie Ihre Werte weiter definieren und ihnen entsprechend leben, um emotionale Armut zu verhindern? Dieser Zustand stört den Hormonhaushalt in einer Art und Weise, die durch Nahrungsmittel nicht beeinflusst werden kann. Andererseits habe ich vor Kurzem durch eine Freundin gelernt, dass die Leere, die wir im Leben immer wieder verspüren, auf unsere wichtigsten Werte hinweisen kann. Was auch immer fehlt, sei es die emotionale Pflege von uns selbst oder von anderen, kann auf die fehlenden Werte in unserem Leben hinweisen, die zu Erfüllung führen können. Ich habe kürzlich einen Job gekündigt, weil er meine Freiheit, das zu lehren, was mir am wichtigsten ist, beschränkt hat und mich auch von meiner Familie entfernte. Das zeigte mir, wie wichtig mir Freiheit, Autonomie und Familienleben sind. Leere schafft Werte. Welche Leere verspüren Sie? Denken Sie an Ihre Gesundheit, Ihr Gefühlsleben, Ihr Sicherheitsgefühl, die Kongruenz zwischen Ihrem öffentlichen Leben und Ihrem Privatleben. Das persönliche Gleichgewicht zu halten, umfasst viele Aspekte – und ein Rezept für den Rest Ihres Lebens, um Kopf, Herz und Hormone im Gleichgewicht zu halten.

Und vergessen Sie nicht, den Frauen in Ihrem Umfeld von den Möglichkeiten gesundheitlicher Veränderungen zu erzählen und dass man zu einer Ärztin für sich selbst werden kann. Inspirieren Sie sie und stecken Sie möglichst viele Menschen mit Ihrer neuen Haltung und Ihrem gewonnenen Wissen an, denn nur so können wir irgendwann eine gesunde Gesellschaft werden. Sie sind in vielerlei Hinsicht Ihre eigene beste Ärztin.

ABSCHLIESSENDE WORTE

Den meisten von Ihnen wird das Gottfried-Programm den perfekten Rahmen für Ernährung und Hormone bieten, um sich Ihre Gesundheit und Ihren Körper zurückzuerobern und innerhalb von vier Wochen große Fortschritte zu erzielen.

Auch wenn Hormone manchmal dafür anfällig sein können, durch unsere moderne westliche Lebensweise und Umweltgifte aus dem Gleichgewicht zu geraten, kann man wieder einen glücklichen, energievollen und leistungsstarken Zustand erreichen, wenn man berücksichtigt, dass Ernährung und die Hormone Verbündete sind.

Vergessen Sie nicht, dass Sie jetzt einen umfassenden Ernährungsplan in der Tasche haben – nicht nur ein einschränkendes, kurzfristiges Mittel zum Zweck, sondern ein individuelles Ernährungsprogramm, das Sie gerade an sich selbst ausprobiert haben. Sie haben auch wertvolle

Gewohnheiten integriert, die Ihnen dabei helfen, Ihr Leben besser zu meistern.

Letztlich hoffe ich, dass Sie nicht nur Ihre Stoffwechselhormone in Ordnung bringen, sondern auch ein ausgeglichenes, erfülltes Leben führen. Indem Sie ein Gleichgewicht zwischen dem sympathischen (Kampf-Flucht-oder-Starre-Reaktion) und dem parasympathischen (Ruhen und Verdauen) Nervensystem, der Hypothalamus-Hypophysen-Nebennieren-Achse und den endokrinen Drüsen schaffen und gleichzeitig positive Gedanken und Gefühle hinsichtlich Ihres Körpers hegen, sorgen Sie wieder für Homöostase. Die einzige mir bekannte Methode, um dies zu erreichen, ist die umfangreiche Lebensstilmedizin, nicht die nächste Pille, die Sie sich verschreiben lassen können. Es sind die kleinen täglichen Entscheidungen, die Ihre Fähigkeit, wieder ins Gleichgewicht zu kommen, beeinflussen. Faktoren des Lebensstils beeinflussen die Hormone und umgekehrt. Nutzen Sie die Formbarkeit Ihres endokrinen Systems und werden Sie an den Stellen stärker, an denen Sie zuvor beeinträchtigt waren. Ihr Körper wird wieder mit sich selbst in Einklang sein. Sie werden gesünder und können möglicherweise Erkrankungen rückgängig machen. Ihr Körper wird lernen, sich neu zu verschalten, um Ihnen und Ihren höchsten Werten zu dienen.

KAPITEL 9

REZEPTE UND MENÜPLÄNE

Jetzt zum angenehmen – und vor allem köstlichen – Teil des Programms! In diesem Kapitel finden Sie meine Lieblingsrezepte und Gerichte, mit denen das Gottfried-Programm ein Erfolg für Sie werden wird. Der Schwerpunkt liegt auf Vollwertkost und großzügigen Portionen gesunder Fette, um den Hormonspiegel wieder in den richtigen Rahmen zu bringen. Bitte nehmen Sie, wenn möglich, Bioprodukte.

Kleine Mengen Meersalz werden in der Ketose zum Würzen empfohlen, sofern Sie verarbeitete Lebensmittel mit hohem Natriumgehalt vermeiden und nicht an einer Krankheit leiden, bei der kein oder kaum Natrium eingenommen werden sollte (Beispiele sind salzempfindlicher Bluthochdruck, eine eingeschränkte Nierenfunktion und ein erhöhter Kalziumverlust im Urin, aber fragen Sie Ihren Arzt oder Ihre Ärztin, falls Sie unsicher sind). Wenn Sie die Kohlenhydratzufuhr einschränken, scheidet Ihr Körper vermehrt Flüssigkeiten aus, und Natrium wird mit ausgespült. Damit Sie einen ausreichend hohen Natriumspiegel haben, streuen Sie ein wenig Meersalz (rund 1/8 Teelöffel) über das Essen.

Sie werden feststellen, dass ich viele bekannte Gerichte so umgewandelt habe, dass sie keto-freundlich sind. Sie müssen also nicht auf Ihre bevorzugten Geschmacksrichtungen oder Ihre Lieblingsgerichte verzichten. Das Gleiche können Sie auch mit Ihren eigenen Lieblingsgerichten machen.

SHAKES

Meist mache ich mir morgens einen Shake nach einer 14- bis 16-stündigen Fastenphase und meinem Training (ich trainiere immer im Fastenzustand). Mein typisches Training besteht zu zwei Dritteln aus schweren Gewichten und zu einem Drittel aus Ausdauertraining, aber manchmal auch nur aus entspanntem Yoga. Ein Shake eignet sich hervorragend, um das Fasten zu brechen, denn er ist nährstoffreich, enthält ausreichend Proteine und eine geringe Menge an Kohlenhydraten, um den Körper wieder auf Vordermann zu bringen. Hier sind meine speziell für mein Programm entwickelte Lieblingsshakes, aber die folgenden Rezepte, die nur Richtlinien sind, bieten viele Kombinationsmöglichkeiten. Das erste Rezept ist eine Vorlage, die Sie je nach Geschmack und Hormonbedarf anpassen können. Allgemein versuche ich, pro Mahlzeit auf 7 bis 10 Nettokohlenhydrate zu kommen, um unter meiner Grenze von 25 Nettokohlenhydraten pro Tag zu bleiben. Ich empfehle, alle Shakes mit gefiltertem Wasser zuzubereiten. (Mehr darüber, warum gefiltertes Wasser so wichtig ist, erfahren Sie auf Seite 148.)

Gottfrieds Basis-Shake für die Ketose

Dieser großartige Shake eignet sich hervorragend, um das Fasten zu brechen.

ergibt 1 Portion

Flüssigkeit: 175–225 ml gefiltertes Wasser oder Ihre Lieblingsflüssigkeit (zum Beispiel ungesüßte Mandel-, Kokos- oder Cashewmilch)

Gemüse: ½–1 Handvoll Grünkohl, Spinat, gemischter Blattsalat und/oder 1 Messlöffel Bio-Gemüsepulver

Shake-Pulver (optional): 1–2 Messlöffel Shake-Pulver mit einem ketogenen Verhältnis von 1:1 oder besser.

Fett: ¼ Avocado, 1–3 EL Leinsamen, 1–3 EL eingeweichte Chia-Samen (oder andere Nüsse oder Samen), ½–1 EL MCT-Öl oder Avocadoöl, Nussmus oder Kakaoöl

Booster: 1–2 Messlöffel zusätzliche Ballaststoffe (in verschiedenen Pulverformen im Handel erhältlich), Spirulina oder Chlorella, dunkles Kakaopulver oder Zimt

Eis: 6 Eiswürfel oder mehr (optional)

1. Zutaten in einen Hochleistungsmixer geben und bis zur gewünschten Konsistenz mixen.

Cremiger Chia-Shake

Ich habe immer etwas Blattgemüse in Glasbehältern im Gefrierfach, sodass ich schnell welches in meine Shakes geben kann. Dieser Shake ist eine köstliche und nahrhafte Möglichkeit, mehr Blattgemüse in Ihren Speiseplan zu integrieren. Daran denken, die Chiasamen morgens vor dem Training einzuweichen. So haben die löslichen Ballaststoffe genügend Zeit, sich mit dem Zehn- bis Zwölffachen ihres Gewichts an Wasser vollzusaugen, wodurch eine geleeartige Konsistenz entsteht, die den Shake cremiger macht. Dieser Shake mit Chiawasser macht satt und kann dazu beitragen, die Hormone wieder ins Gleichgewicht zu bringen.

ergibt 1 Portion

115 ml gefiltertes Wasser

2–3 EL Chiasamen, je nach gewünschter Konsistenz

50–75 g gefrorener Grünkohl

⅓–¼ Avocado, entkernt und geschält

125 ml ungesüßte Kokosmilch (oder jede andere ungesüßte Nussmilch)

1 Messlöffel oder ½ Portion Keto-Protein-Pulver (z. B. aus Erbsenprotein) mit Vanillegeschmack

½–1 EL MCT-Öl

6 Eiswürfel oder mehr

Optional: 1 Messlöffel Bio-Gemüsepulver

Optional: 1–2 Messlöffel präbiotisches Ballaststoffpulver

1. Chiasamen rund 20 Minuten lang im Gefäß des Hochleistungsmixers in gefiltertem Wasser einweichen, dann andere Zutaten hinzugeben. Bis zur gewünschten Konsistenz mixen.

Würziger Kürbis-Shake

Frischer Kürbis hat mehr Kohlenhydrate als andere Gemüsesorten, enthält aber viele wichtige Nährstoffe, wie Vitamin A, Lutein und Zeaxanthin, die alle gut für die Sehfähigkeit sind. Für dieses Rezept können Sie einen kleinen (2–2,5 kg) Kürbis bei 200 Grad 30 bis 45 Minuten lang rösten. Teilen Sie anschließend den Kürbis und besprenkeln Sie ihn mit Meersalz. Lassen Sie ihn abkühlen und bewahren Sie ihn anschließend bis zu drei Tage lang im Kühlschrank oder bis zu drei Monate lang im Tiefkühlfach auf.

ergibt 1 Portion

115–175 ml gefiltertes Wasser
4 EL (40 g) Kürbispüree
½ TL Zimt
½ TL Piment
½ TL Muskat
¼ TL Gewürznelken
etwas geriebener, frischer Ingwer
125 ml ungesüßte Kokosmilch (oder andere ungesüßte Nussmilch)
1–2 Messlöffel eines ketogenen Shake-Pulvers mit Vanillegeschmack
½–1 EL MCT-Öl
6 Eiswürfel oder mehr
Optional: 1–2 Messlöffel probiotisches Ballaststoffpulver

1. Zutaten in einen Hochleistungsmixer geben und bis zur gewünschten Konsistenz mixen.

Post-Workout-Shake

Während der Coronapandemie, als alles Tiefkühlobst ausverkauft war, fing ich an, Cranberries in meine Shakes zu geben. Zugegeben, diese Beeren sind oftmals nicht beliebt, dabei sind sie ein wahres Kraftpaket an Nährstoffen und haben nur 4 Nettokohlenhydrate pro 60 Gramm. Sie verleihen einem Shake Säure und Farbe, und es ist immer gut, die Ernährung so farbenfroh wie möglich zu gestalten, um die Immunabwehr zu unterstützen. Denn Forschungsergebnisse haben gezeigt, dass farbenfrohes Gemüse und Obst bei der Regulierung der Immunfunktion den meisten Nahrungsergänzungsmitteln überlegen ist.

ergibt 1 Portion

30–60 g Cranberries

125 ml ungesüßte Kokosmilch (oder andere ungesüßte Nussmilch)

1 Messlöffel oder ½ Portion eines ketogenen Shake-Pulvers mit Vanillegeschmack

½–1 EL MCT-Öl

1 Handvoll Nüsse (zum Beispiel Macadamianüsse oder andere Nüsse, nicht mehr als 28 Gramm)

6 Eiswürfel oder mehr

Optional: 1–2 Messlöffel probiotisches Ballaststoffpulver

1. Alle Zutaten in einen Hochleistungsmixer geben und bis zur gewünschten Konsistenz mixen.

Eiskaffee-Kollagen-Shake

Dieser Shake eignet sich hervorragend, um morgens in die Gänge zu kommen – sogar wenn Sie dafür entkoffeinierten Kaffee verwenden. Er ist so etwas wie eine nährstoffreichere Version eines Latte.

ergibt 1 Portion

115 ml ungesüßter Kaffee oder entkoffeinierter Kaffee, zu Würfeln gefroren

¼–⅓ Avocado, entkernt und geschält

125 ml ungesüßte Kokosmilch (oder andere ungesüßte Nussmilch)

1 Messlöffel oder 1 Portion eines Kollagenpulvers oder ketogenen Shake-Pulvers mit Vanillegeschmack

½ TL Ceylon-Zimt

½–1 EL MCT-Öl

1 Handvoll Nüsse (zum Beispiel Macadamianüsse oder andere, nicht mehr als 28–30 g)

6 Eiswürfel oder mehr

Optional: 1–2 Messlöffel probiotisches Ballaststoffpulver

1. Alle Zutaten in einen Hochleistungsmixer geben und bis zur gewünschten Konsistenz mixen.

Mandelbutter-Kakaonibs-Shake

Dieser Shake ist eine flüssige Version von Mandelschokolade.

ergibt 1 Portion

175 ml ungesüßte Mandelmilch

2 EL Chiasamen

1–2 Messlöffel Keto-Shake-Pulver

1–2 EL Mandelmus

½–1 EL MCT-Öl

1 Handvoll Nüsse (zum Beispiel Macadamianüsse, andere aufgeführte Nüsse, nicht mehr als 28–30 g)

6 Eiswürfel oder mehr

Optional: 1–2 Messlöffel probiotisches Ballaststoffpulver

Optional: mit gehackten Mandeln (1 TL) und Kakaonibs (1 TL) garnieren

1. Chiasamen 20 Minuten lang in Mandelmilch einweichen. Samen, Milch und übrige Zutaten in einen Hochleistungsmixer geben und bis zur gewünschten Konsistenz mixen.

Drachenfrucht-Shake

Ich habe mit kohlenhydratarmem Obst wie Pitahaya (Drachenfrucht) experimentiert, und die Menge in diesem Shake verändert meinen Blutzucker nicht. Dieser Shake enthält 5 Nettokohlenhydrate.

ergibt 1 Portion

250 ml ungesüßte Kokosmilch (oder andere ungesüßte Nussmilch)

1 EL Chiasamen

2 Messlöffel eines ketogenen Shake-Pulvers mit Vanillegeschmack

1 Messlöffel Bio-Gemüsepulver oder 75 g gefrorenes Blattgemüse wie Spinat oder Kohl

½–1 EL MCT-Öl

6 Eiswürfel oder mehr

Optional: 50 Gramm Pitahaya (Drachenfrucht) oder anderes kohlenhydratarmes Obst

Optional: 1–2 Messlöffel probiotisches Ballaststoffpulver

1. Chiasamen 5–10 Minuten lang in Kokosmilch einweichen. Alle Zutaten in einen Hochleistungsmixer geben und bis zur gewünschten Konsistenz mixen.

»Goldene Milch«-Shake

Goldene Milch oder Kurkumamilch ist ein entzündungshemmendes Getränk, das seit vielen Jahrhunderten zur indischen Kultur gehört. Sie nehmen die entzündungshemmenden Eigenschaften des Kurkumas besser auf, wenn Sie es mit Fett kombinieren.

ergibt 1 Portion

250 ml ungesüßte Kokosmilch (oder andere ungesüßte Nussmilch)

1 Messlöffel eines ketogenen Shake-Pulvers mit Vanillegeschmack

½–1 EL MCT-Öl

Goldene Gewürzmischung: 1 TL Kurkumapulver, ½ TL Ceylon-Zimt, 1 cm frisch gemahlene Ingwerwurzel oder ½ TL Ingwerpulver sowie ¼ TL gemahlener Kardamom

6 Eiswürfel oder mehr

Optional: 1–2 Messlöffel probiotisches Ballaststoffpulver

1. Alle Zutaten in einen Hochleistungsmixer geben und bis zur gewünschten Konsistenz mixen.

Dunkle-Schokolade-Meersalz-Shake

Für alle Schokoliebhaberinnen!

ergibt 1 Portion

250 ml gefiltertes Wasser oder ungesüßte Kokosmilch (oder andere ungesüßte Nussmilch)

1 Handvoll Nüsse (zum Beispiel Macadamianüsse oder andere, auf Seite 137 aufgeführte Nüsse, nicht mehr als 28 g)

2 Messlöffel eines ketogenen Shake-Pulvers mit Schokoladengeschmack

1–2 Messlöffel probiotisches Ballaststoffpulver

1 EL Leinsamen

¼ TL Vanilleextrakt

1 EL MCT-Öl

6 Eiswürfel oder mehr

Optional: 1–2 Messlöffel probiotisches Ballaststoffpulver

Optional: 1 Messerspitze Meersalz

1. Alle Zutaten, mit Ausnahme des Salzes, in einen Hochleistungsmixer geben und bis zur gewünschten Konsistenz mixen. Optional: mit Meersalz besprenkeln.

Karottenkuchen-Shake

Dieses Rezept habe ich von meiner Freundin Kelly LeVeque, einer prominenten Ernährungsberaterin und Bestsellerautorin, übernommen.

ergibt 1 Portion

250 ml ungesüßte Mandelmilch

1–2 Messlöffel ketogenes Shake-Pulver mit Vanillegeschmack

½ TL gemahlener Zimt

1 EL Mandelmus

1 EL Leinsamen

75 g gehackte Karotten, roh (rund 4 Nettokohlenhydrate)

60 g gefrorener, geraspelter Blumenkohl (rund 1,5 Nettokohlenhydrate)

Optional: 1 Handvoll Spinat

1. Alle Zutaten in einen Hochleistungsmixer geben und bis zur gewünschten Konsistenz mixen.

Dunkelgrüner Shake

In diesem Shake steckt jede Menge entgiftendes Blattgemüse.

ergibt 1 Portion

250 ml gefiltertes Wasser oder ungesüßte Kokosmilch (oder andere ungesüßte Nussmilch)

750 g gefrorenes, dunkles Blattgemüse (Spinat, Grünkohl oder ähnliches)

1 Handvoll Nüsse (zum Beispiel Macadamianüsse oder andere Nüsse, nicht mehr als 28 g)

2 Messlöffel eines ketogenen Shake-Pulvers mit Vanillegeschmack

1 EL Leinsamen

½ TL Zimt

¼ TL Vanilleextrakt

½–1 EL MCT-Öl

6 Eiswürfel oder mehr

Optional: 1 Messlöffel Bio-Gemüsepulver

Optional: 1 TL Spirulina

Optional: 1–2 Messlöffel probiotisches Ballaststoffpulver

1. Alle Zutaten in einen Hochleistungsmixer geben und bis zur gewünschten Konsistenz mixen.

FRÜHSTÜCK

Grünes Rührei

Ich habe immer Bambustüten mit grünem Gemüse im Tiefkühlfach, um dieses in Shakes zu geben oder anbraten zu können. Machen Sie sich das Leben leichter, indem Sie immer klein gehackten Rosenkohl, Spinat, Radicchio, Grünkohl und Kohl vorrätig haben.

ergibt 1 Portion

- 2 EL natives Olivenöl extra
- 100 g klein gehacktes grünes Gemüse, wie Rosenkohl, Spinat, Radicchio, Grünkohl oder Kohl
- 2 Freilandeier, verquirlt
- 1–2 EL frische Kräuter, wie Basilikum, Petersilie oder Thymian
- ¼ Avocado, entkernt und geschält

1. Grünes Gemüse in Olivenöl bei mittlerer Hitze anbraten, bis es weich ist. Gemüse auf einem Teller anrichten. Eier im restlichen Öl verrühren; wenn die Eier fest geworden sind, Kräuter hinzugeben. Gemüse mit Eiern und Avocado garnieren und sofort servieren.

Avocado-Toast

Cremige, sättigende Avocado auf einer Scheibe gut geröstetem Keto-Brot ist eine herrliche schnelle Mahlzeit. Ich streiche immer zuerst etwas Olivenöl und dann geschälten, zerdrückten Knoblauch auf den Toast, ehe ich die zerdrückte Avocado darauf gebe. Aber es gibt verschiedenste Varianten.

ergibt 1 Portion

- 1 Scheibe Keto-Brot (rund 4 Nettokohlenhydrate) – siehe Rezept für Tahini-Brot (Seite 231/232) und Bezugsquellen
- 1 Knoblauchzehe, geschält und zerdrückt
- 1 EL natives Olivenöl extra

¼ Avocado, entkernt und geschält

frischer Zitronensaft

Meersalz

Optionale Toppings: gehackte Kräuter (Koriander, Dill, Petersilie), gehackter Rettich, Tomatenscheiben, Pesto (siehe Rezept auf Seite 243), Chimichurri, ein pochiertes oder gebratenes Freiland-Ei, eingelegte rote Zwiebel, Kerne (Kürbis, Sonnenblumen), Paprikaflocken

1. Brot toasten. Knoblauchzehe auf Brot reiben und mit Olivenöl beträufeln. Avocado in einer Schüssel zerdrücken und auf den Toast geben. Nach Belieben mit Zitronensaft und Meersalz besprenkeln. Falls gewünscht, weiteres optionales Topping dazugeben.

Kaffeekuchen

Ich liebe dieses Brot! Es wird Ihnen bestimmt schwerfallen, nur eine Scheibe zu essen – das Aroma, das verströmt wird, während es im Backofen ist, ist einfach zu verlockend. Ich habe festgestellt, dass manche Zuckerersatzprodukte, wie Stevia, mich dazu verleiten, zu viel zu essen, darum nehme ich mir nur eine einzige Portion und beachte den Rest des Brotlaibs nicht mehr. Dieses Rezept entwickelte ich, als ich tief in der Ketose war. Daher kann es sein, dass Ihnen der Kaffeekuchen nicht schmeckt, falls Ihre Geschmacksknospen noch an all die schlechten Kohlenhydrate gewöhnt sind. Wenn Sie allerdings in der Ketose sind, wird er einfach nur göttlich schmecken. Das Leinsamenmehl, das reich an Omega-3-Fettsäuren ist, trägt zu einem ausgewogenen Verhältnis der Omegas bei.

ergibt 12 bis 15 Scheiben

250 ml gefiltertes Wasser

100 g Leinsamenmehl

50 g Kokosmehl (oder Mandelmehl)

½ TL fein gemahlenes Himalayasalz

1 TL Natron

120 g Butter von Weidetieren sowie etwas mehr, um die Pfanne einzufetten (stattdessen gehen auch Ghee oder Kokosöl)

1 TL Mandelextrakt

1 TL gemahlener Zimt

3 Freilandeier

1 EL Apfelessig

3–4 Tropfen Stevia flüssig (geschmacksneutral oder English Toffee)

60 g Stevia-Schokochips (insgesamt 3 Nettokohlenhydrate)

Optional: frischer Zitronenabrieb

1. Ofen auf 180 Grad vorheizen. Brotbackform mit Butter, Ghee oder Kokosöl einfetten.
2. Wasser mit Leinsamenmehl in einer Schüssel vermengen und beiseitestellen.
3. In einer mittelgroßen Schüssel Kokosmehl, Salz und Natron verquirlen oder zusammensieben. Geschmolzene Butter einrühren, dann die Eier und die feuchte Leinsamenmischung hinzufügen. Essig, Stevia und Schokochips unterrühren. Wenn gewünscht, Zitronenabrieb nach Belieben hinzugeben.
4. Mischung in eingefettete Backform geben und 40–45 Minuten backen, bis die Kruste braun ist. Brot 15–30 Minuten auf dem Rost abkühlen lassen. Zum Servieren in 12 bis 15 Scheiben schneiden. Im Kühlschrank oder Tiefkühlfach aufbewahren.

Tahini-Brot

Tahini (Sesampaste) ist eine hervorragende Wahl beim Gottfried-Programm, denn das Makronährstoffverhältnis von Fett, Proteinen und Kohlenhydraten beträgt hier 76:10:14. Tahini enthält wenige Nettokohlenhydrate (rund 1,8 Nettokohlenhydrate pro Esslöffel).

ergibt 1 Brotlaib

340 g Tahini

4 Eier

1 ½ EL Apfelessig

¾ TL Natron

½ TL Salz

1 EL Sonnenblumenkerne sowie 1 TL für das Topping

1 EL Sesam sowie 1 TL für das Topping

1 EL Chiasamen sowie 1 TL für das Topping

1 EL Kürbiskerne sowie 1 TL für das Topping

1. Ofen auf 180 Grad vorheizen und eine Brotbackform mit Backpapier auslegen.
2. Alle Zutaten gründlich vermischen und in die vorbereitete Backform gießen.
3. Mit den jeweiligen zusätzlichen Körnern und Samen bestreuen und backen, bis das Brot oben leicht braun und fest ist.

Rezept mit freundlicher Genehmigung von Nathalie Hadi

Frittata mit Spinat, Aubergine und Pinienkernen

Ich mache diese Frittata in einer gusseisernen Pfanne, damit ich neben den hervorragenden Aminosäuren durch die Freilandeier auch eine kleine Menge Eisen bekomme. Wenn Sie sich milchproduktfrei ernähren, können Sie die Frittata auch ohne Schlagrahm machen.

ergibt 4 Portionen

80 g Aubergine, in 1 cm große Ringe und dann in 1 cm große Würfel geschnitten

Meersalz

2 EL natives Olivenöl extra

30 g Spinat

6–8 Freilandeier

60 ml Schlagrahm

2 EL Petersilie, gehackt

2 EL Pinienkerne, geröstet

1. Ofen auf 180 Grad vorheizen. Aubergine mit Salz bestreuen. Aubergine rund 15 Minuten bei mittlerer Hitze in Olivenöl anbraten (nicht rauchen lassen). Spinat hinzugeben und eine weitere Minute braten.
2. Eier mit Schlagrahm verquirlen und in die Pfanne gießen. Pfanne 20 Minuten lang in den Ofen stellen, bis die Eier fest sind. Mit Petersilie und gerösteten Pinienkernen garnieren.

Schakschuka

Dieses Gericht aus der nahöstlichen Küche wird dort traditionell zum Frühstück gegessen, aber natürlich können Sie es auch zu anderen Tageszeiten genießen. Man kann dazu eine kleine Menge Joghurt, Kefir oder Tahini, was die geringsten Nettokohlenhydrate hat, servieren. Traditionell wird Schakschuka mit passierten Tomaten gemacht, aber die lasse ich aufgrund ihres Zuckergehalts weg.

ergibt 2 bis 4 Portionen

1 EL Traubenkernöl
1 große Zwiebel, gehackt
1 rote oder grüne Paprika, gehackt
1 kleine Chili, entkernt und gehackt
4 Knoblauchzehen, zerdrückt und gehackt
500 g reife Tomaten, gehackt
2 TL Kurkuma
1 TL Salz
1 TL gemahlener Pfeffer
30 g Spinat
4 große Freilandeier
Optional: 75 g Fetakäse
Optional: 5 g frische Petersilie, gehackt

1. In einer großen, tiefen Pfanne das Öl bei mittlerer Temperatur erhitzen und die Zwiebeln anbraten, bis sie braun sind. Paprika und Knoblauch hinzugeben. 5 Minuten lang dünsten, dann Tomaten, Kur-

kuma, Salz und Pfeffer hinzufügen. Zugedeckt bei schwacher Hitze 5 bis 10 Minuten weiterkochen, zwischendurch umrühren.

2. Spinat hinzugeben und Gemüse weitere 10 bis 15 Minuten köcheln, bis die Soße eingedickt ist. Gewürze nach Belieben anpassen und hinzufügen.
3. Sobald die Soße eingedickt ist, vier kleine Vertiefungen in der Pfanne machen. Vorsichtig die Eier aufschlagen und je eines in jede der Vertiefungen füllen. (Es ist leichter, jedes Ei einzeln in ein Glas aufzuschlagen und vorsichtig in die Soße zu gießen.) Achten Sie darauf, dass das Eigelb nicht zerstört wird. Das Eiweiß sollte sich auf der Soße verteilen; verwenden Sie bei Bedarf eine Gabel, um das Eiweiß zu verquirlen.
4. Nachdem Sie die Eier hinzugegeben haben, die Schakschuka abdecken und 5 bis 10 Minuten erhitzen, bis das Eiweiß fest geworden ist. Das Eigelb sollte noch leicht weich sein. Vom Herd nehmen und, wenn gewünscht, mit Feta und frischer Petersilie garnieren. Genießen Sie dieses Gericht, solange es noch richtig warm ist!

Eier-Avocado-Auflauf

Avocados sind das ketogene pflanzliche Lebensmittel schlechthin. Halbierte Avocados eignen sich hervorragend, um darin andere nährstoffreiche Lebensmittel, wie ein Ei oder Krabbenfleisch, zu platzieren. Es gibt sie in unterschiedlichen Größen; Sie können also das Rezept an die Größe der frischesten Avocados anpassen, die Sie bekommen können. Aber, wie wir schon besprochen haben, passen Sie auf, dass Sie pro Tag nicht zu viele Avocados essen. Profi-Tipp: Geben Sie ein paar Tropfen einer Chilisoße oder einer anderen Würzsoße, die Sie gern mögen, in die Vertiefung, bevor Sie das Ei darüber geben.

reicht pro Avocado für 2 Personen

Avocados, halbiert, entkernt und geschält

Eier (1 Ei pro Avocadohälfte, also 2 pro ganze Avocado) Optional: Chilisoße, Pesto (siehe Rezept auf Seite 243), Chimichurri

Salz und Pfeffer nach Geschmack

Optional: Koriander, Frühlingszwiebeln, scharfe Chilischoten, grünes Gemüse als Toppings

1. Einen Teil des Fruchtfleischs (etwa 1 EL) einer Avocadohälfte aushöhlen, sodass das Loch groß genug für ein Ei ist. Mit den anderen Avocadohälften wiederholen.
2. Avocadohälften in eine kleine Auflaufform geben. Darauf achten, dass die Avocadohälften nicht umkippen können, beispielsweise indem Sie die Avocados in Backbohnen, getrocknete Bohnen oder grobes Salz legen, damit sie aufrecht bleiben. Ein Ei nach dem anderen in eine kleine Auflaufform oder ein Glas aufschlagen. Das Ei vorsichtig in das Loch der Avocadohälfte geben, mit den anderen Hälften wiederholen. Avocadohälften mit Salz und Pfeffer würzen und gewünschte Würzsoße darüber träufeln. Ich nehme dafür gern etwas Pesto oder Chimichurri. Bei 230 Grad 10 bis 12 Minuten backen, bis das Eiweiß festgeworden, das Eigelb aber noch etwas flüssig ist.
3. Mit grünem Gemüse oder anderen Toppings garnieren (Koriander, Frühlingszwiebeln und scharfe Chilis schmecken toll!).

SALATE

Einfacher grüner Salat

Wenn Sie Salate machen, sollten Sie das grüne Gemüse bzw. den Salat – also Romana, roter Romana, Kopfsalat, Eichblattsalat, Lolla Rossa, Mesclun, Endiviensalat, Radicchio, Spinat, Grünkohl, Brunnenkresse, Kohl, Mangold, Kohlrabi usw. – täglich abwechseln. Geben Sie alle verfügbaren rohen oder gedünsteten Gemüsesorten hinzu, z. B. Paprika, Brokkoli oder Blumenkohl. Wir wissen, dass natives Olivenöl extra sehr gesund für das Herz ist, daher sollten Sie Salate als präbiotischen Träger für dieses Öl betrachten. Ich versuche am Tag 4 bis 5 EL natives Olivenöl extra zu mir zu nehmen – auf Salaten, gedünstetem Gemüse, Keto-Brot und Shirataki-Nudeln.

ergibt 2 bis 4 Portionen

½ Schalotte, geschält und gehackt

1 EL Rotweinessig (oder ein anderer kohlenhydratarmer Essig, wie Champagneressig oder Apfelessig)

200 g in mundgroße Stücke gezupfter oder gehackter Salat, wie Romana oder Kopfsalat

1 Gurke, gehackt (ich schäle sie nicht, sofern es eine Bio-Gurke ist)

100 g rote Paprika, in Streifen geschnitten

40 g Brokkolisprossen (oder jede andere Art von Sprossen: Alfalfa, Sonnenblumen, Mungobohnen, Rettich, Kresse, Bockshornklee oder Ähnliches)

40 g Karotten, geraspelt

80 g Cherrytomaten, halbiert

2–3 EL natives Olivenöl extra

1 EL Sonnenblumenkerne

2 EL frischer Thymian, gehackt

Optional: 50 g geriebener Käse (wie Parmesan oder Asiago oder veganer Käse), eine andere gesunde Proteinquelle (wie Nüsse, Garnelen, Wildlachs) oder eine Kombination aus mehreren dieser Zutaten

1. In einer kleinen Schüssel die gehackte Schalotte in Rotweinessig einweichen. In einer großen Schüssel das andere Gemüse vermischen.
2. Essig und Schalotten mit Olivenöl vermengen. Dieses Dressing über das Gemüse geben, sodass dies gut bedeckt ist. Mit Sonnenblumenkernen, frischem Thymian und den weiteren optionalen Toppings garnieren.

Little Gem-Salat

Little-Gem-Salat schmeckt wie eine Mischung aus Romana und Kopfsalat. Wenn Sie diese Sorte nicht finden können, nehmen Sie stattdessen einen halben Romana.

ergibt 2 bis 4 Portionen

100 g Little Gem-Salat, gerupft

60 g Yambohne, in Scheiben geschnitten (Die aus Südamerika stammende Yambohne, auch Jicama genannt, ist eine Wurzelknolle mit leicht süßlichem, leicht kohlartigem Geschmack, Anm. d. Verlags.)

½ rote Zwiebel, geschnitten

1 Poblano-Chili, gehackt

½ Avocado, halbiert, entkernt, geschält und in Scheiben geschnitten

1–2 EL Mandeln, gehackt

2 EL natives Olivenöl extra

1 EL Champagneressig

2 EL Kürbiskerne

1 EL Koriander, gehackt

Optional: kleine Mengen Queso fresco (wörtlich »frischer Käse«, meist eine Mischung aus Kuh- und Ziegenkäse), wie Cotija- oder Oaxacan-Käse

Optional: kleine Mengen einer Proteinquelle (50–75 g), wie Hähnchenschenkel oder -keulen, Lachs, Thunfisch oder Garnelen

1. In einer großen Schüssel alle Zutaten einschließlich der Mandeln vermengen.

2. In einer anderen Schüssel Olivenöl und Champagneressig vermischen, über den Salat geben und durchschwenken.
3. Mit Kürbiskernen, Koriander und optionalen Proteinquellen garnieren.

Teeblattsalat

Sie können Laphet (fermentierte Teeblätter) in Bioqualität im Internet oder in manchen Lebensmittelläden kaufen – oder Sie lassen sie für dieses Rezept einfach weg.

ergibt 2 bis 4 Portionen

50 g Romanasalat, gehackt
50 g Grün- oder Rotkohl, gehackt
75 g Cherrytomaten, halbiert
1 rote Paprika, in Scheiben geschnitten
Teeblatt-Dressing (Rezept siehe unten)
1–2 EL Sonnenblumenkerne
1–2 EL Sesam
Optional: Erdnüsse, gekochte gelbe Spalterbsen

1. Romanasalat in eine flache Schüssel geben und mit Gemüse garnieren. Mit Teeblatt-Dressing und dann mit Sonnenblumenkernen und Sesam vermengen.

Teeblatt-Dressing

4 EL Weißweinessig
4 EL lose grüne Teeblätter (wie Sencha) oder Laphet fermentierte Teeblätter in Olivenöl
4 EL Bio-Sesamöl
4 EL Avocadoöl
½ EL Fischsoße
Saft von ½ Zitrone

1 EL frischer Ingwer, fein gehackt

1 Knoblauchzehe, zerquetscht und gehackt

1. Alle Zutaten in einen Hochleistungsmixer geben und glatt pürieren.

Knackiger Gurkensalat mit Tahini-Dressing

Kohlrabi ist ein weiteres Kreuzblütlergemüse, das die Entgiftung fördert. Man kann ihn roh oder kurz gekocht verzehren.

ergibt 2 bis 4 Portionen

2–4 Kirby-Gurken oder englische oder persische Gurken (kleine Salatgurkenart), dünn geschnitten (ich lasse meine ungeschält, sofern es sich um Bioqualität handelt)

2 Kohlrabi, dünn geschnitten

1 Fenchelknolle, dünn geschnitten

½ Yambohne, gehackt

1 mittelgroße rote Zwiebel, fein gehackt

25 g frischer Koriander, gehackt

3–4 EL Tahini-Dressing (Rezept folgt)

2 EL Kürbiskerne

1. In einer großen Schüssel Gurke, Kohlrabi, Fenchel, Yambohne und Zwiebel vermengen. Koriander hinzugeben und gut mit dem Tahini-Dressing vermengen. Mit Kürbiskernen garnieren.

Tahini-Dressing

Tahini wird entweder aus geschältem oder ungeschältem Sesam hergestellt. Ungeschälte Samen haben einen ausgeprägteren, bitteren Geschmack, während geschälte Samen nussiger sind und ein cremigeres Tahini ergeben. Auch wenn ungeschälte ganze Sesamsamen mehr Kalzium enthalten, so haben geschälte Sesamsamen immer noch recht viel Kalzium und andere Nährstoffe. Es ist eher eine Frage der persönlichen Präferenz. Sie können dieses Dressing zum knackigen Gurkensalat oder als Topping für gegrilltes Hühnchen oder geröstetes Gemüse verwenden.

225 g 100 Prozent reine, gemahlene Tahini (nur aus Sesam hergestellt)

125 ml gefiltertes Wasser in Raumtemperatur oder leicht erwärmt

4 EL natives Olivenöl extra

50–100 ml frischer Zitronensaft

3–4 Knoblauchzehen, zerdrückt und fein gehackt

Prise Salz

Prise schwarzer Pfeffer

1. Alle Zutaten mit Ausnahme von Salz und Pfeffer in einen verschließbaren Behälter geben und gründlich schütteln, bis sich alles vermengt hat. Die Mischung sollte sich von einer Paste zu einer weißen Soße verändern. Gegebenenfalls mehr Wasser oder Zitronensaft hinzugeben, bis die gewünschte Konsistenz und das gewünschte Aroma erreicht sind. Mit Salz und Pfeffer abschmecken.

»Taco«-Salat

Diese Version des Taco-Salats ist reich an Nährstoffen, ohne dass der Lecker-Faktor verloren geht. Die Zwiebel im Hackfleisch und die Pico de Gallo (Rezept folgt) liefern präbiotische Ballaststoffe, die ein gesundes Darmmikrobiom fördern. Ich nehme für diesen Salat lieber Pico de Gallo als Salsa, weil sie stückiger, knackiger und weniger flüssig ist.

ergibt 4 bis 6 Portionen

500 g Rinderhackfleisch aus Weidehaltung (kann durch Hähnchen-, Puten- oder Schweinehackfleisch aus Weidehaltung ersetzt werden)

1 mittelgroße Zwiebel, gehackt

1 EL natives Olivenöl extra

1 TL Kreuzkümmel, gemahlen

1-2 Köpfe Romanasalat, in mundgerechte Stücke gezupft

1 Rotkohl, in Scheiben und Würfel geschnitten

1 Avocado, entkernt, geschält und gehackt

2 persische Gurken, grob gehackt (ich schäle sie nicht, sofern es sich um Bioqualität handelt)

225 g Cheddarkäse, gerieben (ich mag Rohmilch-Cheddar, mittelscharf; kann durch einen milchfreien Käse ersetzt werden)

Pico de Gallo (Rezept folgt)

Keto-Taco-Dressing (Rezept folgt)

Optional: 125 ml Vollfett-Sour Cream (kann durch Crème fraîche oder Vollfett-Joghurt ersetzt werden), frische Kräuter, gehackte Avocado

1. Zuerst das Fleisch zubereiten. In einen mittelgroßen Topf Olivenöl und den größten Teil der gehackten gelben Zwiebel geben (2 EL für die Pico de Gallo aufheben). Wenn die Zwiebel weich ist, das Hackfleisch hinzufügen und mit einem Holzlöffel in kleine Krümel zerteilen. Braten, bis das Fleisch ganz braun ist, dann Kreuzkümmel hinzufügen.
2. Pico de Gallo zubereiten.
3. Ein Bett aus Romanasalat und Rotkohl machen (etwa 100–200 g pro Person). Mit Hackfleisch bedecken (75–100 g für Frauen, 150–175 g für Männer). Die restlichen Zutaten schichtweise hinzufügen; mit geriebenem Käse und, falls gewünscht, einem Klecks Sour Cream oder einer anderen Topping-Option bedecken. Pico de Gallo und Keto-Taco-Dressing nach Geschmack hinzufügen.

Pico de Gallo

50 g Tomaten, gehackt

3 Frühlingszwiebeln, gehackt

Gehackte frische Chilis (oder ½ TL Chipotle-Pulver)

Saft von 1 Zitrone

1 EL gehackter, frischer Koriander

1. Alle Zutaten in einer kleinen Schüssel vermengen.

Keto-Taco-Dressing

1–2 frische Chipotle-Schoten oder ½ TL Chipotle-Pulver

Saft von 1 Zitrone

2 EL natives Olivenöl extra

1. Die Zutaten in einen Hochleistungsmixer geben und glatt pürieren.

Gerupfter Blattsalat mit Ranch-Dressing

Meine Familie liebt es, dieses köstliche Ranch-Dressing über gegrillte Romanaherzen zu geben oder es als Dip für Gurkenscheiben zu nehmen. Warum soll man Blattsalat eigentlich zerrupfen? Weil sich dadurch die Nährstoffdichte verbessert.

ergibt 2 bis 4 Portionen

100–400 g Romanasalat, Grünkohl, Spinat oder anderes grünes Gemüse, zerrupft

230 g Mayonnaise (Rezept folgt, oder kaufen Sie eine Marke, die mit Avocadoöl hergestellt wurde)

Ranch-Dressing (Rezept folgt)

Mayonnaise

250 ml Avocadoöl, natives Olivenöl extra oder eine Mischung

1 Eigelb von einem Freilandei

1 EL Dijon-Senf

Saft von ½ Zitrone

½ TL Salz

1. Alle Zutaten in ein schmales Gefäß oder einen Krug geben. Ich verwende einen Mixbecher, aber ein Einweckglas funktioniert auch gut. Den Kopf eines Stabmixers auf den Boden des Gefäßes setzen und Mixer einschalten. Die Zutaten am Boden des Gefäßes sollten schnell emulgieren (dort wird es dann weiß und dickflüssig). Stabmixer langsam zum oberen Rand des Gefäßes bewegen, während die

Mischung emulgiert. Wenn Öl in den Behälter zurückrutscht, bewegen Sie den Kopf des Stabmixers einfach wieder nach unten, um es einzumischen, und heben Sie den Stabmixer dann weiter nach oben, bis das gesamte Öl eingearbeitet und die Mischung dickflüssig ist. Dieser Vorgang dauert 1 bis 2 Minuten.

2. Im Kühlschrank hält sich die Mayonnaise zugedeckt bis zu einer Woche, je nachdem, wie frisch das Ei ist.

Ranch-Dressing

4 EL Kokosmilch

1 TL Apfelessig

1 TL Zwiebelpulver

1 Knoblauchzehe, fein gehackt

1 TL getrockneter Dill oder 1 EL frischer Dill, gehackt

2 TL getrocknete Petersilie oder 2 EL frische Petersilie, gehackt

1 EL getrockneter Schnittlauch oder 3 EL frischer Schnittlauch, gehackt

Salz und Pfeffer nach Geschmack

1. Zutaten zu 250 ml Mayonnaise geben. Umrühren, bis alles gut vermischt ist. Bei Bedarf Kokosmilch hinzufügen, um die Mischung zu verdünnen. Mit Salz und Pfeffer abschmecken. Das Dressing über den gerupften Salat gießen und durchschwenken.
2. Zugedeckt hält sich das Ranch-Dressing 1 Woche im Kühlschrank. Beim Abkühlen dickt es ein.

Meeresalgen-Salat

Meeresalgen sind reich an wichtigen Mineralien wie Jod, Kalzium, Eisen, Kupfer, Magnesium, Mangan, Molybdän, Phosphor, Kalium, Selen, Vanadium und Zink. Einige Algensalate, die man im Handel kaufen kann, enthalten Zuckerzusätze oder nicht so gute Öle und Essige. Hier kommt ein aufgepeppter Salat, der Ihre Schilddrüsenfunktion auf Vordermann bringen kann.

ergibt 2 bis 4 Portionen

50 g getrocknete Wakame (oder eine Meeresalgenmischung)

1 kleiner Daikon-Rettich, gestiftelt

½ englische Gurke, gestiftelt (ich schäle sie nicht, sofern es sich um Bio-Qualität handelt)

1 EL natives Olivenöl extra

1 TL Sesamöl

Saft einer halben Limette oder Zitrone

2 TL frischer Ingwersaft

1 EL Tamari (glutenfreie Sojasoße)

4 EL Walnuss- oder Avocadoöl

½ TL Stevia oder nach Geschmack

1 Prise Salz

Optional: gerösteter Sesam, zerkleinerter gerösteter Nori, gewürfelte Avocado

1. Algen etwa 5 Minuten in kaltem Wasser einweichen, bis sie mit Wasser vollgesogen und nicht mehr hart sind. Abspülen und abtropfen lassen. Wenn große Stücke vorhanden sind, diese hacken. Algen, Daikon und Gurke in einer mittelgroßen Schüssel mischen.
2. Für das Dressing die restlichen Zutaten in einer kleinen Schüssel vermischen. Das Dressing zur Algenmischung geben, durchschwenken und einige Minuten stehen lassen, damit das Dressing einziehen kann. Nach Belieben garnieren und den Salat mit Stäbchen essen.

Grünkohl und Caesar-Salat mit veganem »Parmesan«

Eine milchproduktefreie Version des Klassikers. Wenn es schnell gehen soll, können Sie das Dressing schon vorher zubereiten. Es hält sich 24 Stunden im Kühlschrank.

ergibt 4 bis 6 Portionen

1 Bund Palmkohl

2 Köpfe Romanasalat

150 g Cherrytomaten, halbiert
60 g Cashewkerne, mindestens 2 Stunden lang eingeweicht
40 g Hanf
10 g Nährhefe
Saft von 2 Zitronen
1 Knoblauchzehe, zerquetscht
½ TL Meersalz oder pinkes Himalayasalz
80 ml gefiltertes Wasser
80 ml natives Olivenöl extra
Optionales Topping: »Roher Parmesan« (Rezept folgt)

1. Den Grünkohl entstielen, dann die Blätter fein hacken. Waschen, in einer Salatschleuder schleudern und trocken tupfen. Grünkohl in eine extragroße Schüssel geben. Romanasalat in mundgerechte Stücke reißen. Waschen, in einer Salatschleuder schleudern, dann trocken tupfen. Den Salat in die Schüssel mit dem Grünkohl geben. Sie sollten ungefähr zweimal so viel Romanasalat wie gehackten Grünkohl haben. Die Kirschtomaten unterheben.
2. Für das Dressing die Cashewkerne abspülen und abtropfen lassen. In einem Mixer oder einer Küchenmaschine die Cashews und die übrigen Zutaten vermischen und zu einer glatten Paste pürieren. Das Dressing über den Salat geben und schwenken, bis alles bedeckt ist. Bei Bedarf mit Salz abschmecken und erneut durchschwenken. Wenn gewünscht, Salat mit veganem »Parmesan« bestreuen und servieren.

Veganer »Parmesan«

60 g Macadamianüsse oder Cashewkerne, nicht eingeweicht
1 TL Nährhefe (je nach Geschmack auch mehr)
Optional: Prise Knoblauchpulver

1. Nüsse reiben oder in einer Küchenmaschine verarbeiten. Die restlichen Zutaten hinzufügen und vermischen, bis sich alles gut verbindet.

Blumenkohl-Ceviche

Blumenkohl ist wohl das vielseitigste Gemüse des Gottfried-Programms.

ergibt 2 bis 4 Portionen

1 Blumenkohlkopf

1 kleine rote Zwiebel, gewürfelt

3 Tomaten, gewürfelt

2 rote Chilis, gewürfelt

12 g Koriander, gehackt

Saft von 5 Zitronen

Meersalz und Pfeffer

1 EL natives Olivenöl extra

1. Blumenkohl im Ganzen 5 Minuten dämpfen. In kleine Stücke schneiden.
2. Blumenkohl, Gemüse und Koriander in einer großen Schüssel vermengen. Zitronensaft, Salz und Pfeffer nach Geschmack hinzufügen und gut vermischen. 30 Minuten im Kühlschrank marinieren lassen. Mit Olivenöl beträufeln und servieren.

Adaptiert von Nathalie Hadi

SOSSEN UND SALSAS

Lassen Sie keine Langeweile in der Keto-Küche aufkommen! Diese Soßen und Salsas sollten Sie immer im Kühlschrank haben, um Ihre Mahlzeiten mit hochwertigem Olivenöl und anderen wichtigen Phytonährstoffen aufzupeppen.

Chermoula (marokkanische grüne Soße)

1 Knoblauchzehe, geschält und zerdrückt, dann gehackt

4 EL Olivenöl

12 g Petersilie, gehackt

12 g Koriander, gehackt
1 TL Paprikapulver
½ TL Kreuzkümmel
Saft von einer Zitrone
Meersalz je nach Geschmack

1. Knoblauch mit einem Mörser und Stößel zerstoßen. Kräuter und restliche Zutaten hinzufügen und gut vermischen.

Pesto

Ich liebe Pesto aus einer Vielzahl von Gemüsesorten. Sicherlich sind Basilikum und Pinienkerne die klassische Basis, aber Sie können meine Vorlage in diesem Rezept verwenden oder Mangold, Grünkohl, Rucola und jedes andere Gemüse verwenden und mit jeder Ihrer Lieblingsnüsse kombinieren. Köstlich auf Shirataki-Nudeln oder Keto-Toast!

Knoblauchzehen, geschält, zerdrückt und gehackt
2 EL Nüsse, wie Pinienkerne, Walnüsse oder Mandeln
50 g Gemüse, wie Basilikum oder Grünkohl oder Mangold, entstielt
100 g Parmigiano-Reggiano, gerieben
4 EL Olivenöl

1. Knoblauch und Nüsse in einer Küchenmaschine verarbeiten. Gemüse und Olivenöl hinzugeben, dann zuletzt den Käse hinzufügen und erneut verarbeiten.

Pepita Salsa

Ich liebe diese Salsa auf Leinsamen-Crackern oder Keto-Brot.

60 g geröstete Kürbiskerne
125 ml Olivenöl
5 g Koriander
1 EL Weißweinessig

1. Zutaten in einen Hochleistungsmixer geben und glatt pürieren.

SUPPEN UND BRÜHEN

Basische Brühe mit Kollagen

Dieser Kollagenbooster ist ein wahres Facelifting ohne Chirurgie! Diese Brühe schmeckt sowohl heiß als auch kalt köstlich, vo allem, wenn Sie sich gerade nach etwas Besonderem sehnen.

ergibt 2 bis 12 Portionen

150–200 g von drei der folgenden Gemüsesorten, grob gehackt: Sellerie, Fenchel, grüne Bohnen, Zucchini, Spinat, Grünkohl (Strunk entfernt), Mangold (Strunk entfernt), Karotten, Zwiebel, Knoblauch, Kohl

½–1 TL Gewürz (wie Kreuzkümmel oder Kurkuma)

gefiltertes Wasser (ausreichend, um das Gemüse zu bedecken)

Optional: 1 EL Kollagenpulver

1. Gemüse und Gewürze in einen großen Suppentopf geben und mit gefiltertem Wasser bedecken. Zum Kochen bringen, dann 30 bis 45 Minuten auf niedriger Stufe köcheln lassen.
2. Brühe abseihen und das Gemüse für eine andere Verwendung beiseitestellen. Das Kollagenpulver, falls verwendet, einrühren.

Avgolemono (Zitronenhühnchensuppe mit geraspeltem Blumenkohl)

Als Studentin war Avgolemono meine liebste griechische Wohlfühlsuppe. Bei meiner Variante kommt noch geraspelter Blumenkohl hinzu, aber manche Rezepte enthalten auch Sesam. Dieses Rezept hat rund 5 bis 6 Nettokohlenhydrate pro Portion.

ergibt 4 Portionen

4 EL Olivenöl

1 Zwiebel, fein gehackt

6 Stangen Staudensellerie, gehackt

350 g geraspelter Blumenkohl

1 Liter Hühnerknochenbrühe (siehe Rezept auf Seite 246)

2 Freilandeier, bei Zimmertemperatur und geschlagen

4 Hähnchenschenkel aus Weidehaltung, gekocht und zerkleinert

Saft von 1 Zitrone

Salz und Pfeffer nach Geschmack

Optional: Zitronenabrieb, gehackte Petersilie

1. In einem Feuertopf oder einem Suppentopf das Olivenöl bei mittlerer Hitze erhitzen. Zwiebel und Staudensellerie einrühren und glasig dünsten. Geraspelten Blumenkohl und Hühnerknochenbrühe hinzufügen und umrühren. Die Suppe vom Herd nehmen und mindestens 10 Minuten lang abkühlen lassen.
2. 4 EL der Brühe abnehmen, in eine Schüssel geben und die Eier darin kräftig verquirlen, damit das Eiweiß nicht gerinnt. Eier-Brühe-Mischung ganz langsam in die restliche abgekühlte Brühe einrühren. Hühnerfleisch hinzugeben, umrühren und vorsichtig wieder erhitzen. Mit Salz und Pfeffer abschmecken. Sofort mit einem Spritzer frischem Zitronensaft servieren. Bei Bedarf mit Zitronenschale und Petersilie garnieren. Die Suppe hält sich 3 bis 4 Tage im Kühlschrank oder luftdicht verschlossen 3 Monate im Tiefkühlfach.

KNOCHENBRÜHEN

Knochenbrühe ist reich an Kollagen, einem Protein, das für gesunde Haut, Zähne und Nägel notwendig ist. Mit dem Alter nimmt die körpereigene Kollagenproduktion ab, weshalb wir dann Falten, Halslappen und schwache Gelenkknorpel bekommen. Für meine Familie sind Knochenbrühen der bequemste Weg, Kollagen in den Speiseplan zu integrieren. Falls sich das eklig anhört, fangen Sie einfach mit Hühnerknochen, gefiltertem Wasser und einem Schongarer an – durch das langsame Kochen wird das Kollagen in Gelatine umgewandelt. Sie werden erstaunt sein! Sie können die Brühe-Rezepte für andere Gerichte in diesem Kapitel verwenden, aber kalkulieren Sie ein, dass das Kochen von Brühe mehrere Stunden dauern kann. Sie können stattdessen auch pulverisierte Knochenbrühe im Lebensmittelgeschäft oder im Internet kaufen.

Hühnerknochenbrühe

ergibt 2 bis 12 Portionen

Knochen, Füße und Hals von einem Huhn

2 kleine Zwiebeln oder Schalotten, grob gehackt

1 Knoblauchknolle

1 TL Pfefferkörner

1 oder 2 Lorbeerblätter

1 EL Meersalz

2 EL Apfelessig

4 Liter gefiltertes Wasser

1 Bund frische Kräuter, wie Estragon, pro Portion

1. Alle Zutaten außer den frischen Kräutern in einen großen Suppentopf geben und eine Stunde lang ziehen lassen. Die Brühe zum Kochen bringen und den Schaum, der nach oben steigt, abschöpfen. Auf sehr kleiner Flamme 8 bis 12 Stunden köcheln lassen. Fleisch (falls vorhanden) von den Knochen trennen. Brühe abseihen, dann abkühlen lassen und in Gläser füllen. Dabei oben 2–5 cm Platz

lassen, damit das Glas nicht zerbricht, wenn man es einfriert. Im Kühlschrank ist die Brühe bis zu 4 Tage aufbewahrbar.

2. Zum Servieren eine Portion der abgeseihten Brühe auf die gewünschte Temperatur erwärmen (nicht kochen). Die frischen Kräuter waschen und eine große Handvoll für zusätzliche Mineralien und Geschmack hinzufügen.

Rinderknochenbrühe

ergibt 2 bis 12 Portionen

1 kg (oder mehr) Oberschenkelknochen vom Weiderind oder andere Knochen aus guter Tierhaltung

Optional: 2 Füße von Freilandhühnern für zusätzliche Gelatine

gefiltertes Wasser (ausreichend, um die Zutaten abzudecken)

2 EL Apfelessig

1 Zwiebel, grob gehackt

2 Karotten, grob gehackt

2 Stangen Sellerie, grob gehackt

1 EL Meersalz oder mehr

1 TL Pfefferkörner

Optional: weitere Kräuter oder Gewürze nach Geschmack

1 Knoblauchzehe#, grob gehackt

1 Bund Petersilie, grob gehackt

1. Wenn Sie rohe Knochen verwenden, insbesondere rohe Rinderknochen, verbessert es den Geschmack, wenn Sie diese vor der Zubereitung der Brühe im Backofen rösten. Dafür die Knochen einfach in eine Pfanne legen und 30 Minuten lang bei 180 Grad rösten. Anschließend die Knochen, gegebenenfalls auch die Hühnerfüße, in einen 20-Liter-Kochtopf geben. Gefiltertes Wasser über die Knochen gießen und Essig hinzufügen. 20 bis 30 Minuten ziehen lassen. Die Säure des Essigs verbessert die Bioverfügbarkeit der Nährstoffe in den Knochen.

2. Zwiebeln, Karotten und Sellerie in den Topf geben. Mit Salz, Pfefferkörnern und gegebenenfalls weiteren Gewürzen oder Kräutern würzen. Brühe zum Kochen bringen. Sobald sie kräftig kocht, die Temperatur auf ein Köcheln reduzieren und die Brühe so lange leicht köcheln lassen, bis sie gar ist.
3. In den ersten Stunden des Köchelns die an der Oberfläche schwimmenden Verunreinigungen entfernen. Es bildet sich eine schaumige Schicht, die man einfach mit einem großen Löffel abschöpfen und entsorgen kann. In der Regel kontrolliere ich die Brühe daher in den ersten zwei Stunden alle 20 Minuten. Knochen von grasgefütterten, gesunden Tieren produzieren viel weniger Verunreinigungen als Knochen von konventionell gehaltenen Tieren.
4. In den letzten 30 Minuten Knoblauch und Petersilie hinzufügen.
5. Brühe vom Herd nehmen und abkühlen lassen. Die Brühe mit einem feinmaschigen Sieb abseihen, um alle Knochen- und Gemüsestücke zu entfernen. Die abgekühlte Brühe in 1-Liter-Gläsern aufbewahren (oben einen Abstand von 2–5 cm lassen, damit das Glas nicht bricht) und bis zu vier Tage im Kühlschrank aufbewahren.

Fischgrätenbrühe

Laut Traditioneller Chinesischer Medizin entgiftet Knochenbrühe und nährt die Nieren. Fischbrühen aus Fischköpfen haben schilddrüsenstärkende Eigenschaften. Verwenden Sie für dieses Rezept keine Gräten von fettem Fisch, wie z. B. Lachs, denn sonst stinkt es im ganzen Haus! Nehmen Sie nur nicht-fetten Fisch, wie Seezunge, Steinbutt oder meinen Lieblingsfisch, Schnapper. Ich verwende diese Brühe als Grundlage für Shirataki-Nudeln und Gemüse wie Rotkohl, Brokkoli und Paprika.

ergibt 2 bis 12 Portionen

3 Liter gefiltertes Wasser
500 g Fischköpfe und -gräten (Fischköpfe allein reichen aber auch aus)
4 EL Bio-Apfelessig
Himalaya-Salz nach Geschmack

1. Wasser, Fischköpfe und Gräten in einen 4-Liter-Suppentopf geben. Essig einrühren und das Wasser langsam zum Kochen bringen. Während das Wasser kocht und Blasen wirft, den Schaum abschöpfen, der an die Oberfläche steigt. Das ist wichtig, da der Schaum Verunreinigungen und schlechte Aromen enthält. Hitze auf ein Köcheln reduzieren und Brühe mindestens 4 Stunden, aber nicht länger als 24 Stunden köcheln lassen. Am Ende der Kochzeit Salz nach Geschmack hinzufügen. Brühe abkühlen lassen und dann in Behälter abseihen. Einfrieren, was Sie innerhalb einer Woche nicht verbrauchen werden.

Hühner-Ingwer-Suppe mit Blumenkohl-«Pasta«

Lassen Sie Ihrer Kreativität freien Lauf und ersetzen Sie die Nudeln durch Gemüse. Gute Kandidaten sind Kohl (wie in diesem Rezept), Palmherzen und spiralisierte Zucchini (auch bekannt als Zoodles).

ergibt 4 Portionen

- 2 EL Olivenöl (oder Kokosöl)
- 2–3 cm frischer Ingwer (oder mehr, wenn Sie es scharf mögen), geschält und gewürfelt
- 1 mittelgroße Zwiebel, gewürfelt
- 2–4 Knoblauchzehen, zerdrückt und in Scheiben geschnitten
- 2 Liter gefiltertes Wasser
- 4 Hähnchenschenkel aus Freilandhaltung, mit Knochen
- ¼ Grünkohl, fein geschnitten (eine Chiffonade)
- 2 EL MCT-Öl
- Meersalz und Pfeffer
- Optional: frischer Koriander oder Estragon, zerrupft, zum Garnieren

1. Basis vorbereiten. Dafür Olivenöl in einem großen Suppentopf bei mittlerer Temperatur erhitzen und Ingwer, Zwiebel und Knoblauch hinzufügen. 5 Minuten unter Rühren kochen, bis die Zwiebel glasig

ist. Wasser und Huhn hinzufügen und zum Kochen bringen. 30 Minuten köcheln lassen, bis das Huhn durchgegart ist.

2. Ingwer und Huhn entfernen. Das Huhn zerkleinern und in die Suppe zurückgeben. Mit Salz und Pfeffer abschmecken.
3. Zum Servieren ein Bett aus Kohl in jede Schüssel legen. Suppe über den Kohl schütten. Mit 2 EL MCT-Öl und gegebenenfalls frischen Kräutern garnieren.
4. Suppenbasis bis zu einem Monat im Gefrierfach oder 3 bis 5 Tage im Kühlschrank aufbewahren.

Gazpacho

Eine erfrischende Sommersuppe in Keto-Variante mit Olivenöl.

ergibt 4 bis 6 Portionen

2–3 grüne, rote und gelbe Paprika, entkernt
1–2 Gurken (ich schäle sie nicht, sofern es sich um Bioqualität handelt)
1 rote Zwiebel, entkernt und gewürfelt
1 Avocado, halbiert, entkernt und gehackt
1 Gurke, gewürfelt
3 mittelgroße Tomaten einer alten Sorte (z. B. Ochsenherz), gewürfelt
2 Knoblauchzehen, zerquetscht und gewürfelt
2 EL frischer Zitronensaft
2 EL Apfelessig
je 2 EL Basilikum, Petersilie und Koriander
250 ml Olivenöl
Optional: etwas frisches Krabbenfleisch als Topping

1. Paprika und Gurke in einen Hochleistungsmixer geben und pürieren. Mischung in einer Schüssel mit den restlichen Zutaten vermengen und 3 bis 4 Stunden lang kühl stellen. Die Gazpacho hält sich bis zu 5 Tage im Kühlschrank.

Sauerampfersuppe

Leicht auch vegan oder vegetarisch abwandelbar.

ergibt 4 Portionen, kann heiß oder kalt genossen werden

- 225 g ungesalzene Butter aus Weidehaltung
- 2 Zitronen, gewürfelt
- 4–6 Knoblauchzehen, zerquetscht und gewürfelt
- 250 g frische Sauerampferblätter, gewaschen und entstielt
- 1 Liter Hühnerknochenbrühe (siehe Rezept auf Seite 246) oder vegetarische/vegane Brühe
- 25 g frische italienische Blattpetersilie
- 2 TL geriebene Muskatnuss
- 1 Prise Cayennepfeffer
- Himalayasalz oder schwarzer Pfeffer nach Geschmack
- 250 g Vollfett-Sauerrahm oder Crème fraîche
- Optional: frisch gehackter Schnittlauch zum Garnieren

1. Butter in einem Suppentopf bei mittlerer Hitze schmelzen. Zwiebeln und Knoblauch hinzufügen und abgedeckt ca. 15 Minuten kochen, bis sie weich und glasig sind. Sauerampfer hinzugeben und abgedeckt kochen, bis er ganz zusammengefallen ist, etwa 5 Minuten.
2. Knochenbrühe, Petersilie, Muskat und Cayennepfeffer hinzufügen und zum Kochen bringen. Temperatur verringern, abdecken und 50 Minuten köcheln lassen. Mit Salz und Pfeffer abschmecken.
3. Die Suppenflüssigkeit nach und nach in einen Mixer geben und glatt pürieren. Wenn die Suppe heiß serviert werden soll, in den Topf zurückgeben und langsam bei niedriger Hitze unter ständigem Rühren erhitzen. Wird die Suppe kalt serviert, in eine Glas- oder Edelstahlschüssel umfüllen, abdecken und mindestens 4 Stunden im Kühlschrank kaltstellen. In Schalen füllen und mit Sauerrahm oder Crème fraîche und gegebenenfalls Schnittlauch garnieren.

Französische Zwiebelsuppe

Eine Abwandlung des Klassikers zur Unterstützung des Mikrobioms.

ergibt 4 bis 6 Portionen

1–2 EL Traubenkernöl

3 große Zwiebeln, geviertelt und dünn geschnitten

1,5 Liter Gemüsebrühe oder 1 Liter gefiltertes Wasser plus 500 ml Hühnerknochenbrühe (siehe Rezept auf Seite 246)

60 g grünes Blattgemüse (Grünkohl, Mangold oder Spinat), dünn geschnitten

1 Lorbeerblatt

20 g frischer Thymian, gehackt

Meersalz nach Geschmack

1 TL frisch gemahlener Pfeffer

20 g geriebener veganer Cashewkäse oder Hefeflocken

1 Frühlingszwiebel, gehackt

1. Traubenkernöl in einem großen Topf erhitzen und Zwiebeln darin dünsten, bis sie weich und gebräunt sind.
2. Brühe, Blattgemüse und Lorbeerblatt hinzugeben. Suppe mit Thymian, Salz und Pfeffer würzen. Bei schwacher Hitze eine Stunde köcheln lassen.
3. Zum Servieren jede Suppenschüssel mit Cashewkäse oder Nährhefeflocken und Frühlingszwiebeln garnieren.

Thailändische Kokossuppe mit Huhn (Tom Kha Gai)

Leicht auch vegan oder vegetarisch abwandelbar

Kaffirlimettenblätter sind manchmal schwer zu bekommen. Sie können stattdessen auch die Schale und den Saft einer Limette nehmen. Die Suppe kann auch ohne Huhn zubereitet und statt der Fischsauce mit vegetarischer Brühe und Tamari gemacht werden.

ergibt 6 bis 8 Portionen

2 Stängel Zitronengras

1 großes Stück chinesischer Ingwer, geschält und gehackt

2 Knoblauchzehen

1-12 Kaffirlimettenblätter

3 ganze Kardamomkapseln

1,5 Liter Hühnerknochenbrühe (siehe Rezept auf Seite 246)

500 g Freiland-Hühnerbrust oder Freilandhähnchenschenkel, in 2,5 cm große Stücke geschnitten

75 g gehackte Shiitake-Pilze

1 Dose ungesüßte Kokosmilch mit 350 g

3 EL Fischsoße

Chili-Öl und Korianderblätter zum Garnieren

1. Den unteren Teil der Zitronengrasstängel mit einem scharfen Messer entfernen und die harte äußere Schicht wegwerfen.
2. Zitronengrasstängel in 5 cm lange Stücke schneiden und zusammen mit dem gehackten Ingwer, den Kaffirlimettenblättern und den Knoblauchzehen in einen Mixer geben. Ein paar Mal pürieren, bis die Zutaten einen Brei ergeben. Die pürierten Zutaten und 2 Kardamomkapseln in einen großen Suppentopf geben und bei mittlerer Hitze 1 bis 2 Minuten kochen, bis sie duften. Hühnerknochenbrühe hinzufügen. Sobald die Brühe kocht, die Hitze auf niedrige Stufe reduzieren und 20 bis 30 Minuten köcheln lassen, damit sich die Aromen entfalten können. Brühe durch ein feines Sieb in einen großen, sauberen Topf abseihen.
3. Hähnchen und Pilze in die Brühe geben und 20 bis 25 Minuten köcheln lassen, bis das Hähnchen durchgegart ist. Vom Herd nehmen. Kokosmilch und Fischsoße unterrühren. Mit Chili-Öl und frischen Korianderblättern garnieren.

Tofu-Masala-Suppe

Diese köstliche Suppe trug zum Erfolg von Dr. Anu French beim Gottfried-Programm bei.

ergibt 4 Portionen

1 EL Ghee
½ rote Zwiebel, gehackt
2 Knoblauchzehen, fein gehackt
2–3 cm großes Stück Ingwer
2 EL Olivenöl
75 g in Scheiben geschnittene Portabella-Pilze
½ Paprika, gehackt
150 g Cherrytomaten, in Scheiben geschnitten
½ TL Kurkuma
½ TL Garam Masala
750 ml Gemüsebrühe
70 g Pak Choi, grob gehackt
175 g extra fester Tofu, gewürfelt
Salz nach Geschmack

1. Ghee in einen großen Suppentopf geben und rote Zwiebeln, Knoblauch und Ingwer anbraten, bis die Zwiebeln glasig sind.
2. 1 EL Olivenöl hinzugeben, dann Pilze, Paprika, Tomaten, Kurkuma und Garam Masala hinzufügen und 5 Minuten anbraten. Brühe zu dieser Mischung geben und kurz aufkochen lassen, dann Pak Choi und Tofu hinzufügen. Den restlichen 1 EL Olivenöl hinzufügen. Mit Salz abschmecken. Weitere 10 Minuten köcheln lassen.

Mit freundlicher Genehmigung von Dr. Anu French

Göttlich cremige Gemüsesuppe

Diese Suppe schmeckt sowohl heiß als auch kalt köstlich. Kochen Sie etwas mehr für Ihr Mittagessen am nächsten Tag. Leicht auch vegan oder vegetarisch abwandelbar.

ergibt 4 bis 6 Portionen

2 EL Kokosöl
500 g Blumenkohlröschen, gehackt
6 Spargelstangen, gehackt
2 große Schalotten, dünn geschnitten
2 Knoblauchzehen, zerdrückt und grob gehackt
20 g Rucola
40 g Rapini-Brokkoliröschen
15 g Brunnenkresseblätter
750 ml Bio-Gemüse- oder Freilandhühnerbrühe
200 ml Kokosmilch
3 EL Zitronensaft
¼ TL Cayennepfeffer
1 TL Rosmarin, getrocknet
2 EL Olivenöl
Salz und Pfeffer je nach Geschmack

1. Kokosöl in einem großen Suppentopf bei mittlerer Hitze erhitzen. Blumenkohl, Spargel, Schalotten und Knoblauch hinzufügen und braten, bis der Blumenkohl weich und die Schalotten glasig sind.
2. Hitze auf niedrige Stufe reduzieren. Rucola, Rapini-Brokkoli und Brunnenkresse unterrühren. Bei schwacher Hitze weiterrühren, bis die Blätter heller geworden sind.
3. Brühe hinzugeben.
4. Suppe nach und nach in einen Mixer geben und glatt pürieren.
5. Bei niedriger Hitze wieder in den Topf geben. Kokosmilch, Zitronensaft, Cayennepfeffer, Rosmarin, Olivenöl, Salz und Pfeffer einrühren.

HAUPTGERICHTE

Tahini-Sesam-Nudeln

Wenn ich das Gottfried-Programm durchführe, ersetze ich Nudeln am liebsten durch Shirataki- oder Kojaknudeln, die aus der Konjakwurzel hergestellt werden, einer hervorragenden Quelle für präbiotische Ballaststoffe. Die Konjakwurzel ist eine Quelle für Glucomannane, einer Art Ballaststoffe, die nachweislich beim Abnehmen helfen können. Die Konjakwurzel wächst in Japan, China und Südostasien. Shirataki ist das japanische Wort für »weißer Wasserfall«, womit auf das glasige Aussehen der Nudeln angespielt wird. Es gibt sie in unterschiedlichster Form, von Fettuccine bis hin zu Capellini, aber auch in Form von Reiskörnern. Dieses kalorien- und kohlenhydratfreie Lebensmittel besteht zu 97 Prozent aus Wasser und 3 Prozent Glucomannanen. Die Nudeln nehmen Soßen sehr gut auf, aber spülen Sie sie vor der Verwendung gut in einem Sieb unter warmem, gefiltertem Wasser ab.

ergibt 2 Portionen

2 EL Tahini

Saft von 1 Zitrone

4 EL MCT-Öl oder Olivenöl

2 TL Sesamöl

1 EL Tamari

150 g gehacktes oder in Streifen geschnittenes Gemüse Ihrer Wahl (ich liebe Brokkoli, Rotkohl und Zoodles, Nudeln aus Zucchini)

1–2 Packungen Shirataki-Nudeln im Fettuccine-Stil, unter warmem Wasser abgespült

1. Tahini mit Zitronensaft, MCT-Öl (oder Olivenöl), Sesamöl und Tamari vermischen und zu einer glatten Paste verquirlen. In einer großen Schüssel ein Bett aus Shirataki machen (kochen ist nicht nötig – nur in warmem Wasser abspülen), Gemüse hinzugeben und mit Tahini-Mischung garnieren. Durchschwenken und servieren.

Bowl aus Kimchi, Shirataki und Pak Choi

Wenn Sie nicht mit Öl kochen wollen, können Sie das Gemüse auch dünsten und das Öl erst vor dem Servieren hinzugeben.

ergibt 2 Portionen

2 EL Olivenöl

350 g Shirataki-Nudeln im Vermicelli-Stil

280 g Baby-Pak Choi, dünn geschnitten

2 japanische Auberginen, dünn geschnitten (ungefähr 250 g)

2 EL Sesam

60 g grünes Blattgemüse (Grünkohl, Mangold oder Spinat), dünn geschnitten

Kimchi nach Geschmack

1 EL Bio-Sesamöl

1–2 EL Olivenöl

1. Bei mittlerer Temperatur die Hälfte der Shirataki-Nudeln, den Baby-Pak Choi und die japanische Aubergine in Olivenöl anbraten (alternativ können Sie sie auch dämpfen). Mit Sesam bestreuen.
2. Alle Zutaten in einer schönen Schüssel zusammenstellen: das Blattgemüse und die ungekochten Shirataki ganz zuunterst, die gebratene Mischung in die Mitte und Kimchi oben auf. Mit Sesam- und Olivenöl beträufeln.

Gemüse-»Fettuccine« Alfredo

Die »Fettuccine«-Nudeln in diesem Rezept sind aus Gemüse gemacht. Im Gegensatz zur traditionellen, schweren Alfredo-Soße sind es in diesem Rezept die Paranüsse, die für Substanz und Textur sorgen. Sie können die Menge des Gemüses nach Belieben variieren.

ergibt 4 Portionen

2 extra große Speiserüben, spiralisiert

150 g Karotten, zerkleinert

150 g Palmkohl, entstrunkt und zerkleinert

6 EL Paranussbutter (oder 75 g Paranüsse)

6 EL Wasser

2 EL Apfelessig

2 EL Tamari

Meersalz nach Geschmack

1. Rüben, Karotten und Kohl in einer großen Schüssel vermengen. Für die Soße den Rest der Zutaten in einem Hochleistungsmixer mixen. Ungefähr 4 EL der Soße oder mehr, falls nötig, über das Gemüse geben, bis alles gleichmäßig bedeckt ist. Die restliche Soße ist bis zu 3 Tage im Kühlschrank haltbar.

Lachs-Avocado-Bowl mit Miso-Dressing

ergibt 4 Portionen

4 Lachsfilets (oder Stahlkopfforelle, die ähnlich schmeckt) von je 175 g

1 bis 2 Zitronen, zum Reiben halbiert

Meersalz

2 TL frischer Limettensaft

2 TL weiße Misopaste

2 TL gefiltertes Wasser

¼ TL frisch gemahlener Pfeffer

3 EL Olivenöl

300 g Romanasalat, gerupft

1 Avocado, geschält und gewürfelt

100 g Gurke, geschnitten (ich schäle sie nicht, sofern es sich um Bioqualität handelt)

½ rote Paprika, dünn geschnitten

30 g Walnüsse, geröstet

1. Grill vorheizen. Backofenrost ungefähr 15 cm vom Grill entfernt aufstellen. Backblech mit Alufolie belegen.

2. Lachsfilets mit der Hautseite nach unten auf das Blech legen. Mit Zitrone einreiben und mit Meersalz würzen. Grillen, bis der Lachs gerade durchgebraten ist, 7 bis 10 Minuten (je nach Dicke). Haut von jedem Filet abziehen. Lachs in großzügige, mundgerechte Stücke schneiden.
3. Während der Lachs gart, das Dressing zubereiten: In einer kleinen Schüssel Limettensaft, Miso, Wasser und Pfeffer miteinander verquirlen. Unter Rühren langsam Olivenöl einrühren.
4. In einer großen Schüssel gekochten Lachs mit Salat, Avocado, Gurke und roter Paprika vermischen und durchschwenken. Auf vier Teller verteilen. 1 EL des Misodressings über jeden Salat träufeln. Mit Walnüssen garnieren und servieren.

Gegrillte Lachssteaks mit Zitronen-Kräuter-Mojo

Ich liebe Lachs! Für mich ist er die erste Wahl, wenn es darum geht, Entzündungen über die Ernährung zu heilen.

ergibt 2 Portionen

225 g Lachssteak
Meersalz und Pfeffer zum Würzen
1 TL Sesam- oder Traubenkernöl
250 ml Zitronen-Kräuter-Mojo (Rezept folgt)

1. Ofen auf 230 Grad vorheizen. Lachssteak mit Salz und Pfeffer würzen und auf eine mit Sesam- oder Traubenkernöl eingefettete Alufolie geben. Backen, bis der Lachs durchgegart ist, ungefähr 12 bis 15 Minuten. Mit einer großen Portion Zitronen-Kräuter-Mojo anrichten.

Zitronen-Kräuter-Mojo

Diese Soße eignet sich hervorragend zu Salaten, geröstetem Gemüse, Hühnchen oder Fisch.

Saft von 2 Zitronen
3–4 EL Avocado- oder Olivenöl

2–3 Knoblauchzehen, grob gehackt

½ rote Zwiebel, grob gehackt

12 g frischer Koriander oder frische Petersilie

Meersalz nach Geschmack

1. Alle Zutaten in einen Mixer geben. Mixen, bis eine duftende, gut vermischte Soße entsteht.

Heilbutt mit Mandelkruste

Ich esse dieses Gericht gerne mit Heilbutt aus Alaska, wo ich zur Schule gegangen bin. Sie können aber auch Lachs oder andere Fischfilets verwenden, zu denen der Mandelüberzug gut passt.

ergibt 6 Portionen

6 Heilbuttfilets, jedes rund 75–175 g

Meersalz und Pfeffer

1 TL Traubenkernöl

150 g gehackte, blanchierte Mandeln

5 g frische Petersilie, gehackt

1 EL Zitronenabrieb

1 Freilandei, geschlagen

1. Ofen auf 200 Grad vorheizen. Heilbutt mit Salz und Pfeffer würzen. Mandeln, Petersilie und Zitronenschale in einer flachen Schale mischen. Filets mit Ei bepinseln und zum Panieren in die Mandelmischung drücken.
2. Ein Backblech einölen und den Heilbutt darauflegen. Backen, bis der Heilbutt gar und die Kruste braun ist, etwa 12 bis 15 Minuten, je nach Dicke der Filets.

Adaptiert von Nathalie Hadi

Black Cod mit Miso

Wenn Sie den Lachs mittlerweile satthaben, sollten Sie einmal Black Cod, auch Kohlenfisch genannt, probieren. Er hat genauso viel Omega-3-Fett wie Lachs.

ergibt 2 Portionen

1 EL herkömmliches Olivenöl (nicht Olivenöl extra vergine, denn das hat einen niedrigeren Rauchpunkt)

8 EL weiße Misopaste

2 EL Tamari

Optional: 1 EL Erythrit-Süßungsmittel oder ein paar Tropfen Stevia (optional)

1 Pfund (2 bis 4 Filets) Black Cod

Avocadoöl für die Pfanne

1. Für die Marinade Olivenöl, weiße Misopaste, Tamari und gegebenenfalls Süßungsmittel in einem Behälter vermischen und beiseitestellen. Filets säubern und trocken tupfen. Filets in den Behälter legen, mit der Marinade bestreichen, abdecken und über Nacht in den Kühlschrank stellen.
2. Ofen auf 200 Grad vorheizen. Fisch aus dem Kühlschrank nehmen und Marinade abkratzen. Eine gusseiserne Pfanne mit Avocadoöl bestreichen und bei mittlerer Temperatur erhitzen. Fisch hinzugeben und von jeder Seite 2 Minuten anbraten.
3. Filets in den Ofen schieben und etwa 10 Minuten backen.

Geschmortes Kurkuma-Zimt-Hühnchen

Ein göttliches Wohlfühlessen. Profi-Tipp: Das Wichtigste ist das zweistündige Köcheln. Die Kochzeit nicht verkürzen! Zu diesem Gericht passen bestens geraspelter Blumenkohl und gedünsteter Spinat.

ergibt 4 bis 6 Portionen

1 ganzes Huhn mit Haut, in 8 Teile geteilt (ersatzweise auch Hähnchenschenkel)

Meersalz nach Geschmack

frisch gemahlener Pfeffer

gemahlener Zimt

Kurkuma

2 EL Olivenöl

1 mittelgroße bis große Zwiebel, gehackt

4 Knoblauchzehen, gehackt

2 Zimtstangen

1 Dose mit 400 g geschälten italienischen Tomaten (ohne zusätzlichen Zucker)

500 ml Hühnerknochenbrühe (siehe Rezept auf Seite 246)

Frische Minze und Petersilie zum Garnieren

1. Hähnchenstücke waschen und trocken tupfen. Rundherum mit Salz, Pfeffer und etwas gemahlenem Zimt und Kurkuma würzen.
2. Einen großen Topf mit Olivenöl ausstreichen und auf mittlere Hitze stellen. Wenn das Öl erhitzt ist, die Hähnchenteile 1 Minute auf jeder Seite anbraten, bis die Haut gebräunt ist. Hähnchenteile aus der Pfanne nehmen und beiseitestellen.
3. Temperatur auf mittlere Hitze reduzieren und Zwiebeln hinzugeben. 1 Minute oder bis sie weich sind, unter Rühren anbraten, dann Knoblauch hinzugeben. Eine weitere Minute lang glasig braten. Zimtstangen, Tomaten und Brühe hinzufügen und mit Salz und Pfeffer würzen. Umrühren und zum Köcheln bringen. Hähnchenteile wieder in den Topf geben, sodass sie in der Flüssigkeit schwimmen. Etwa 2 Stunden lang ohne Deckel köcheln lassen, dabei ab und an den Topf schwenken, um das Huhn zu bewegen, bis das Fleisch von den Knochen fällt.
4. Mit Minze und Petersilie garnieren und servieren.

Slowcooker-Hühnchen

Ich liebe es, dass dieses Gericht so einfach ist und in nur einem Topf gemacht werden kann. Man braucht nur fünf Zutaten sowie Wasser. Wahrscheinlich könnte man es auch im Schnellkochtopf zubereiten (meiner steht noch immer unangetastet im Küchenschrank). Damit das Hühnchen auch wirklich gar wird, darauf achten, dass die Innentemperatur irgendwann während des Garens 75 Grad erreicht. Das ist die perfekte nährende Suppe, wenn Sie sich nicht wohl fühlen.

ergibt 4 bis 8 Portionen

3 große Zwiebeln, dünn geschnitten

1–2 Liter gefiltertes Wasser (ausreichend, um das Huhn zu bedecken)

1 ganzes Freilandhuhn

1 Zwiebel, gehackt

100 g Sellerie, gehackt

150 g Karotten, gehackt

Optional: 2 spiralisierte Zucchini

1. Geschnittene Zwiebel, Wasser und Huhn in einen Slowcooker geben. Auf hoher Stufe 4 bis 6 Stunden oder auf niedriger Stufe 6 bis 8 Stunden kochen. Bei Bedarf Wasser hinzufügen, damit das Huhn bedeckt bleibt. Sellerie und Karotten in der letzten Stunde der Garzeit hinzugeben. Falls gewünscht, spiralisierte Zucchini als Alternative zu Nudeln hinzufügen.
2. Wenn die Suppe vollständig gekocht ist, Huhn herausnehmen und zerkleinern. Etwas davon auf den Boden jeder Suppenschüssel geben. Brühe und Gemüse über das Huhn gießen und servieren.

Hähnchensticks mit Nusskruste

Schmeckt sowohl Kindern als auch Erwachsenen. Sie können die Hähnchensticks auf einen Salat geben oder mit einer Soße servieren (probieren Sie das Pesto auf Seite 243 oder nehmen Sie Chimichurri oder Ihre liebste kohlenhydratarme Chilisoße).

ergibt 2 Erwachsenen- oder 4 Kinderportionen

50 g gemahlene Nüsse (Macadamianüsse, Mandeln oder Walnüsse)
4 EL gemahlene Leinsamen
4 EL Sesam
1 großes Freilandei
225 g entbeinte Freiland-Hähnchenschenkel ohne Haut, in Streifen geschnitten

1. In einer kleinen Schüssel gemahlene Nüsse, Leinsamen und Sesam vermischen. In einer separaten Schüssel das Ei verquirlen. Hähnchenstreifen 5 Minuten lang in dem Ei marinieren, dabei die Streifen bei Bedarf wenden, um sie zu beschichten.
2. Ofen auf 180 Grad vorheizen. Ein großes Backblech mit Backpapier auslegen.
3. Wenn das Hähnchen gut mit Ei bestrichen ist, jeden Streifen vorsichtig in die Nussmischung drücken und darauf achten, dass er auf beiden Seiten gut bedeckt ist. Dann das bestrichene Hähnchen auf das Backblech legen. Die Stücke nicht übereinanderlegen.
4. Etwa 20 Minuten lang backen. Hähnchen aus dem Ofen nehmen. Die Hähnchenteile wenden und für weitere 15 bis 20 Minuten in den Ofen schieben, bis sie durchgebraten und goldgelb sind.

Rinder- und Gemüseeintopf

Das ist eine der herzhaften Suppen, die mich vor Heißhungerattacken retteten und bei mir zum Erfolg führten, als ich das dritte Mal eine Keto-Diät ausprobierte.

ergibt 6 bis 12 Portionen

4 EL Kokosöl

8 Knoblauchzehen, gehackt

1 kg Schmorfleisch vom Weiderind, in mundgerechte Stücke geschnitten

1 große Zwiebel, gehackt

5 Karotten, gehackt

5–7 Stangen Staudensellerie, gehackt

140 g Butternut-Kürbis, gewürfelt

Optional: 250 ml Rotwein (am besten Biowein; der Alkohol verkocht beim Kochen)

6 Lorbeerblätter

3 Zweige frischer Thymian oder ½ TL getrockneter Thymian

1 Zweig frischer Rosmarin oder 1 TL getrockneter Rosmarin

1 TL geräuchertes Paprikapulver

2 Liter Rinderknochenbrühe (siehe Rezept auf Seite 247)

Meersalz und Pfeffer nach Geschmack

Optional: 1–2 EL Mandelmus zum Eindicken

1. In einem schweren Bratentopf das Kokosöl bei mittlerer bis hoher Temperatur erhitzen. Knoblauch und Fleisch hinzufügen und braten, bis das Fleisch gebräunt ist, aber darauf achten, dass der Knoblauch nicht verbrennt. Gemüse hinzugeben und umrühren, bis es gut mit dem Fleisch vermischt ist (eventuell muss mehr Öl zugegeben werden). Rotwein hinzugeben und 5 bis 8 Minuten kochen lassen, damit der Alkohol verkocht und nicht die Ketose beeinträchtigt. Gewürze hinzufügen. Umrühren, bis alles gut vermischt ist. Brühe hinzugeben.
2. Abdecken und zum Kochen bringen, dann Temperatur reduzieren und eine Stunde lang köcheln lassen. Mit Salz und Gewürzen abschmecken. Wenn der Eintopf dicker sein soll, die optionale Mandelbutter hinzufügen. Sofern das Gemüse gar ist, ist der Eintopf jetzt fertig zum Verzehr. Noch köstlicher wird der Eintopf allerdings, wenn Sie ihn 3 bis 4 Stunden bei sehr niedriger Hitze köcheln lassen.

GEMÜSE

Gebackene Jerusalem-Artischocken mit Thymian und Zitrone

Jerusalem-Artischocken sind reich an präbiotischen Ballaststoffen.

ergibt 4 bis 6 Portionen

375 ml Schlagrahm oder Crème fraîche
Saft von 1 Zitrone
2 Knoblauchzehen, geschält, zerdrückt und gehackt
1 Handvoll frischer Thymian, gehackt
100 g Parmesan, gerieben
1,2 kg Jerusalem-Artischocken, geschält und gestiftelt
1 Scheibe Keto-Brot, getoastet
Olivenöl

1. Ofen auf 220 Grad vorheizen. In einer mittelgroßen Schüssel Schlagrahm, Zitrone, Knoblauch, die Hälfte des Thymians und den größten Teil des Parmesans vermischen. Artischocken hinzugeben und umrühren, bis alles gut vermengt ist.
2. In einer Küchenmaschine das getoastete Keto-Brot zu Krümeln verarbeiten. Restlichen Thymian und Parmesan in die Küchenmaschine geben und alles miteinander vermengen. Artischocken in eine Auflaufform legen. Mit den getrockneten Toppings bestreuen und mit Olivenöl beträufeln. 30 Minuten backen.

Geröstete Aubergine

Ich mag den delikaten Geschmack japanischer Auberginen, aber Sie können auch andere Sorten verwenden, z. B. die tropfenförmige amerikanische oder die runde europäische Aubergine. Als Soße sollten Sie das Rezept für Tahini-Dressing oder Chermoula aus diesem Kapitel ausprobieren.

ergibt 2 bis 4 Portionen

4 Auberginen, diagonal in runde Scheiben geschnitten, etwa 1 cm dick

Oliven- oder Kokosöl

Meersalz und Pfeffer nach Geschmack

1. Ofen auf 180 Grad vorheizen. Auberginenscheiben auf ein mit Backpapier ausgelegtes Backblech legen und mit Öl bepinseln. Rund 15 bis 20 Minuten weich braten. Mit Salz und Pfeffer würzen und mit Soße Ihrer Wahl servieren.

Gedünstete Artischocken

Lassen Sie sich nicht von der Arbeit abschrecken, die das Kochen und Essen von Artischocken bereitet. Sie sind ein herrlich geschmackvolles Gemüse, das unbedingt ins Gottfried-Programm aufgenommen werden muss. Die verschiedenen Dips sorgen für Geschmack und liefern eine Portion gesundes Fett. Sie können auch Ihre eigene Mayonnaise herstellen (siehe das Rezept für Mayonnaise auf Seite 238) oder eine gute Marke in Ihrem Kühlschrank aufbewahren (siehe Ressourcen).

ergibt 2 bis 4 Portionen

2–4 mittelgroße Artischocken

2–4 Knoblauchzehen, nach Geschmack

1 Lorbeerblatt

Saft von 1 Zitrone

2–4 EL Mayonnaise, geschmolzene Butter oder Ghee zum Dippen

1. Artischocken schneiden – oben 2,5 cm sowie den Stiel abschneiden und mit einer Küchenschere die Spitzen der Blätter abschneiden. Darauf achten, dass der Boden jeder Artischocke flach ist; unter Umständen nachschneiden.
2. Einige Zentimeter kaltes Wasser in einen Topf füllen und Knoblauch, Lorbeerblatt und Zitronensaft hinzugeben. Einen Dämpfkorb in den Topf stellen und die Artischocken hineingeben. Darauf achten, dass das Wasser nicht über den Boden des Korbs steigt, damit die Arti-

schocken dämpfen und nicht kochen. Topf abdecken, Wasser zum Kochen bringen und dann die Temperatur auf ein Köcheln reduzieren. Dämpfen, bis sich die Blätter leicht von der Artischocke abzupfen lassen; etwa 20 bis 30 Minuten.

3. Das Essen einer Artischocke: Außen beginnen und ein Blatt nach dem anderen abzupfen. Blatt in Mayonnaise oder ein anderes Fett tunken und dann den unteren Teil des Blattes durch die Zähne ziehen, um den köstlichen fleischigen Teil abzuschaben. Auf diese Weise ein Blatt nach dem anderen essen. Wenn Sie zur flaumigen Mitte der Artischocke kommen, die auf einem fleischigen Kern sitzt, der als Artischockenherz bezeichnet wird, schaben Sie den faserigen Flaum ab, um an das Herz zu gelangen. Diese essbare Scheibe, die übrig bleibt, ist der beste Teil.

DESSERTS

Keto-Kürbiscreme

Dieses Dessert mag nach einem Festtagsessen klingen, ist aber zu jeder Jahreszeit eine Delikatesse.

ergibt 4 bis 6 Portionen

Dose mit 400 g Kürbispüree (oder rösten Sie Ihr eigenes Püree)
2 große Freilandeier
250 g Schlagrahm
4 EL körniges Erythrit-Süßungsmittel
1½ TL Kürbiskuchengewürz
½ TL Salz
1 TL Vanilleextrakt
Optional: 1 TL Xanthan

1. Ofen auf 180 Grad vorheizen. 4 bis 6 Auflaufförmchen (oder kleine flache Schalen) in eine große Pfanne stellen, deren Wände hoch ge-

nug für ein Wasserbad sind. Einen Wasserkocher mit Wasser füllen und zum Kochen bringen.

2. In einer großen Rührschüssel Kürbispüree, Eier, Sahne, Süßungsmittel, Gewürze, Salz, Vanille und Xanthan (falls verwendet) vermengen. Mit dem Schneebesen zu einer glatten Masse verrühren.
3. Mischung auf die Förmchen aufteilen. Die Pfanne mit den Förmchen in den Ofen stellen und dann vorsichtig heißes Wasser einfüllen, bis das Wasser bis zur Hälfte des Randes der Förmchen reicht. (Sie können die Pfanne auch mit Wasser füllen, bevor Sie sie in den Ofen stellen).
4. 40 Minuten bzw. bis der Pudding fest ist, backen (ein hineingestecktes Messer sollte weitgehend sauber herauskommen). Die Förmchen vorsichtig aus dem Wasserbad nehmen (ich verwende eine Küchenzange mit Gummibändern, die ich um das Ende der Zange gewickelt habe, damit ich sie gut greifen kann) und den Pudding auf einem Gitter abkühlen lassen. Im Kühlschrank aufbewahren.

Kokos-Leckerbissen ohne Backen

Eine gesunde Alternative zu Kalorienbomben! Ich verwende Bio-Vanilleextrakt.

ergibt 12 bis 20 Portionen

300 g ungesüßte Kokosraspel
6 EL Kokosöl
125 ml Xylit- oder Erythrit-Süßungsmittel
2 TL Vanilleextrakt
½ TL Himalayasalz
Optionale Toppings: Kokosraspeln, ungesüßtes Kakaopulver, fein gehackte Nüsse, Zartbitterschokolade mit Stevia – geschmolzen zum Aufspritzen oder Beträufeln

1. Alle Zutaten (mit Ausnahme der Toppings) in eine Küchenmaschine oder einen Mixer geben. Mixen, bis alles vermengt ist und zusammenklebt. (Hinweis: Wenn Sie einen Hochleistungsmixer benutzen,

nicht auf die höchste Stufe stellen, weil der Teig sonst schmelzen kann.) Mischung aus dem Mixer oder der Küchenmaschine nehmen und in die gewünschte Form kneten. Ich forme meist Bällchen mit einem Melonenschöpfer.

2. Mit den gewünschten Toppings dekorieren. Ich schneide ein kleines Loch in die Ecke einer Plastiktüte, um die Schokolade aufzuspritzen, man kann sie aber auch einfach aufträufeln oder die Leckerbissen ohne Topping genießen.
3. Bei Raumtemperatur auf einem Teller oder einer anderen festen Unterlage fest werden lassen.

Mandel-Kokos-Makronen

Eine ketogene Variante des Weihnachtsklassikers.

ergibt 6 bis 12 Stück

100 g Mandel- oder Kokosmehl
200 g ungesüßte Kokosraspel oder -flocken
Optional: 1 TL Kakaopulver
2 große Freilandeier
½ TL Salz
½ TL Vanilleextrakt
½ TL Zimtpulver

1. Ofen auf 150 Grad vorheizen.
2. In einer großen Schüssel Mandelmehl und Kokosraspel vermischen. Gegebenenfalls das Kakaopulver hinzufügen. In einer separaten Schüssel die Eier verquirlen.
3. Eier in die Mehlmischung gießen. Salz, Vanille und Zimt hinzugeben.
4. Hände anfeuchten und aus dem Teig kleine Kugeln formen und diese fest zusammendrücken. Die Makronen mit einem Abstand von mindestens 2,5 cm auf ein mit Pergamentpapier ausgelegtes Backblech legen.
5. Etwa 15 bis 20 Minuten oder bis die Kekse eine goldene Farbe haben, backen.

Zartbitterschokolade-Kokosnuss-Pudding

Ich esse nur zweimal die Woche Nachtisch, und dieses Rezept macht wirklich satt.

ergibt 4 Portionen

500 ml Kokosmilch (2 EL zum Auflösen der Gelatine beiseitestellen)

1 EL qualitativ hochwertige, geschmacksneutrale Pulvergelatine (eine Form von Kollagen, die nur in heißer Flüssigkeit löslich ist)

75–100 g Zartbitterschokolade (90 Prozent Kakaoanteil), in kleine Stücke gehackt

½ TL Vanilleextrakt

1 Prise Salz

1. 2 EL der Kokosmilch beiseitestellen. Den Rest auf niedriger Stufe in einem Topf mit schwerem Boden erhitzen.
2. In einer separaten kleinen Pfanne die beiseitegestellte Kokosmilch mit der Gelatine vermischen und ein paar Minuten lang bei schwacher Hitze rühren, bis sich alles aufgelöst hat; beiseitestellen. In der Pfanne mit schwerem Boden die Zartbitterschokolade in die Kokosmilch geben und unter ständigem Rühren schmelzen lassen, bis die Masse glatt ist.
3. Gelatinemischung langsam in die Schokoladenmischung einrühren. (Wenn Sie alles auf einmal hinzugeben, wird die Mischung klumpig.) Vom Herd nehmen und Vanilleextrakt einrühren.
4. Pudding in Schüsseln oder Tassen füllen und mindestens 2 Stunden oder bis zum Festwerden kaltstellen. Mit einer Prise Meersalz garnieren und servieren.

Schokoladen-Avocado-»Eis«

Für alle Eisliebhaber ist diese Alternative weitaus nährstoffreicher.

ergibt 2 bis 4 Portionen

1 Avocado, halbiert, entkernt, geschält und gehackt
1 Dose (400 g) Vollfett-Kokosmilch
50 g ungesüßtes Kakaopulver
60–125 ml Erythrit-Süßungsmittel oder Mönchsfruchtextrakt
125 ml gefiltertes Wasser
2 TL Vanilleextrakt
½ TL Meersalz

1. Avocado und Kokosmilch in einer Küchenmaschine oder einem Mixer pürieren. Restliche Zutaten hinzufügen und rund zwei Minuten glatt pürieren. Möglicherweise müssen Sie zwischendurch anhalten und das, was sich an den Seiten festgesetzt hat, wieder hinunterschieben. Das »Eis« auf eine der folgenden Arten einfrieren:
2. MIT DER EISMASCHINE
Mischung in den mit der Eismaschine gelieferten Behälter geben und zwei Stunden in den Kühlschrank stellen, damit sie vor dem Einfrieren fest wird. Dann nach den Anweisungen des Herstellers einfrieren.
3. MIT DER HAND
Mischung in ein gefriersicheres Gefäß füllen und eine Stunde lang einfrieren. In den nächsten 3 bis 4 Stunden die Mischung alle 20 Minuten aus dem Tiefkühlfach nehmen und leicht verquirlen, damit sie kein Eis ansetzt. Die Masse sollte nach jedem Schlagen eindicken, bis sie fest genug ist, um sie zu löffeln.
4. Vor dem Servieren das »Eis« kurz antauen lassen, ungefähr 5 bis 10 Minuten.

Avocado-Limetten-Sorbet

Erfrischend und leicht.

ergibt 2 bis 4 Portionen

2 reife Avocados, halbiert, entkernt, geschält und gehackt

500 ml ungesüßte Mandelmilch (oder gefiltertes Wasser, wenn Sie einen leichteren Geschmack und eine eisigere Textur wünschen)

60–125 ml Xylit- oder Erythrit-Süßungsmittel oder Mönchsfruchtextrakt

2 EL frischer Limettensaft

1 EL Zitronenabrieb

½ TL Meersalz

1. Zutaten in eine Küchenmaschine oder einen Mixer geben und zu einer glatten Masse verarbeiten. Das Sorbet auf eine der folgenden Arten einfrieren:
2. MIT DER EISMASCHINE
   Den mit der Eismaschine gelieferten Behälter abkühlen und anschließend die Mischung hineingeben. Eis nach den Anweisungen des Herstellers einfrieren.
3. MIT DER HAND
   Mischung in ein gefriersicheres Gefäß geben und 1 Stunde lang einfrieren. In den nächsten 3 bis 4 Stunden die Mischung alle 20 Minuten aus dem Tiefkühlfach nehmen und leicht verquirlen, damit sie kein Eis ansetzt. Sie sollte nach jedem Schlagen dicker werden, bis sie fest genug ist, um sie zu löffeln.
4. Am besten innerhalb von 24 Stunden verzehren.

MENÜPLÄNE

Omnivor

	Tag 1	Tag 2	Tag 3	Tag 4	Tag 5	Tag 6	Tag 7
Frühstück	Eiskaffee-Kollagen-Shake (Seite 223)	Grünes Rührei (Seite 229)	Dunkelgrüner Shake (Seite 227)	Schakschuka (Seite 233)	Avocado-Toast (Seite 229)	Karottenkuchen-Shake (Seite 227)	Mandelbutter-Kakaonibs-Shake (Seite 224)
Mittagessen	Little Gem-Salat (Seite 237), moderate Proteine (Huhn, Lachs, quecksilberarmer Thunfisch)*	Slowcooker-Hühnchen, Spaghettikürbis (Rest)	Sauerampfersuppe (Seite 255), Hähnchensticks mit Nusskruste (Reste)	Knackiger Gurkensalat mit Tahini-Dressing (Seite 239)	Gebackene Jerusalem-Artischocken mit Thymian und Zitrone (Seite 270), Räucherlachs	Thailändische Kokossuppe mit Huhn (Reste)	Grüner Salat mit Marcona-Mandeln (Seite 236), Gazpacho (Seite 254)
Abendessen	Slowcooker-Hühnchen (Seite 267), Spaghettikürbis, Artischocke	Avgolemono-Suppe (Seite 248), grüner Salat, Nut-Crusted Hähnchensticks mit Nusskruste (Seite 268)	»Taco«-Salat (Seite 240)	Rinder- und Gemüseeintopf (Seite 268), grüner Salat	Thailändische Kokossuppe mit Huhn (Tom Kha Gai) (Seite 256)	Lachs mit Mandelkruste (siehe Variante von Heilbutt mit Mandelkruste (Seite 264), geraspelter Blumenkohl	Eier-Avocado-Auflauf (Seite 234), Avocado, grüner Salat

* Erinnerung: Ich empfehle 10–20 Prozent Kalorien aus Kohlenhydraten, 20 Prozent Kalorien aus Proteinen und die übrigen 60–70 Prozent aus Fetten.

Pescetarisch

	Tag 1	Tag 2	Tag 3	Tag 4	Tag 5	Tag 6	Tag 7
Frühstück	Dunkle-Schokolade-Meersalz-Shake (Seite 226)	Keto-Granola, Nussmilch	Schakschuka (Seite 233)	Mandelbutter-Kakaonibs-Shake (Seite 224)	»Goldene Milch«-Shake (Seite 225)	Grünes Rührei (Seite 229)	Avocado-Toast (Seite 229)
Mittagessen	Little Gem-Salat (Seite 237), moderate Proteine (Hühnchen, Lachs, quecksilberarmer Thunfisch)	Shirataki-Nudeln, Pesto (Seite 247)	Grünkohl und Caesar-Salat mit veganem »Parmesan« (Seite 244) Gegrillte Lachssteaks (Reste)	Tahini-Sesam-Nudeln (Reste)	Gerupfter Blattsalat mit Ranch-Dressing (Seite 242), Räucherlachs	Einfacher grüner Salat (Seite 236), geröstete Aubergine (Seite 270), Fischgrätenbrühe (Seite 252)	Knackiger Gurkensalat mit Tahini-Dressing (Seite 239)
Abendessen	Frittata mit Spinat, Aubergine und Pinienkernen (Seite 232)	Gegrillte Lachssteaks mit Zitronen-Kräuter-Mojo (Seite 263)	Tahini-Sesam-Nudeln (Seite 260)	Lachs-Avocado-Bowl mit Miso-Dressing (Seite 262)	Black Cod mit Miso (Seite 265), geraspelter Blumenkohl, mittelgroßer grüner Salat	Gegrillter Fisch, Chermoula (Seite 246), Gemüsereste	Heilbutt mit Mandelkruste (Seite 264)

Vegetarisch

	Tag 1	Tag 2	Tag 3	Tag 4	Tag 5	Tag 6	Tag 7
Frühstück	Karottenkuchen-Shake (Seite 227)	Keto-Granola, Nussmilch	Drachenfrucht-Shake (Seite 225)	Grünes Rührei (Seite 229)	Gottfrieds Basis-Shake für die Ketose (Seite 120)	Avocado-Toast (Seite 229)	Schakschuka (Seite 233)
Mittagessen	Little Gem-Salat (Seite 237), 2 pochierte Eier	Tahini-Sesam-Nudeln (Seite 260)	Frittata (Reste)	Gerupfter Blattsalat mit Ranch-Dressing (Seite 242)	Bowl aus Kimchi, Shirataki und Pak Choi (Seite 261)	Meeresalgen-Salat (Seite 243)	Sauerampfersuppe (Seite 255)
Abendessen	Teeblattsalat (Seite 238)	Frittata mit Spinat, Aubergine und Pinienkernen (Seite 232)	Tofu-Masala-Suppe (Seite 258)	Gazpacho (Seite 254)	Eier-Avocado-Auflauf (Seite 234)	Gemüse-»Fettuccine« Alfredo (Seite 261)	Gebackene Jerusalem-Artischocken mit Thymian und Zitrone (Seite 270)

Vegan

	Tag 1	Tag 2	Tag 3	Tag 4	Tag 5	Tag 6	Tag 7
Frühstück	Eiskaffee-Kollagen-Shake (Seite 223)	Keto-Granola, Nussmilch	Dunkelgrüner Shake (Seite 227)	Mandelbutter-Kakaonibs-Shake (Seite 224)	Gottfrieds Basis-Shake für die Ketose (Seite 220)	Karottenkuchen-Shake (Seite 227)	»Goldene Milch«-Shake (Seite 225)
Mittagessen	Little Gem-Salat (Seite 237)	Tahini-Sesam-Nudeln (Seite 260)	Avocado-Toast (Seite 229)	Knackiger Gurkensalat mit Tahini-Dressing (Seite 239)	Meeresalgen-Salat (Seite 243)	Sauerampfersuppe (Seite 255)	Französische Zwiebelsuppe (Seite 256)
Abendessen	Blumenkohl-Ceviche (Seite 246)	Tofu-Masala-Suppe (Seite 258)	Gazpacho (Seite 254)	Gemüse-»Fettuccine« Alfredo (Seite 261)	Gebackene Jerusalem-Artischocken mit Thymian und Zitrone (Seite 270)	Bowl aus Kimchi, Shirataki und Pak Choi (Seite 261)	Geröstete Aubergine (Seite 270)

BEZUGSQUELLEN UND WEITERFÜHRENDE NUTZERHINWEISE

Apps

Die Autorin empfiehlt die Verwendung von Apps für die Durchführung ihres Programms:

- *Zero,* eine weltweit genutzte App für *Intervallfasten.* (Hinweis: nur in englischer Sprache. Im Internet finden sich jedoch zahlreiche vergleichbare deutschsprachige Apps.)
- *Lifesum* (Keto-Einstellung verwenden) bietet individuelle Ernährungstipps und weitere zahlreiche Funktionen.
- *MyFitnessPal* bietet ebenfalls zahlreiche Funktionen (u. a. für Intervallfasten und Trainingsaufzeichnung). Die Autorin empfiehlt diese vor allem für die Aufzeichnung der Makronährstoffe.
- Für Yoga und Meditation gibt es im deutschsprachigen Netz eine breite Angebotspalette.

Geräte

Von der Autorin empfohlene Messgeräte:

- Bluetooth-Körperanalysewaage: zum Beispiel *Renpho* und

Keto-mojo. Beides sind auch in Europa bekannte und erhältliche Marken.

- Blutzucker- und Keton-Messgeräte: zum Beispiel von *Keto-mojo*. Im Netz finden sich zahlreiche weitere Anbieter.
- Geräte zur kontinuierlichen Glukosemessung: zum Beispiel *Abbott FreeStyle Libre*. Es gibt zahlreiche weitere Anbieter auf dem Markt.

Hormontests

Zur Erfassung der jeweiligen Hormonspiegel gibt es inzwischen zahlreiche Anbieter von Urin- und Speicheltests in Eigenregie. Der klassische Bluttest für den Hormonstatus wird jedoch immer noch von einem Arzt vorgenommen. Ob sich eher ein Blut- oder Speicheltest anbietet, hängt vom jeweiligen Hormontyp ab.

Küchenausstattung

Die Autorin empfiehlt zum Kochen die Verwendung hochwertiger Utensilien:

- Gusseiserne Pfannen. Hinweis: Beim Kochen können immer auch kleine Mengen an Eisen aus der Pfanne gelöst werden und ins Essen gelangen. Dies ist nicht weiter problematisch, wenn man keine Probleme mit einem erhöhten Eisenspiegel im Körper hat.
- Emaillierte gusseiserne Pfannen. Die Autorin empfiehlt diese insbesondere für die Zubereitung von Knochenbrühen und Suppen, die darin stunden- bis tagelang köcheln können, und verwendet zum Beispiel Produkte der Marke *Le Creuset*.
- Keramikpfannen: Keramisch beschichtetes Kochgeschirr, frei von Schadstoffen wie Perfluoroctansäure (PFOA), Per- und Polyfluoralkylsubstanzen (PFAS), zum Beispiel von *GreenPan* oder anderen Herstellern.

- Hochleistungsmixer. Es gibt zahlreiche Anbieter mit unterschiedlichen Qualitätsstandards.

Lebensmittel

Für den Erfolg mit dem Gottfried-Programm sind Kreativität und Innovation bei der Suche nach Ersatz für raffinierte Kohlenhydrate wie Nudeln, Reis, Müsli und Brot gefragt. Die Autorin empfiehlt folgende Austauschprodukte:

- Keto-Brot: Anstatt herkömmlichem Brot »Keto-Brot« verwenden. Es ist in seiner Konsistenz dichter (siehe Rezepte für Tahini-Brot auf Seite 227 und Kaffeekuchen auf Seite 226). Backen Sie es selbst oder kaufen Sie spezielles Keto-Brot, das 4 Nettokohlenhydrate pro Scheibe enthält (8 Gramm Kohlenhydrate, 4 Gramm Ballaststoffe, 6 Gramm Fett, 4 Gramm Proteine). Die Autorin empfiehlt die Marke *Base Culture Original Keto Bread*; dieses ist in Deutschland, Österreich und der Schweiz nur bedingt erhältlich, jedoch über den Online-Handel beziehbar. Es gibt inzwischen auch zahlreiche andere Anbieter. Die Autorin rät, mehrere Brote im Gefrierschrank vorrätig zu halten, um gegrillten Käse oder vegane Gurkensandwiches zu machen, oder für einen schnellen Snack mit Nussmus zu bestreichen.
- Müsli wird durch »Keto-Granola« ersetzt, das inzwischen zahlreiche Anbieter im Sortiment haben und im gut sortierten Lebensmittelhandel erhältlich ist.
  Für ein kaltes Müsli nehmen Sie Keto-Granola mit weniger als 5 Gramm Nettokohlenhydraten pro Portion. (Achten Sie darauf, die Portion auszuwiegen, denn sie sollte klein, aber dennoch nährstoffreich sein.)
- Nudeln können durch spiralisierte Zucchini, Kürbisse, Rüben oder andere Gemüsesorten (siehe Rezepte) ersetzt werden. Beliebt für die Low-Carb-Ernährung sind auch Shirataki- oder

Konjak-Nudeln, die aus dem Mehl der asiatischen Konjakwurzel gefertigt sind.

- Reis kann durch geraspelten Blumenkohl oder Shirataki-Reis ersetzt werden.
- Brownies und Kekse: Es gibt ein breites Angebot an Keto-Produkten
- Schokolade: Im gut sortierten Lebensmittelhandel sind verschiedene Produkte in Keto- und Low-Carb-gerechten Varianten erhältlich.
- Kartoffelchips: Eine schmackhafte Alternative sind im Ofen gebackene Schweinekrusten – sie können auch als Ersatz für Paniermehl oder Panko zerstoßen werden.
- Aus Crackern werden »Flacker« aus Leinsamen oder Gemüsesnacks (Selleriestangen, Zucchinischeiben, Radieschen, Karottenscheiben, Kürbisscheiben). Leinsamen-Cracker sind im Onlinehandel erhältlich.
- Tipps für die Handhabung von Gemüse: Hartes Gemüse im Kühlschrank aufbewahren (Brokkoli, Grünkohl, Pak Choi, Sellerie, Mangold, Auberginen und Kopfsalat, insbesondere Römersalat). Anderes im Gefrierfach: Brokkoli, geraspelter Blumenkohl und grünes Blattgemüse wie Grünkohl, Spinat und Mangold. Auf Reisen eignen sich Poshi-Gemüsepäckchen mit Spargel und Brechbohnen, die in Essig und nativem Olivenöl extra eingelegt und verzehrfertig sind.

Nahrungsergänzungsmittel und Naturkost

Die im Buch erwähnten Nahrungsergänzungsmittel und Öle sind in großer Bandbreite in Deutschland, Österreich und der Schweiz von verschiedenen Anbietern erhältlich. Ein entsprechendes Sortiment bietet zum Beispiel der Online-Shop des Narayana-Verlags (URL www.narayana-verlag.de), wo auch Naturkostprodukte speziell für die vegane Ernährung zu finden sind.

DANKSAGUNG

Es gibt unzählige Menschen, denen ich danken muss und möchte, und bestimmt vergesse ich die eine oder andere Person. Mein tiefster Dank gilt meinen Patientinnen und den in diesem Buch beschriebenen Fällen; durch sie bleibe ich bescheiden und neugierig darauf, warum die Gewichtsabnahme mit dem Alter eine solch große Herausforderung ist.

Ich danke meinen Freunden und Kollegen, die mich so sehr dabei unterstützt haben, meine Gedanken zu klären und einzuordnen: Drs. Rachel Abrams, Erin Amato, Anthony Bazzan, Melissa Blake, Sheldon Cohen, Anu French, Victoria Hall, Mark Houston, Laura Konigsberg, Daniel Monti, Myles Spar und Will Van Derveer. Mein besonderer Dank gilt der herausragenden Überarbeitung meines Buches durch Pamela Walter. Während ich dieses Buch schrieb, bewegte mich ein zeitgemäßer Vortrag über die Rolle der Axiologie, also der Lehre von den Werten, und darüber, wie Werte zu Verhaltensänderungen führen. Dieser Vortrag wurde von Keith Kurlander, (neben Dr. Will Van Derveer) Mitbegründer des Integrative Psychiatry Institute, gehalten. Danke dir, Keith, dass du für mich die Verbindung zwischen Werten und Verhaltensänderung hergestellt hast!

Meine außergewöhnliche Agentin, Celeste Fine, bringt mich durch ihre große Anmut, ihre Einsicht und ihren Witz immer ein Stück weiter.

Als ich mich an ein Buch über Frauen, Ernährung und Hormone wagte, hätte ich es nicht ohne mein außergewöhnliches Redaktions-, Design-, Social-Media- und Launch-Team geschafft: Deb Brody, Topher Donahue, Maya Dusenbery, Nathalie Hadi, Sharon Kastoriano, Eve Minkler, Sarah Pelz, Emma Peters, Shara Alexander und Kevin Plottner. Mein besonderer Dank gilt auch unserem Digital- und Technikteam: Kenny Gregg und Barry Napier.

Ich bin der Frau dankbar, die zur Ruhe in unserem Haushalt beiträgt: Leslie Murphy.

Danke an meine liebevolle Familie, einschließlich meiner brillanten Töchter, die mich über Feminismus, Intersektionalität und körperfreundliche Sprache aufklären. Ich bin meiner Hundetochter Juneau dankbar, dass sie mich daran erinnert, dass es Zeit zum Spielen ist. Danke an meine geliebten Eltern, Albert und Mary.

Herzlichen Dank an Johanna Ilfeld, PhD, eine meiner besten Freundinnen und meine Fitnesspartnerin, die Entwurf für Entwurf mit kontinuierlicher Zuneigung, Hartnäckigkeit und Weisheit gelesen hat, und an David Gottfried, meinen Ehemann, Lebenspartner und meine größte Liebe.

REFERENZEN UND ANMERKUNGEN

EINLEITUNG: DIE SPRACHE DER HORMONE

1. Diabetes Prevention Program Research Group, »10-Year Follow-Up of Diabetes Incidence and Weight Loss in the Diabetes Prevention Program Outcomes Study«, The Lancet 374, Nr. 9702 (2009): 1677–86; R. B. Goldberg et al., »Targeting the Consequences of the Metabolic Syndrome in the Diabetes Prevention Program«, Arteriosclerosis, Thrombosis, and Vascular Biology 32, Nr. 9 (2012): 2077–90; Diabetes Prevention Program Research Group, »Long-Term Effects of Lifestyle Intervention or Metformin on Diabetes Development and Microvascular Complications over 15-year Follow-Up: The Diabetes Prevention Program Outcomes Study«, The Lancet Diabetes & Endocrinology 3, Nr. 11 (2015): 866–75.

2. P. Garrido et al., »Proposal for the Creation of a National Strategy for Precision Medicine in Cancer: A Position Statement of SEOM, SEAP, and SEFH«, Clinical and Translational Oncology 20, Nr. 4 (2018): 443–47; G. Gonzalez-Hernandez et al., »Advances in Text Mining and Visualization for Precision Medicine«, Biocomputing 23 (2018): 559–65; C. A. L. Wicklund et al., »Clinical Genetic Counselors: An Asset in the Era of Precision Medicine«, American Journal of Medical Genetics, Part C: Seminars in Medical Genetics 178, Nr. 1 (2018): 63–67; »Preci-

sion Medicine«, National Institutes of Health, https://olao.od.nih.gov/content/precision-medicine, aufgerufen am 18. September 2020.

3. »The Truth Is Out There, Somewhere«, Lancet 396, Nr. 10247 (2020): 291.

4. T. N. Seyfried et al., »Role of Glucose and Ketone Bodies in the Metabolic Control of Experimental Brain Cancer«, British Journal of Cancer 89, Nr. 7 (2003): 1375–82; L. M. Rodrigues et al., »The Action of ß-hydroxybutyrate on the Growth, Metabolism, and Global Histone H3 Acetylation of Spontaneous Mouse Mammary Tumours: Evidence of a ß-hydroxybutyrate Paradox«, Cancer & Metabolism 5, Nr. 1 (2017): 4–17; C. Bartmann et al., »Beta-hydroxybutyrate (3-OHB) Can Influence the Energetic Phenotype of Breast Cancer Cells but Does Not Impact Their Proliferation and the Response to Chemotherapy or Radiation«, Cancer & Metabolism 6, Nr. 1 (2018): 8; M. Chen et al., »An Aberrant SREBP-Dependent Lipogenic Program Promotes Metastatic Prostate Cancer«, Nature Genetics 50, Nr. 2 (2018): 206–18; G. Kolata, »High-Fat Diet May Fuel Spread of Prostate Cancer«, The New York Times, 16. Januar 2018, https://www.nytimes.com/2018/01/16/health/fat-diet-prostate-cancer.html, aufgerufen am 15. August 2018; J. Sremanakova et al., »A Systematic Review of the Use of Ketogenic Diets in Adult Patients with Cancer«, Journal of Human Nutrition and Dietetics 3, Nr. 6 (2018): 793–802.

5. G. Bonuccelli et al., »Ketones and Lactate ›Fuel‹ Tumor Growth and Metastasis: Evidence That Epithelial Cancer Cells Use Oxidative Mitochondrial Metabolism«, Cell Cycle 9, Nr. 17 (2010): 3506–14; U. E. Martinez-Outschoorn et al., »Ketones and Lactate Increase Cancer Cell ›Stemness,‹ Driving Recurrence, Metastasis, and Poor Clinical Outcome in Breast Cancer: Achieving Personalized Medicine Via Metabolo-Genomics«, Cell Cycle 10, Nr. 8 (2011): 1271–86.

6. S. E. Swithers, »Artificial Sweeteners Produce the Counterintuitive Effect of Inducing Metabolic Derangements«, Trends in Endocrinology & Metabolism 24, Nr. 9 (2013): 431–41.

7. J. S. Volek et al., »Cardiovascular and Hormonal Aspects of Very-Low-Carbohydrate Ketogenic Diets«, Obesity Research 12, Nr. S 11 (2004): 115S–123S; J. S. Volek et al., »Comparison of Energy-Restricted Very-

Low-Carbohydrate and Low-Fat Diets on Weight Loss and Body Composition in Overweight Men and Women«, Nutrition & Metabolism 1, Nr. 13 (2004): 1–13; H. M. Dashti et al., »Long-Term Effects of Ketogenic Diet in Obese Subjects«, Molecular and Cellular Biochemistry 286, Nr. 1–2 (2006): 1–9; G. Ruano, »Physiogenomic Analysis of Weight Loss Induced by Dietary Carbohydrate Restriction«, Nutrition & Metabolism 3, Nr. 1 (2006): 3–20; K. Durkalec-Michalski et al., »Effect of a Four-Week Ketogenic Diet on Exercise Metabolism in CrossFit-Trained Athletes«, Journal of the International Society of Sports Nutrition 16, Nr. 1 (2019): 16.

8. Die höhere Fettaufnahme bei Frauen ging mit einer relativ hohen Kohlenhydratzufuhr (51 Prozent der Gesamtkalorien am Tag), nicht mit einer Keto-Diät einher. S. L. Mumford et al., »Dietary Fat Intake and Reproductive Hormone Concentrations and Ovulation in Regularly Menstruating Women«, The American Journal of Clinical Nutrition 103, Nr. 3 (2016): 868–77.

9. J. M. Wilson et al., »The Effects of Ketogenic Dieting on Body Composition, Strength, Power, and Hormonal Profiles in Resistance Training Males«, The Journal of Strength and Conditioning Research (2017); A. R. Kuchkuntla et al., »Ketogenic Diet: An Endocrinologist Perspective«, Current Nutrition Reports 8, Nr. 4 (2019): 402–10.

10. Für ein gesundes Darmmikrobiom sind Art, Qualität, Menge und Ursprung der Nahrungsmittel entscheidend. Die Darmbakterien nutzen das Essen, das Sie zu sich nehmen, für grundlegende biologische Funktionen (wie die Regulierung des Immunsystems) und erzeugen dann Stoffwechselergebnisse, die sich auf Ihre Physiologie auswirken – darunter Energiehaushalt, Blutzucker-Signalisierung, Entzündung und Fettverlust. Einer der wichtigsten Nährstoffe für ein gesundes Mikrobiom sind mikrobiota-zugängliche Kohlenhydrate, wie präbiotische Ballaststoffe. Der Schlüssel zum Erfolg des Gottfried-Programms ist, ausreichende Mengen dieser speziellen Kohlenhydrate zu bekommen und die Darmbakterien zu nähren.
    F. Bäckhed et al., »The Gut Microbiota as an Environmental Factor That Regulates Fat Storage«, Proceedings of the National Academy of Sciences of the United States of America 101, Nr. 44 (2004): 15718–723; M. Rescigno, »Intestinal Microbiota and Its Effects on the Immune

System«, Cellular Microbiology 16, Nr. 7 (2014): 1004–13; L. Geurts et al., »Gut Microbiota Controls Adipose Tissue Expansion, Gut Barrier, and Glucose Metabolism: Novel Insights into Molecular Targets and Interventions Using Prebiotics«, Beneficial Microbes 5, Nr. 1 (2014): 3–17; B. O. Schroeder et al., »Signals from the Gut Microbiota to Distant Organs in Physiology and Disease«, Nature Medicine 22, Nr. 10 (2016): 1079–89; K. Makki, »The Impact of Dietary Fiber on Gut Microbiota in Host Health and Disease«, Cell Host & Microbe 23, Nr. 6 (2018): 705–15.

11. R. de Cabo et al., »Effects of Intermittent Fasting on Health, Aging, and Disease«, New England Journal of Medicine 381, Nr. 26 (2019): 2541–51.

12. Beachten Sie bitte, dass Intervallfasten die Neurogenese, das kontinuierliche Wachstum und die Entwicklung von neuen Nervenzellen (d. h. Neuronen, die zu Funktionen wie Lernen, Regulierung der Emotionen und Gedächtnis beitragen) steigert. B. Malinowski, »Intermittent Fasting in Cardiovascular Disorders — An Overview«, Nutrients 11, Nr. 3 (2019): 673; A. L. Mindikoglu, »Intermittent Fasting from Dawn to Sunset for 30 Consecutive Days Is Associated with Anticancer Proteomic Signature and Upregulates Key Regulatory Proteins of Glucose and Lipid Metabolism, Circadian Clock, DNA Repair, Cytoskeleton Remodeling, Immune System, and Cognitive Function in Healthy Subjects«, Journal of Proteomics 217 (2020): 103645; S. H. Baik et al., »Intermittent Fasting Increases Adult Hippocampal Neurogenesis«, Brain and Behavior 10, Nr. 1 (2020): e01444.

13. Intervallfasten senkt das Gesamtcholesterin, LDL-Cholesterin (allgemein als das »schlechte« Cholesterin bezeichnet) und Serumtriglyceride. Es reduziert die Ansammlung von Fett in der Leber und im Fettgewebe. G. M. Tinsley et al., »Effects of Intermittent Fasting on Body Composition and Clinical Health Markers in Humans«, Nutrition Reviews 73, Nr. 10 (2015): 661–74; A. Bener et al., »Effect of Ramadan Fasting on Glycemic Control and Other Essential Variables in Diabetic Patients«, Annals of African Medicine 17, Nr. 4 (2018): 196; A. R. Rahbar et al., »Effects of Intermittent Fasting During Ramadan on Insulin-like Growth Factor-1, Interleukin 2, and Lipid Profile in Healthy Muslims«, International Journal of Preventive Medicine 10, Nr. 7 (2019): 1–6; S. Ebrahimi et al., »Ramadan Fasting Improves Liver

Function and Total Cholesterol in Patients with Nonalcoholic Fatty Liver Disease«, International Journal for Vitamin and Nutrition Research (2019).

14. B. H. Goodpaster et al., »Metabolic Flexibility in Health and Disease«, Cell Metabolism 25, Nr. 5 (2017): 1027–36.

15. https://www.cdc.gov/media/releases/2020/s0917-adult-obesity-increasing.html, aufgerufen am 29. September 2020.

16. N. Stefan et al., »Causes, Characteristics, and Consequences of Metabolically Unhealthy Normal Weight in Humans«, Cellular Metabolism 26, Nr. 2 (2017): 292–300; N. Stefan et al., »Obesity and Impaired Metabolic Health in Patients with COVID-19«, Nature Reviews Endocrinology (2020): 1–2.

17. S. Y. Tartof et al., »Obesity and Mortality Among Patients Diagnosed With COVID-19: Results from an Integrated Health Care Organization«, Annals of Internal Medicine (2020): M20-3742; W. Dietz et al., »Obesity and Its Implications for COVID-19 Mortality«, Obesity (Silver Spring) 28, Nr. 6 (2020): 1005; A. Simonnet et al., »High Prevalence of Obesity in Severe Acute Respiratory Syndrome Coronavirus-2 (SARS-CoV-2) Requiring Invasive Mechanical Ventilation«, Obesity (Silver Spring) 28, Nr. 7 (2020): 1195–99; Erratum in Obesity (Silver Spring) 28, Nr. 10 (2020): 1994; B. M. Popkin et al., »Individuals with Obesity and COVID-19: A Global Perspective on the Epidemiology and Biological Relationships«, Obesity Reviews (2020) Aug 26:10.1111/obr.13128.

18. L. Gupta et al., »Ketogenic Diet in Endocrine Disorders: Current Perspectives«, Journal of Postgraduate Medicine 63, Nr. 4 (2017): 242–51.

KAPITEL 1: DIE WAHRHEIT ÜBER FRAUEN, HORMONE UND GEWICHT

1. Meine hervorragende Akupunkteurin, Emily Hooker, liefert die folgenden Einblicke in die Traditionelle Chinesische Medizin (TCM) und die weiblichen Hormone: »Während in den Texten der Traditionellen

Chinesischen Medizin die Perimenopause nicht explizit erwähnt wird, geht man davon aus, dass die weiblichen Lebenszyklen in Phasen von sieben Jahren erfolgen, wobei 42 das Alter ist, in dem Shaoyang (Gallenblase, mit der Leber assoziiert) langsam abnimmt. Allerdings heißt es auch, die Haare einer Frau würden in dieser Phase weiß werden, was veraltet und möglicherweise auf den Lebensstil zurückzuführen ist. Genauso wie Sie schreiben, dass eine Cortisol-Dysregulation die Grundlage für viele Krankheitsmuster ist, kann dies auch von Leber-Qi-Stagnation (LQS) gesagt werden, und ja, Seufzen ist definitiv ein Anzeichen dafür, dass es eine LQS-Komponente gibt.
Mit der Zeit kann LQS zu einigen anderen Ungleichgewichten führen, was oftmals mit einem Milz-Qi-Mangel beginnt. Das kann die Ursache für jedes Stoffwechselproblem sein, auch wenn dies selten als Einzeldiagnose gestellt wird. Wie auch immer, das hat keinen Einfluss auf die Richtigkeit Ihrer Einschätzung von Melissa, die mit Sicherheit ein LQS hat. Ich habe übrigens gerade eine 44-jährige Patientin mit einem fast identischen klinischen Bild. Ihr Cortisolspiegel ist hoch, Progesteron und Testosteron sind niedrig, die Schilddrüse ist unteraktiv, und sie hat im letzten Jahr etwa 10 Kilo zugenommen. Ihre TCM-Diagnose lautet Leber-Qi-Stagnation mit Milz-Qi- und Yang-Mangel, der Feuchtigkeit verursacht«. Wenn Sie mehr von Emily lesen möchten, besuchen Sie ihre Website: emilyhookeracupuncture.com.

2. P. K. Whelton et al., »ACC/AHA/AAPA/ABC/ACPM/AGS/APhA/ASH/ASPC/ NMA/PCNA Guideline for the Prevention, Detection, Evaluation, and Management of High Blood Pressure in Adults: Executive Summary: A Report of the American College of Cardiology/American Heart Association Task Force on Clinical Practice Guidelines«, Hypertension 71, Nr. 6 (2018): 1269–1324.

3. B. V. Howard et al., »Insulin Resistance and Weight Gain in Postmenopausal Women of Diverse Ethnic Groups«, International Journal Obesity and Related Metabolism Disorder 28, Nr. 8 (2004): 1039–47; O. T. Hardy et al., »What Causes the Insulin Resistance Underlying Obesity?«, Current Opinion Endocrinology, Diabetes, and Obesity 19, Nr. 2 (2012): 81–87; H. U. Moon et al., »The Association of Adiponectin and Visceral Fat with Insulin Resistance and ß-Cell Dysfunction«, Journal of Korean Medical Science 34, Nr. 1 (2018): e7; J. Fatima et al.,

»Association of Sonographically Assessed Visceral and Subcutaneous Abdominal Fat with Insulin Resistance in Prediabetes«, Journal of the Association Physicians of India 67, Nr. 4 (2019): 68–70.

4. J. Rezzonico et al., »Introducing the Thyroid Gland as Another Victim of the Insulin Resistance Syndrome«, Thyroid 18, Nr. 4 (2008): 461–64; C. Anil et al., »Metformin Decreases Thyroid Volume and Nodule Size in Subjects with Insulin Resistance: A Preliminary Study«, Medical Principles and Practice 25, Nr. 3 (2016): 233–36; C. Sallorenzo et al., »Prevalence of Pancreatic Autoantibodies in Non-Diabetic Patients with Autoimmune Thyroid Disease and Its Relation to Insulin Secretion and Glucose Tolerance«, Archives of Endocrinology and Metabolism 61, Nr. 4 (2017): 361–66; P. Zhu et al., »Thyroid-Stimulating Hormone Levels Are Positively Associated with Insulin Resistance«, Medical Science Monitor 24, Nr. 1 (2018): 342–47; U. Mousa et al., »Fat Distribution and Metabolic Profile in Subjects with Hashimoto's Thyroiditis«, Acta Endocrinologica 14, Nr. 1 (2018): 105–12; X. Zhang et al., »Effect of Insulin on Thyroid Cell Proliferation, Tumor Cell Migration, and Potentially Related Mechanisms«, Endocrine Research 44, Nr. 1–2 (2019): 55–70; X. He et al., »Role of Metformin in the Treatment of Patients with Thyroid Nodules and Insulin Resistance: A Systematic Review and Meta-Analysis«, Thyroid 29, Nr. 3 (2019): 359–67.

5. A. Verma et al., »Hypothyroidism and Obesity? Cause or Effect«, Saudi Medical Journal 29, Nr. 8 (2008): 1135–38; R. Song et al., »The Impact of Obesity on Thyroid Autoimmunity and Dysfunction: A Systematic Review and Meta-Analysis«, Frontiers in Immunology 10, Nr. 1 (2019): 2349.

6. R. C. Kessler et al., »Lifetime and 12-Month Prevalence of DSM-III-R Psychiatric Disorders in the United States«, Archives of General Psychiatry 51, Nr. 1 (1994): 8–19; R. C. Kessler et al., »Posttraumatic Stress Disorder in the National Comorbidity Survey«, Archives of General Psychiatry 52, Nr. 12 (1995): 1048–60; M. Altemus et al., »Sex Differences in Anxiety and Depression Clinical Perspectives«, Frontiers in Neuroendocrinology 35, Nr. 3 (2014): 320–30.

7. L. Fan et al., »Non-linear Relationship Between Sleep Duration and Metabolic Syndrome: A Population-Based Study«, Medicine (Baltimore) 99, Nr. 2 (2020): e18753.

8. B. L. Fredrickson et al., »Objectification Theory: Toward Understanding Women's Lived Experiences and Mental Health Risks«, Psychology of Women Quarterly 21, Nr. 2 (1997): 173–206; C. Rollero et al., »Self-Objectification and Personal Values: An Exploratory Study«, Frontiers in Psychology 8, Nr. 1 (2017): 1055; R. Kahalon et al., »Experimental Studies on State Self-Objectification: A Review and an Integrative Process Model«, Frontiers in Psychology 9, Nr. 1 (2018): 1268.

9. L. M. Schaefer et al., »Self-Objectification and Disordered Eating: A Meta-Analysis«, The International Journal of Eating Disorders 51, Nr. 6 (2018): 483–502.

10. L. Cheng, »The Commercialization of Female Bodies in Consumer Society«, Journal of Humanity 9, Nr. 1 (2015): 123–25.

11. M. P. J. Vanderpump, »The Epidemiology of Thyroid Disease«, British Medical Bulletin 99, Nr. 1 (2011): 39–51; R. Hoermann et al., »Recent Advances in Thyroid Hormone Regulation: Toward a New Paradigm for Optimal Diagnosis and Treatment«, Frontiers in Endocrinology 8, Nr. 1 (2017): 364; A. G. Juby et al., »Clinical Challenges in Thyroid Disease: Time for a New Approach?«, Maturitas 87, Nr. 1 (2016): 72–78.

12. D. M. Roesch, »Effects of Selective Estrogen Receptor Agonists on Food Intake and Body Weight Gain in Rats«, Physiology & Behavior 87, Nr. 1 (2006): 39–44; A. L. Hirschberg, »Sex Hormones, Appetite, and Eating Behaviour in Women«, Maturitas 71, Nr. 3 (2012): 248–56; L. Asarian et al., »Sex Differences in the Physiology of Eating«, American Journal of Physiology-Regulatory, Integrative, and Comparative Physiology 305, Nr. 11 (2013): R1215–67.

13. G. D. Miller et al., »Basal Growth Hormone Concentration Increased Following a Weight Loss Focused Dietary Intervention in Older Overweight and Obese Women«, The Journal of Nutrition, Health, & Aging 16, Nr. 2 (2012): 169–74.

14. M. Devaki et al., »Chronic Stress-Induced Oxidative Damage and Hyperlipidemia Are Accompanied by Atherosclerotic Development

in Rats«, Stress 16, Nr. 2 (2013): 233–43; S. N. Kales et al., »Firefighters and On-Duty Deaths from Coronary Heart Disease: A Case Control Study«, Environmental Health 2, Nr. 1 (2003): 14; M. Kumari et al., »Chronic Stress Accelerates Atherosclerosis in the Apolipoprotein E Deficient Mouse«, Stress 6, Nr. 4 (2003): 297–99; H. E. Webb et al., »Stress Reactivity to Repeated Low-Level Challenges: A Pilot Study«, Applied Psychophysiology Biofeedback 36, Nr. 4 (2011): 243–50.

15. P. M. Peeke et al., »Hypercortisolism and Obesity«, Annals of New York Academy of Science 771, Nr. 1 (1995): 665–76; S. Paredes et al., »Cortisol: The Villain in Metabolic Syndrome?«, Revista da Associacao Medica Brasileria (1992) 60, Nr. 1 (2014): 84–92; J. Q. Purnell et al., »Enhanced Cortisol Production Rates, Free Cortisol, and 11beta-HSD-1 Expression Correlate with Visceral Fat and Insulin Resistance in Men: Effect of Weight Loss«, American Journal of Physiology Endocrinology and Metabolism 296, Nr. 2 (2000): E351–57; A. Tchernof et al., »Pathophysiology of Human Visceral Obesity: An Update«, Physiological Reviews 93, Nr. 1 (2013): 359–404.

16. M. J. McAllister et al., »Exogenous Carbohydrate Reduces Cortisol Response from Combined Mental and Physical Stress«, International Journal of Sports Medicine 37, Nr. 14 (2016): 1159–65.

17. C. J. Ley et al., »Sex- and Menopause-Associated Changes in Body-Fat Distribution«, The American Journal of Clinical Nutrition 55, Nr. 5 (1992): 950–54.

18. L. M. Brown et al., »Central Effects of Estradiol in the Regulation of Food Intake, Body Weight, and Adiposity«, The Journal of Steroid Biochemistry and Molecular Biology 122, Nr. 1–3 (2010): 65–73.

19. Ley et al., »Sex- and Menopause-Associated Changes«.

20. Q. Cao et al., »Waist-Hip Ratio as a Predictor of Myocardial Infarction Risk: A Systematic Review and Meta-Analysis«, Medicine 97, Nr. 30 (2018); V. A. Benites-Zapata VA et al., »High Waist-to-Hip Ratio Levels Are Associated with Insulin Resistance Markers in Normal-Weight Women«, Diabetes Metabolic Syndrome 13, Nr. 1 (2019): 636–42.

21. B. Tramunt et al., »Sex Differences in Metabolic Regulation and Diabetes Susceptibility«, Diabetologia 63, Nr. 3 (2020): 453–61.

22. V. Regitz-Zagrosek et al., »Gender Aspects of the Role of the Metabolic Syndrome as a Risk Factor for Cardiovascular Disease«, Gender Medicine 4 (2007): S 162–77; E. Gerdts et al., »Sex Differences in Cardiometabolic Disorders«, Nature Medicine 25, Nr. 11 (2019): 1657–66.

23. S. V. Ahn et al., »Sex Difference in the Effect of the Fasting Serum Glucose Level on the Risk of Coronary Heart Disease«, Journal of Cardiology 71, Nr. 2 (2018): 149–54.

24. G. A. Greendale et al., »Changes in Body Composition and Weight During the Menopause Transition«, JCI Insight 4, Nr. 5 (2019).

25. A. M. Goss et al., »Longitudinal Associations of the Endocrine Environment on Fat Partitioning in Postmenopausal Women«, Obesity (Silver Spring) 20, Nr. 5 (2012): 939–44; S. Ballestri et al., »NAFLD as a Sexual Dimorphic Disease: Role of Gender and Reproductive Status in the Development and Progression of Nonalcoholic Fatty Liver Disease and Inherent Cardiovascular Risk«, Advances in Therapy 34, Nr. 6 (2017): 1291–326.

26. J. R. Guthrie et al., »Weight Gain and the Menopause: A 5-Year Prospective Study«, Climacteric: The Journal of the International Menopause Society 2, Nr. 3 (1999): 205–11.

27. S. L. Crawford et al., »A Longitudinal Study of Weight and the Menopause Transition: Results from the Massachusetts Women's Health Study«, Menopause (New York, N.Y.) 7, Nr. 2 (2000): 96–104.

28. S. C. Ho et al., »Menopausal Transition and Changes of Body Composition: A Prospective Study in Chinese Perimenopausal Women«, International Journal of Obesity (2005) 34, Nr. 8 (2010): 1265–74.

29. F. Fery et al., »Hormonal and Metabolic Changes Induced by an Isocaloric Isoproteinic Ketogenic Diet in Healthy Subjects«, Diabète & Métabolisme 8, Nr. 4 (1982): 299–305; E. Kose et al., »Changes of Thyroid Hormonal Status in Patients Receiving Ketogenic Diet Due to Intractable Epilepsy«, Journal of Pediatric Endocrinology & Metabolism 30, Nr. 4 (2017): 411–16; Y. J. Lee et al., »Longitudinal Change in Thyroid Hormone Levels in Children with Epilepsy on a Ketogenic Diet: Prevalence and Risk Factors«, Journal of Epilepsy Research 7, Nr. 2 (2017): 99–105.

30. Eine vollständige Liste der Schilddrüsensymptome finden Sie auf den Seiten 30–31 sowie in Kapitel 9 meines Buchs *Die Hormonkur: So bringen Sie Ihren Hormonhaushalt natürlich ins Gleichgewicht* (VAK, 2016).

31. J. Sirven et al., »The Ketogenic Diet for Intractable Epilepsy in Adults: Preliminary Results«, Epilepsia 40, Nr. 12 (1999): 1721–26.

32. R. M. Kwan et al., »Effects of a Low Carbohydrate Isoenergetic Diet on Sleep Behavior and Pulmonary Functions in Healthy Female Adult Humans«, Journal of Nutrition 116, Nr. 12 (1986): 2393–402.

33. A. A. Prather et al., »Poor Sleep Quality Potentiates Stress-Induced Cytokine Reactivity in Postmenopausal Women with High Visceral Abdominal Adiposity«, Brain, Behavior, Immunity 35, Nr. 1 (2014): 155–62; S. K. Sweatt et al., »Sleep Quality Is Differentially Related to Adiposity in Adults«, Psychoneuroendocrinology 98, Nr. 1 (2018): 46–51.

34. In dieser Forschungsstudie zur Keto-Diät bei Ratten führten die Forscher Microcomputertomographie und histomorphometrische Untersuchungen am distalen Oberschenkelknochen durch. Sie stellten fest, dass das trabekuläre Knochenvolumen, der IGF-I-Serumspiegel und der Knochenbildungsmarker P1NP bei männlichen Ratten, die mit einer kohlenhydratarmen, fettreichen Diät ernährt wurden, niedriger waren. A. Zengin et al., »Low-Carbohydrate, High-Fat Diets Have Sex-Specific Effects on Bone Health in Rats«, European Journal of Nutrition 55, Nr. 7 (2016): 2307–20.

35. G. K. Schwalfenberg, »The Alkaline Diet: Is There Evidence That an Alkaline pH Diet Benefits Health?«, Journal of Environmental and Public Health 2012, Nr. 1 (2012): 727630.

36. B. E. Millen et al., »The 2015 Dietary Guidelines Advisory Committee Scientific Report: Development and Major Conclusions«, Advances in Nutrition 7, Nr. 3 (2016): 438–44; Q. Qian, »Dietary Influence on Body Fluid Acid-Base and Volume Balance: The Deleterious 'Norm' Furthers and Cloaks Subclinical Pathophysiology«, Nutrients 10, Nr. 6 (2018): 778.

37. Säuren und Basen beziehen sich auf den pH-Wert: Säuren haben einen niedrigen pH-Wert von weniger als 7, und Basen haben einen hohen pH-Wert von mehr als 7. Der pH-Wert von Blut beträgt 7,4, aber

Lebensmittel können eine saure oder basische Asche hinterlassen. L. Frassetto et al., »Diet, Evolution and Aging – The Pathophysiologic Effects of the Post-Agricultural Inversion of the Potassium-to-Sodium and Base-to-Chloride Ratios in the Human Diet«, European Journal of Nutrition 40, Nr. 5 (2001): 200–213; M. Konner et al., »Paleolithic Nutrition: Twenty-Five Years Later«, Nutrition in Clinical Practice 25, Nr. 6 (2010): 594–602. J. R. Buendia et al., »Longitudinal Effects of Dietary Sodium and Potassium on Blood Pressure in Adolescent Girls«, JAMA Pediatrics 169, Nr. 6 (2015): 560–68; A. Sebastian et al., »Postulating the Major Environmental Condition Resulting in the Expression of Essential Hypertension and Its Associated Cardiovascular Diseases: Dietary Imprudence in Daily Selection of Foods in Respect of Their Potassium and Sodium Content Resulting in Oxidative Stress-Induced Dysfunction of the Vascular Endothelium, Vascular Smooth Muscle, and Perivascular Tissues«, Medical Hypotheses 119, Nr. 1 (2018): 110–19.

38. S. T. Reddy et al., »Effect of Low-Carbohydrate High-Protein Diets on Acid-Base Balance, Stone-Forming Propensity, and Calcium Metabolism«, American Journal of Kidney Diseases 40, Nr. 2 (2002): 265–74; E. H. Kossoff et al., »Dietary Therapies for Epilepsy«, Biomed Journal 36, Nr. 1 (2013): 2–8.

39. L. Frassetto et al., »Potassium Bicarbonate Reduces Urinary Nitrogen Excretion in Postmenopausal Women«, The Journal of Clinical Endocrinology & Metabolism 82, Nr. 1 (1997): 254–59; L. Frassetto et al., »Long-term Persistence of the Urine Calcium-Lowering Effect of Potassium Bicarbonate in Postmenopausal Women«, The Journal of Clinical Endocrinology & Metabolism 90, Nr. 2 (2005): 831–34; J. A. Wass et al., »Growth Hormone and Memory«, The Journal of Endocrinology 207, Nr. 2 (2010): 125–26; G. K. Schwalfenberg, »The Alkaline Diet: Is There Evidence That an Alkaline pH Diet Benefits Health?«, Journal of Environmental and Public Health 2012, Nr. 1 (2012): 727630.

40. R. Solianik et al., »Two-Day Fasting Evokes Stress, but Does Not Affect Mood, Brain Activity, Cognitive, Psychomotor, and Motor Performance in Overweight Women«, Behavioural Brain Research 338, Nr. 1 (2018): 166–72.

41. R. Solianik et al., »Effect of 48H Fasting on Autonomic Function, Brain

Activity, Cognition, and Mood in Amateur Weight Lifters«, Biomed Research International 2016, Nr. 1 (2016): 1503956.

KAPITEL 2: WIE DAS WACHSTUMSHORMON SIE SCHLANK HÄLT

1. J. D. Veldhuis et al., »Somatotropic and Gonadotropic Axes Linkages in Infancy, Childhood, and the Puberty-Adult Transition«, Endocrine Reviews 27, Nr. 2 (2006): 101–40; J. D. Veldhuis, »Aging and Hormones of the Hypothalamo-Pituitary Axis: Gonadotropic Axis in Men and Somatotropic Axes in Men and Women«, Ageing Research Reviews 7, Nr. 3 (2008): 189–208.
2. E. Corpas et al., »Human Growth Hormone and Human Aging«, Endocrine Reviews 14, Nr. 1 (1993): 20–39; A. Bartke, »Growth Hormone and Aging: Updated Review«, The World Journal of Men's Health 37, Nr. 1 (2019): 19–30.
3. S. Perrini et al., »Metabolic Implications of Growth Hormone Therapy«, Journal of Endocrinological Investigation – Supplements 31, Nr. 9 (2008): 79–84; S. Perrini et al., »Abnormalities of Insulin-like Growth Factor-I Signaling and Impaired Cell Proliferation in Osteoblasts from Subjects with Osteoporosis«, Endocrinology 149, Nr. 3 (2007): 1302–13; K. R. Short et al., »Enhancement of Muscle Mitochondrial Function by Growth Hormone«, The Journal of Clinical Endocrinology & Metabolism 93, Nr. 2 (2008): 597–604; N. Moller et al., »Effects of Growth Hormone on Glucose, Lipid, and Protein Metabolism in Human Subjects«, Endocrine Reviews 30, Nr. 2 (2009): 152–77.
4. L. I. Arwert et al., »The Relation Between Insulin-Like Growth Factor I Levels and Cognition in Healthy Elderly: A Meta-Analysis«, Growth Hormone & IGF Research 15, Nr. 6 (2005): 416–422.
5. U. J. Lewis, »Growth Hormone: What Is It and What Does It Do?«, Trends in Endocrinology & Metabolism 3, Nr. 4 (1992): 117–21; M. B. Ranke et al., »Growth Hormone – Past, Present, and Future«, Nature Reviews Endocrinology 14, Nr. 5 (2018): 285–300.

6. F. Mourkioti et al., »IGF-1, Inflammation, and Stem Cells: Interactions During Muscle REGEneration«, Trends in Immunology 26, Nr. 10 (2005): 535–42; C. P. Velloso, »Regulation of Muscle Mass by Growth Hormone and IGF-I«, British Journal of Pharmacology 154, Nr. 1 (2008): 557–68, M. E. Molitch et al., »Evaluation and Treatment of Adult Growth Hormone Deficiency: An Endocrine Society Clinical Practice Guideline«, The Journal of Clinical Endocrinology & Metabolism 96, Nr. 6 (2011): 1587–609.

7. A. L. Cardoso et al., »Towards Frailty Biomarkers: Candidates from Genes and Pathways Regulated in Aging and Age-Related Diseases«, Ageing Research Reviews 47, Nr. 1 (2018): 214–77.

8. G. van den Berg et al., »An Amplitude-Specific Divergence in the Pulsatile Mode of Growth Hormone (GH) Secretion Underlies the Gender Difference in Mean Growth Hormone Concentrations in Men and Premenopausal Women«, Journal of Clinical Endocrinology and Metabolism 81, Nr. 7 (1996): 2460-67; J. O. Jørgensen et al., »Sex Steroids and the Growth Hormone/Insulin-like Growth Factor-I Axis in Adults«, Hormone Research in Paediatrics 64, Suppl. 2 (2005): 37–40.

9. G. Norstedt et al., »Secretory Rhythm of Growth Hormone Regulates Sexual Differentiation of Mouse Liver«, Cell 36, Nr. 4 (1984): 805–12.

10. F. Roelfsema et al., »Growth-Hormone Dynamics in Healthy Adults Are Related to Age and Sex, and Strongly Dependent on Body Mass Index«, Neuroendocrinology 103, Nr. 3–4 (2016): 335-44; J. P. Span et al., »Gender Difference in Insulin-Like Growth Factor I Response to Growth Hormone (GH) Treatment in Growth Hormone-Deficient Adults: Role of Sex Hormone Replacement«, Journal of Clinical Endocrinology Metabolism 85, Nr. 3 (2000): 1121–25.

11. A. Eliakim et al., »Effect of Gender on the Growth Hormone-IGF-I Response to Anaerobic Exercise in Young Adults«, Journal of Strength and Conditioning Research 28, Nr. 12 (2014): 3411–15.

12. M. Russell-Aulet et al., »Aging-Related Growth Hormone Decrease Is a Selective Hypothalamic Growth Hormone-Releasing Hormone Pulse Amplitude Mediated Phenomenon«, The Journals of Gerontology, Series A: Biological Sciences and Medical Sciences 56, Nr. 2 (2001): M124–29.

13. N. Vahl et al., »Abdominal Adiposity and Physical Fitness Are Major Determinants of the Age-Associated Decline in Stimulated Growth Hormone Secretion in Healthy Adults«, The Journal of Clinical Endocrinology & Metabolism 81, Nr. 6 (1996): 2209–15.

14. M. Misra et al., »Lower Growth Hormone and Higher Cortisol Are Associated with Greater Visceral Adiposity, Intramyocellular Lipids, and Insulin Resistance in Overweight Girls«, American Journal of Physiology-Endocrinology and Metabolism 295, Nr. 2 (2008): E385–92.

15. I. Fukuda et al., »Serum Adiponectin Levels in Adult Growth Hormone Deficiency and Acromegaly«, Growth Hormone & IGF Research 14, Nr. 6 (2004): 449-54; R. Stawerska et al., »Relationship Between IGF-I Concentration and Metabolic Profile in Children with Growth Hormone Deficiency: The Influence of Children's Nutritional State as Well as the Ghrelin, Leptin, Adiponectin, and Resistin Serum Concentrations«, International Journal of Endocrinology 2017 (2017); E. Witkowska-Sędek et al., »The Associations Between the Growth Hormone/Insulin-like Growth Factor-1 Axis, Adiponectin, Resistin, and Metabolic Profile in Children with Growth Hormone Deficiency Before and During Growth Hormone Treatment«, Acta Biochimica Polonica 65, Nr. 2 (2018): 333–40.

16. Z. P. Li et al., »Study of the Correlation Between Growth Hormone Deficiency and Serum Leptin, Adiponectin, and Visfatin Levels in Adults«, Genetics and Molecular Research: GMR 13, Nr. 2 (2014): 4050–56.

17. J. D. Veldhuis et al., »Distinctive Inhibitory Mechanisms of Age and Relative Visceral Adiposity on Growth Hormone Secretion in Pre- and Postmenopausal Women Studied Under a Hypogonadal Clamp«, The Journal of Clinical Endocrinology & Metabolism 90, Nr. 11 (2005): 6006–13.

18. Li et al., »Study of the Correlation Between Growth«.

19. Die gesamte Liste an Hormonen, die an der Regulierung des Wachstumshormons und/oder IGF-1 beteiligt sind, umfasst Östrogen, Cortison (d. h. adrenocorticotropes Hormon), Schilddrüsenhormone (insbesondere das Kontrollhormon für die Schilddrüsenproduktion, Thyreotropin-Releasing-Hormon), luteinisierendes Hormon, fol-

likelstimulierendes Hormon, humanes Choriongonadotropin (das Schwangerschaftshormon), Insulin, andere Wachstumsfaktoren (z. B. platelet-derived growth factor, »Wachstumsfaktor aus Thrombozyten«, [PDGF], epidermaler Wachstumsfaktor [EGF] und Fibroblasten-Wachstumsfaktoren [FGF]) in Verbindung mit Alter, Geschlecht, Diät, Ernährung und anderen Lebensstilfaktoren. A. Kasprzak et al., »Insulin-like Growth Factor (IGF) Axis in Cancerogenesis«, Mutation Research/Reviews in Mutation Research 772, Nr. 1 (2017): 78–104.

20. Ich empfehle meinen Patientinnen einen vollständigen Hormonstatus, einschließlich schilddrüsenstimulierendem Hormon (TSH), freiem T3, freiem T4, reversem T3, Schilddrüsenperoxidase-Antikörper und Anti-Thyreoglobulin-Antikörper. Weitere Schilddrüsenuntersuchungen können je nach Symptomen angezeigt sein.

21. E. Giovannucci et al., »Nutritional Predictors of Insulin-like Growth Factor I and Their Relationships to Cancer in Men«, Cancer Epidemiology, Biomarkers, & Prevention 12, Nr. 2 (2003): 84–89.

22. S. C. Larsson et al., »Association of Diet with Serum Insulin-like Growth Factor I in Middle-Aged and Elderly Men«, The American Journal of Clinical Nutrition 81, Nr. 5 (2005): 1163–67.

23. M. Holmes et al., »Dietary Correlates of Plasma Insulin-like Growth Factor I and Insulin-like Growth Factor Binding Protein 3 Concentrations«, Cancer Epidemiology, Biomarkers, & Prevention 11, Nr. 9 (2002): 852–61.

24. S. M. Phillips et al., »Dietary Protein for Athletes: From Requirements to Optimum Adaptation«, Journal of Sports Sciences 29, Suppl. 1 (2011): S 29–38; M. Huecker et al., »Protein Supplementation in Sport: Source, Timing, and Intended Benefits«, Current Nutrition Reports 8, Nr. 4 (2019): 382–396.

25. K. Zhu et al., »The Effects of a Two-Year Randomized, Controlled Trial of Whey Protein Supplementation on Bone Structure, IGF-1, and Urinary Calcium Excretion in Older Postmenopausal Women«, Journal of Bone and Mineral Research 26, Nr. 9 (2011): 2298–306.

26. J. M. Bauer et al., »Effects of a Vitamin D and Leucine-Enriched Whey Protein Nutritional Supplement on Measures of Sarcopenia in Older

Adults, The PROVIDE Study: A Randomized, Double-Blind, Placebo-Controlled Trial«, Journal of the American Medical Directors Association 16, Nr. 9 (2015): 740–47; M. Rondanelli et al., »Whey Protein, Amino Acids, and Vitamin D Supplementation with Physical Activity Increases Fat-Free Mass and Strength, Functionality, and Quality of Life and Decreases Inflammation in Sarcopenic Elderly«, The American Journal of Clinical Nutrition 103, Nr. 3 (2016): 830–40; S. Verlaan et al., »Sufficient Levels of 25-Hydroxyvitamin D and Protein Intake Required to Increase Muscle Mass in Sarcopenic Older Adults – The PROVIDE Study«, Clinical Nutrition 37, Nr. 2 (2018): 551–57.

27. E. Castillero et al., »Comparison of the Effects of the n-3 Polyunsaturated Fatty Acid Eicosapentaenoic and Fenofibrate on the Inhibitory Effect of Arthritis on IGF1«, Journal of Endocrinology 210, Nr. 3 (2011): 361–68.

28. Im Omega-3-Stoffwechselweg können verschiedene Probleme ein Enzym namens Delta-5-Desaturase hochregulieren, was zur Produktion von mehr Arachidonsäure, einem entzündungsfördernden Fett, führt. Zu diesen Problemen gehören essentielle Hypertonie, Herz-Kreislauf-Erkrankungen, Insulinresistenz, Fettleibigkeit und das metabolische Syndrom.

C. Russo et al., »Increased Membrane Ratios of Metabolite to Precursor Fatty Acid in Essential Hypertension«, Hypertension 29, Nr. 4 (1997): 1058–63; B. Vessby, »Dietary Fat, Fatty Acid Composition in Plasma and the Metabolic Syndrome«, Current Opinion in Lipidology 14, Nr. 1 (2003): 15–19; T. Domei et al., »Ratio of Serum n-3 to n-6 Polyunsaturated Fatty Acids and the Incidence of Major Adverse Cardiac Events in Patients Undergoing Percutaneous Coronary Intervention«, Circulation Journal 76 (2012): 423–29; K. Inoue et al., »Low Serum Eicosapentaenoic Acid/Arachidonic Acid Ratio in Male Subjects with Visceral Obesity«, Nutrition & Metabolism 10, Nr. 1 (2013): 25; E. Warensjö et al., »Fatty Acid Composition and Estimated Desaturase Activities Are Associated with Obesity and Lifestyle Variables in Men and Women«, Nutrition, Metabolism, and Cardiovascular Diseases 16, Nr. 2 (2006): 128–36.

29. B. Yang et al., »Ratio of n-3/n-6 PUFAs and Risk of Breast Cancer: A

Meta-Analysis of 274135 Adult Females from 11 Independent Prospective Studies«, BMC Cancer 14, Nr. 1 (2014): 105.

30. T. J. Merimee et al., »Diet-Induced Alterations of Growth Hormone Secretion in Man«, Journal of Clinical Endocrinology Metabolism 42, Nr. 5 (1976): 931–37; K. Y. Ho et al., »Fasting Enhances Growth Hormone Secretion and Amplifies the Complex Rhythms of Growth Hormone Secretion in Man«, Journal of Clinical Investigation 81, Nr. 4 (1988): 968–75; H. Nørrelund et al., »Modulation of Basal Glucose Metabolism and Insulin Sensitivity by Growth Hormone and Free Fatty Acids During Short-Term Fasting«, European Journal of Endocrinology 150, Nr. 6 (2004): 779–87; H. Nørrelund, »The Metabolic Role of Growth Hormone in Humans with Particular Reference to Fasting«, Growth Hormone & IGF Research 15, Nr. 2 (2005): 95–122.

31. H. E. Bergan et al., »Nutritional State Modulates Growth Hormone-Stimulated Lipolysis«, General and Comparative Endocrinology 217–218 (2015): 1–9.

32. B. D. Horne et al., »Relation of Routine, Periodic Fasting to Risk of Diabetes Mellitus, and Coronary Artery Disease in Patients Undergoing Coronary Angiography«, American Journal of Cardiology 109, Nr. 11 (2012): 1558–62.

33. R. Gatti et al., »IGF-I/IGFBP System: Metabolism Outline and Physical Exercise«, Journal of Endocrinological Investigation 35, Nr. 7 (2012): 699–707.

34. J. Leppäluoto et al., »Heat Exposure Elevates Plasma Immunoreactive Growth Hormone-Releasing Hormone Levels in Man«, The Journal of Clinical Endocrinology & Metabolism 65, Nr. 5 (1987): 1035–38; J. Sirviö et al., »Adenohypophyseal Hormone Levels During Hyperthermia«, Endocrinologie 25, Nr. 1 (1987): 21–23; K. Kukkonen-Harjula et al., »How the Sauna Affects the Endocrine System«, Annals of Clinical Research 20, Nr. 4 (1988): 262–66; K. Kukkonen-Harjula et al., »Haemodynamic and Hormonal Responses to Heat Exposure in a Finnish Sauna Bath«, European Journal of Applied Physiology and Occupational Physiology 58, Nr. 5 (1989): 543–50; D. Jezova et al., »Sex Differences in Endocrine Response to Hyperthermia in Sauna«, Acta Physiologica Scandinavica 150, Nr. 3 (1994): 293–98.

35. R. Lammintausta et al., »Change in Hormones Reflecting Sympathetic Activity in the Finnish Sauna«, Annals of Clinical Research 8, Nr. 4 (1976): 266–71.

36. M. Välimäki et al., »Effect of Ethanol on Serum Concentrations of Somatomedin C and the Growth hormone (GH) Secretion Stimulated by the Releasing Hormone (GHRH)«, Alcohol and Alcoholism 1 (1987): 557–59; L. Dees et al., »Effects of Ethanol During the Onset of Female Puberty«, Neuroendocrinology 51, Nr. 1 (1990): 64–69; M. Välimäki et al., »The Pulsatile Secretion of Gonadotropins and Growth Hormone, and the Biological Activity of Luteinizing Hormone in Men Acutely Intoxicated with Ethanol«, Alcoholism: Clinical and Experimental Research 14, Nr. 6 (1990): 928–31; N. Rachdaoui et al., »Pathophysiology of the Effects of Alcohol Abuse on the Endocrine System«, Alcohol Research: Current Reviews 38, Nr. 2 (2017): 255–76.

37. A. De Spiegeleer et al., »Pharmacological Interventions to Improve Muscle Mass, Muscle Strength, and Physical Performance in Older People: An Umbrella Review of Systematic Reviews and Meta-Analyses« Drugs & Aging 35, Nr. 8 (2018): 719–34.

38. A. R. Martineau et al., »Vitamin D Supplementation to Prevent Acute Respiratory Tract Infections: Systematic Review and Meta-Analysis of Individual Participant Data«, British Medical Journal (2017): 356: i6583.

39. M. R. Blackman et al., »Growth Hormone and Sex Steroid Administration in Healthy Aged Women and Men: A Randomized Controlled Trial«, Journal of the American Medical Association 288, Nr. 18 (2002): 2282–92; H. Liu et al., »Systematic Review: The Safety and Efficacy of Growth Hormone in the Healthy Elderly«, Annals of Internal Medicine 146, Nr. 2 (2007): 104–15.

40. S. M. Orme et al., »Mortality and Cancer Incidence in Acromegaly: A Retrospective Cohort Study«, The Journal of Clinical Endocrinology & Metabolism 83, Nr. 8 (1998): 2730–34; W. E. Sonntag et al., »Adult-Onset Growth Hormone and Insulin-Like Growth Factor I Deficiency Reduces Neoplastic Disease, Modifies Age-Related Pathology, and Increases Life Span«, Endocrinology 146, Nr. 7 (2005): 2920–32; A. J. Swerdlow et al., »Cancer Risks in Patients Treated with Growth Hor-

mone in Childhood: The SAGhE European Cohort Study«, The Journal of Clinical Endocrinology & Metabolism 102, Nr. 5 (2017): 1661–72.

41. J. Berlanga-Acosta et al., »Synthetic Growth Hormone-Releasing Peptides (GHRPs): A Historical Appraisal of the Evidences Supporting Their Cytoprotective Effects«, Clinical Medicine Insights: Cardiology 11, Nr. 1 (2017); J. T. Sigalos et al., »Growth Hormone Secretagogue Treatment in Hypogonadal Men Raises Serum Insulin-Like Growth Factor-1 Levels«, American Journal of Men's Health 11, Nr. 6 (2017): 1752–57; J. T. Sigalos et al., »The Safety and Efficacy of Growth Hormone Secretagogues«, Sexual Medicine Reviews 6, Nr. 1 (2018).

42. B. C. Nindl et al., »Insulin-like Growth Factor I as a Biomarker of Health, Fitness, and Training Status«, Medicine and Science in Sports and Exercise 42, Nr. 1 (2010): 39–49.

KAPITEL 3: TESTOSTERON: NICHT NUR MÄNNER BRAUCHEN ES!

1. C. Longcope, »Adrenal and Gonadal Androgen Secretion in Normal Females«, Clinics in Endocrinology and Metabolism 15, Nr. 2 (1986): 213–28.

2. S. L. Davison et al., »Androgen Levels in Adult Females: Changes with Age, Menopause, and Oophorectomy«, The Journal of Clinical Endocrinology & Metabolism 90, Nr. 7 (2005): 3847–53.

3. Um Ihren Testosteronspiegel zu ermitteln, sollte Ihr Arzt oder Ihre Ärztin eine Blutuntersuchung anordnen, die das Gesamt- und das freie Testosteron (das ist die Menge an biologisch verfügbarem Testosteron, das sich auf Ihre Zellen auswirken kann) abdeckt. Erkundigen Sie sich, ob auch das bioverfügbare Testosteron gemessen werden kann. Sie können DHEA, Testosteron und die nachgeschalteten Hormone in Ihrem Urin testen.

4. Davison et al., »Androgen Levels in Adult Females«,

5. N. Orentreich et al., »Age Changes and Sex Differences in Serum Dehydroepiandrosterone Sulfate Concentrations Throughout Adult-

hood«, Journal of Clinical Endocrinology & Metabolism 59, Nr. 3 (1984): 551–55.

6. Davison et al., »Androgen Levels in Adult Females«; R. Haring et al., »Age-Specific Reference Ranges for Serum Testosterone and Androstenedione Concentrations in Women Measured by Liquid Chromatography-Tandem Mass Spectrometry«, Journal of Clinical Endocrinology & Metabolism 97, Nr. 2 (2012): 408–15.
7. C. M. Coenen et al., »Changes in Androgens During Treatment with Four Low-Dose Contraceptives«, Contraception 53, Nr. 3 (1996): 171–76; Y. Zimmerman et al., »The Effect of Combined Oral Contraception on Testosterone Levels in Healthy Women: A Systematic Review and Meta-Analysis«, Human Reproductive Update 20, Nr. 1 (2014): 76–105; N. Zethraeus et al., »Combined Oral Contraceptives and Sexual Function in Women – A Double-Blind, Randomized, Placebo-Controlled Trial«, Journal of Clinical Endocrinology & Metabolism 101, Nr. 11 (2016): 4046–53; S. Both et al., »Hormonal Contraception and Female Sexuality: Position Statements from the European Society of Sexual Medicine (ESSM)«, Journal of Sexual Medicine 16, Nr. 11 (2019): 1681–95.
8. Statine verbrauchen CoQ10, Selen, Selenproteine, Omega-3-FA, Tocopherole und Tocotrienole, K2, andere fettlösliche Vitamine, Häm A, Carnitin, freies T3, Kreatin, Kupfer und Zink. Ärzte finden weitere Informationen beim IFM Tool Kit unter IFM.org. P. H. Langsjoen et al., »The Clinical Use of HMG CoA-Reductase Inhibitors and the Associated Depletion of Coenzyme Q10: A Review of Animal and Human Publications«, Biofactors 18, Nr. 1–4 (2003): 101–11; C. R. Harper et al., »Evidence-Based Management of Statin Myopathy«, Current Atherosclerosis Reports 12, Nr. 5 (2010): 322–30; H. Qu et al., »Effects of Coenzyme Q10 on Statin-Induced Myopathy: An Updated Meta-Analysis of Randomized Controlled Trials«, Journal of the American Heart Association 7, Nr. 19 (2018): e009835.
9. J. Y. Shin et al., »Are Cholesterol and Depression Inversely Related? A Meta-Analysis of the Association Between Two Cardiac Risk Factors«, Annals of Behavioral Medicine 36, Nr. 1 (2008): 33–43; G. Corona et al., »The Effect of Statin Therapy on Testosterone Levels in Subjects Consulting for Erectile Dysfunction«, Journal of Sexual Medicine 7,

Nr. 4, Teil 1 (2010): 1547–56; E. J. Giltay et al., »Salivary Testosterone: Associations with Depression, Anxiety Disorders, and Antidepressant Use in a Large Cohort Study«, Journal of Psychosomatic Research 72, Nr. 3 (2012): 205–13; G. Roberto et al., »Statin-Associated Gynecomastia: Evidence Coming from the Italian Spontaneous ADR Reporting Database and Literature«, European Journal of Clinical Pharmacology 68, Nr. 6 (2012): 1007–11; C. M. Schooling et al., »The Effect of Statins on Testosterone in Men and Women: A Systematic Review and Meta-Analysis of Randomized Controlled Trials«, BMC Medicine 11, Nr. 1 (2013): 57.

10. L. Mernone et al., »Psychobiological Factors of Sexual Functioning in Aging Women – Findings from the Women 40+ Healthy Aging Study«, Frontiers in Psychology 10, Nr. 1 (2019): 546.

11. S. R. Davis et al., »Circulating Androgen Levels and Self-Reported Sexual Function in Women«, Journal of the American Medical Association 294, Nr. 1 (2005): 91–96.

12. R. Basson et al., »Role of Androgens in Women's Sexual Dysfunction«, Menopause 17, Nr. 5 (2010): 962–71; S. Wahlin-Jacobsen et al., »Is There a Correlation Between Androgens and Sexual Desire in Women?« Journal of Sexual Medicine 12, Nr. 2 (2015): 358–73.

13. Mernone et al., »Psychobiological Factors of Sexual Functioning«,

14. S. R. Davis et al., »Global Consensus Position Statement on the Use of Testosterone Therapy for Women«, The Journal of Clinical Endocrinology & Metabolism 104, Nr. 10 (2019): 4660–66.

15. C. Bentley et al., »Dehydroepiandrosterone: A Potential Therapeutic Agent in the Treatment and Rehabilitation of the Traumatically Injured Patient«, Burns & Trauma 7, Nr. 26 (2019).

16. H. E. Nagels et al., »Androgens (dehydroepiandrosterone or testosterone) for Women Undergoing Assisted Reproduction«, Cochrane Database of Systemic Reviews 11, Nr. 1 (2015).

17. G. P. Williams, »The Role of Oestrogen in the Pathogenesis of Obesity, Type 2 Diabetes, Breast Cancer, and Prostate Disease«, European Journal of Cancer Prevention 19, Nr. 4 (2010): 256–71; J. McHenry et al., »Sex Differences in Anxiety and Depression: Role of Testostero-

ne«, Front Neuroendocrinology 35, Nr. 1 (2014): 42–57; F. Saad, »The Emancipation of Testosterone from Niche Hormone to Multi-System Player«, Asian Journal of Andrology 17, Nr. 1 (2015): 58–60; L. Y. Hui et al., »Association Between MKP-1, BDNF, and Gonadal Hormones with Depression on Perimenopausal Women«, Journal of Women's Health 25, Nr. 1 (2016): 71–77; S. Rovira-Llopis et al., »Low Testosterone Levels Are Related to Oxidative Stress, Mitochondrial Dysfunction, and Altered Subclinical Atherosclerotic Markers in Type 2 Diabetic Male Patients«, Free Radical Biology & Medicine 108, Nr. 1 (2017): 155–62; H. O. Santos, »Ketogenic Diet and Testosterone Increase: Is the Increased Cholesterol Intake Responsible? To What Extent and Under What Circumstances Can There Be Benefits?« Hormones (Athens) 16, Nr. 3 (2017): 150–60.

18. X. Zhang et al., »Postmenopausal Plasma Sex Hormone Levels and Breast Cancer Risk over 20 Years of Follow-Up«, Breast Cancer Research and Treatment 137, Nr. 3 (2013): 883–92; R. T. Fortner et al., »Premenopausal Endogenous Steroid Hormones and Breast Cancer Risk: Results from the Nurses' Health Study II«, Breast Cancer Research 15, Nr. 2 (2013): R19; Endogenous Hormones and Breast Cancer Collaborative Group et al., »Sex Hormones and Risk of Breast Cancer in Premenopausal Women: A Collaborative Reanalysis of Individual Participant Data from Seven Prospective Studies«, The Lancet Oncology 14, Nr. 10 (2013): 1009–19; R. Kaaks et al., »Premenopausal Serum Sex Hormone Levels in Relation to Breast Cancer Risk, Overall and by Hormone Receptor Status – Results from the EPIC Cohort«, International Journal of Cancer 134, Nr. 8 (2014): 1947–57; R. Glaser et al., »Testosterone and Breast Cancer Prevention«, Maturitas 82, Nr. 3 (2015): 291–95; K. A. Bertrand et al., »Circulating Hormones and Mammographic Density in Premenopausal Women«, Hormones & Cancer 9, Nr. 2 (2018): 117–27.

19. J. L. Shifren et al., »Transdermal Testosterone Treatment in Women with Impaired Sexual Function After Oophorectomy«, New England Journal of Medicine 343, Nr. 10 (2000): 682–88; R. Goldstat et al., »Transdermal Testosterone Therapy Improves Well-Being, Mood, and Sexual Function in Premenopausal Women«, Menopause 10, Nr. 5 (2003): 390–98; E. J. Hermans et al., »Exogenous Testosterone Attenua-

tes the Integrated Central Stress Response in Healthy Young Women«, Psychoneuroendocrinology 32, Nr. 8–10 (2007): 1052–61; K. K. Miller et al., »Low-Dose Transdermal Testosterone Augmentation Therapy Improves Depression Severity in Women«, CNS Spectrums 14, Nr. 12 (2009): 688–94.

20. B. C. Trainor et al., »Testosterone Promotes Paternal Behaviour in a Monogamous Mammal via Conversion to Oestrogen«, Proceedings of the Royal Society of London, Series B: Biological Sciences 269, Nr. 1493 (2002): 823–29.

21. Stoffwechselprobleme, die mit PCOS assoziiert werden, umfassen Glukoseintoleranz, metabolisches Syndrom und Diabetes Typ 2. L. J. Moran et al., »Impaired Glucose Tolerance, Type 2 Diabetes, and Metabolic Syndrome in Polycystic Ovary Syndrome: A Systematic Review and Meta-Analysis«, Human Reproduction Update 16, Nr. 4 (2010): 347–63; N. S. Kakoly et al., »Ethnicity, Obesity, and the Prevalence of Impaired Glucose Tolerance and Type 2 Diabetes in PCOS: A Systematic Review and Meta-Regression«, Human Reproduction Update 24, Nr. 4 (2018): 455–67.
Geistige Probleme, die mit PCOS assoziiert werden, umfassen Angst, Depressionen, Unzufriedenheit mit dem eigenen Körper und verringerte Lebensqualität. S. Elsenbruch et al., »Quality of Life, Psychosocial Well-Being, and Sexual Satisfaction in Women with Polycystic Ovary Syndrome«, The Journal of Clinical Endocrinology & Metabolism 88, Nr. 12 (2003): 5801–7; M. J. Himelein et al., »Depression and Body Image Among Women with Polycystic Ovary Syndrome«, Journal of Health Psychology 11, Nr. 4 (2006): 613–25; L. M. Pastore et al., »Depression Symptoms and Body Dissatisfaction Association Among Polycystic Ovary Syndrome Women«, Journal of Psychosomatic Research 71, Nr. 4 (2011): 270–76; A. F. Nasiri et al., »The Experience of Women Affected by Polycystic Ovary Syndrome: A Qualitative Study from Iran«, International Journal of Endocrinology and Metabolism 12, Nr. 2 (2014); C. Kaczmarek et al., »Health-related Quality of Life in Adolescents and Young Adults with Polycystic Ovary Syndrome: A Systematic Review«, Journal of Pediatric and Adolescent Gynecology 29, Nr. 6 (2016): 551–57.

22. L. J. Moran et al., »Sex Hormone Binding Globulin, but Not Testoste-

rone, Is Associated with the Metabolic Syndrome in Overweight and Obese Women with Polycystic Ovary Syndrome«, Journal of Endocrinological Investigation 36, Nr. 11 (2013): 1004–10.

23. X. Zhang et al., »The Effect of Low Carbohydrate Diet on Polycystic Ovary Syndrome: A Meta-Analysis of Randomized Controlled Trials«, International Journal of Endocrinology 2019, Nr. 4386401 (2019): 1–14.

24. J. C. Mavropoulos et al., »The Effects of a Low-Carbohydrate, Ketogenic Diet on the Polycystic Ovary Syndrome: A Pilot Study«, Nutrition & Metabolism (Lond) 2, Nr. 35 (2005); G. Muscogiuri et al., »Current Insights into Inositol Isoforms, Mediterranean, and Ketogenic Diets for Polycystic Ovary Syndrome: From Bench to Bedside«, Current Pharmaceutical Design 22, Nr. 36 (2016): 5554–57; R. K. Stocker et al., »Ketogene Diät: evidenzbasierte therapeutische Anwendung bei endokrinologischen Erkrankungen«, Praxis (Bern 1994) 108, Nr. 8 (2019): 541–53.

25. L. Chen et al., »Sugar-Sweetened Beverage Intake and Serum Testosterone Levels in Adult Males 20–39 Years Old in the United States«, Reproductive Biology Endocrinology 16, Nr. 1 (2018).

26. Beachten Sie, dass das Getränk 30 Gramm Glukose und 30 Gramm Proteine enthielt. A. Schwartz et al., »Acute Decrease in Serum Testosterone After a Mixed Glucose and Protein Beverage in Obese Peripubertal Boys«, Clinical Endocrinology 83, Nr. 3 (2015): 332–38.

27. Beachten Sie, dass das Getränk 75 Gramm Glukose enthielt. L. M. Caronia et al., »Abrupt Decrease in Serum Testosterone Levels After an Oral Glucose Load in Men: Implications for Screening for Hypogonadism«, Clinical Endocrinology 78, Nr. 2 (2013): 291–96.

28. N. M. Wedick et al., »The Effects of Caffeinated and Decaffeinated Coffee on Sex Hormone-Binding Globulin and Endogenous Sex Hormone Levels: A Randomized Controlled Trial«, Nutrition Journal 11, Nr. 1 (2012): 86.

29. K. C. Schliep et al., »Serum Caffeine and Paraxanthine Concentrations and Menstrual Cycle Function: Correlations with Beverage Intakes and Associations with Race, Reproductive Hormones, and Anovulation in

the BioCycle Study«, The American Journal of Clinical Nutrition 104, Nr. 1 (2016): 155–63.

30. R. L. Ferrini et al., »Caffeine Intake and Endogenous Sex Steroid Levels in Postmenopausal Women: The Rancho Bernardo Study«, American Journal of Epidemiology 144, Nr. 7 (1996): 642–44.

31. D. Hang et al., »Coffee Consumption and Plasma Biomarkers of Metabolic and Inflammatory Pathways in US Health Professionals«, The American Journal of Clinical Nutrition 109, Nr. 3 (2019): 635–47.

32. T. Hu et al., »Testosterone-Associated Dietary Pattern Predicts Low Testosterone Levels and Hypogonadism«, Nutrients 10, Nr. 11 (2018): 1786.

33. Wilson et al., »The Effects of Ketogenic Dieting«.

34. K. Z. de Souza et al., »Efficacy of Tribulus terrestris for the Treatment of Hypoactive Sexual Desire Disorder in Postmenopausal Women: A Randomized, Double-Blinded, Placebo-Controlled Trial«, Menopause 23, Nr. 11 (2016): 1252–56; F. B. C. Vale et al., »Efficacy of Tribulus terrestris for the Treatment of Premenopausal Women with Hypoactive Sexual Desire Disorder: A Randomized Double-Blinded, Placebo-Controlled Trial«, Gynecological Endocrinology 34, Nr. 5 (2018): 442–45; S. Palacios et al., »Effect of a Multi-Ingredient-Based Food Supplement on Sexual Function in Women with Low Sexual Desire«, BMC Women's Health: London 19, Nr. 1 (2019): 58.

35. E. Steels et al., »Efficacy of a Proprietary Trigonella foenum-graecum L. of Husked Seed Extract in Reducing Menopausal Symptoms in Otherwise Healthy Women: A Double-Blind, Randomized, Placebo-Controlled Study«, Phytotherapy Research 31, Nr. 9 (2017): 1316–22; S. Begum et al., »A Novel Extract of Fenugreek Husk (Fenusmart™) Alleviates Postmenopausal Symptoms and Helps to Establish the Hormonal Balance: A Randomized, Double-Blind, Placebo-Controlled Study«, Phytotherapy Research 30, Nr. 11 (2016): 1775–84; A. Rao et al., »Influence of a Specialized Trigonella foenum-graecum Seed Extract (Libifem), on Testosterone, Estradiol, and Sexual Function in Healthy Menstruating Women: A Randomised Placebo-Controlled Study«, Phytotherapy Research 29, Nr. 8 (2015): 1123–30.

36. de Souza et al., »Efficacy of Tribulus terrestris«; Vale et al., »Efficacy of Tribulus terrestris«.

37. T. Takeuchi et al., »Serum Bisphenol A Concentrations Showed Gender Differences, Possibly Linked to Androgen Levels«, Biochemical and Biophysical Research Communications 291, Nr. 1 (2002): 76–78; A. Tomza-Marciniak et al., »Effect of Bisphenol A on Reproductive Processes: A Review of In Vitro, In Vivo, and Epidemiological Studies«, Journal of Applied Toxicology 38, Nr. 1 (2018): 51–80; Y. Hu et al., »The Association Between the Environmental Endocrine Disruptor Bisphenol A and Polycystic Ovary Syndrome: A Systematic Review and Meta-Analysis«, Gynecological Endocrinology 34, Nr. 5 (2018): 370–77; A. Konieczna et al., »Serum Bisphenol A Concentrations Correlate with Serum Testosterone Levels in Women with Polycystic Ovary Syndrome«, Reproductive Toxicology 82, Nr. 1 (2018): 32–37.

38. L. Le Corre et al., »BPA, an Energy Balance Disruptor«, Critical Reviews Food Science and Nutrition 55, Nr. 6 (2015): 769–77; S. Legeay et al., »Is Bisphenol A an Environmental Obesogen?« Fundamental & Clinical Pharmacology 31, Nr. 6 (2017): 594–609; J. J. Heindel et al., »Environmental Obesogens: Mechanisms and Controversies«, Annual Review of Pharmacology Toxicology 59, Nr. 1 (2019): 89–106; B. S. Rubin et al., »The Case for BPA as an Obesogen: Contributors to the Controversy«, Front Endocrinology (Lausanne) 10, Nr. 30 (2019).

39. R. H. W. van Lunsen et al., »Maintaining Physiologic Testosterone Levels During Combined Oral Contraceptives by Adding Dehydroepiandrosterone: II. Effects on Sexual Function. A Phase II Randomized, Double-Blind, Placebo-Controlled Study«, Contraception 98, Nr. 1 (2018): 56–62.

40. C. S. Scheffers et al., »Dehydroepiandrosterone for Women in the Peri- or Postmenopausal Phase«, Cochrane Database Systemic Reviews 1 (2015).

KAPITEL 4: DAS KETO-PARADOX

1. E. Vining et al., »A Multicenter Study of the Efficacy of the Ketogenic Diet«, Archives of Neurology 55, Nr. 11 (1998): 1433–37; D. R. Nordli et al., »Experience with the Ketogenic Diet in Infants«, Pediatrics 108, Nr. 1 (2001): 129–33; K. Tran et al., »Can You Predict an Immediate, Complete, and Sustained Response to the Ketogenic Diet?« Epilepsia 46, Nr. 4 (2005): 580–82; E. Neal et al., »The Ketogenic Diet for the Treatment of Childhood Epilepsy: A Randomised Controlled Trial«, The Lancet Neurology 7, Nr. 6 (2008): 500–506; L. Shah et al., »How Often Is Antiseizure Drug-Free Ketogenic Diet Therapy Achieved?« Epilepsy & Behavior 93, Nr. 1 (2019): 29–31; B. Gilbert, »Benefits and Complications of the Ketogenic Diet for Epilepsy«, Neurology Advisor, https://www.neurologyadvisor.com/topics/epilepsy/benefits-and-complications-of-the-ketogenic-diet-for-epilepsy/. Aufgerufen am 27. November 2019.

2. T. J. W. McDonald et al., »Ketogenic Diets for Adult Neurological Disorders«, Neurotherapeutics 15, Nr. 4 (2018): 1018–31; M. Rusek et al., »Ketogenic Diet in Alzheimer's Disease«, International Journal of Molecular Sciences 20, Nr. 16 (2019): 3892; G. M. Broom et al., »The Ketogenic Diet as a Potential Treatment and Prevention Strategy for Alzheimer's Disease«, Nutrition 60 (2019): 118–21; R. Nagpal et al., »Modified Mediterranean-Ketogenic Diet Modulates Gut Microbiome and Short-Chain Fatty Acids in Association with Alzheimer's Disease Markers in Subjects with Mild Cognitive Impairment«, EBioMedicine 47 (2019): 529–42.

3. H. Y. Chung et al., »Rationale, Feasibility, and Acceptability of Ketogenic Diet for Cancer Treatment«, Journal of Cancer Prevention 22, Nr. 3 (2017): 127–134; D. D. Weber et al., »Ketogenic Diet in the Treatment of Cancer – Where Do We Stand?« Molecular Metabolism 33 (2020): 102–21.

4. B. D. Hopkins et al., »Suppression of Insulin Feedback Enhances the Efficacy of PI3K Inhibitors«, Nature 560, Nr. 7719 (2018): 499–503.

5. A. F. Luat et al., »The Ketogenic Diet: A Practical Guide for Pediatri-

cians«, Pediatric Annals 45, Nr. 12 (2016): e446–50; G. Muscogiuri et al., »The Management of Very Low-Calorie Ketogenic Diet in Obesity Outpatient Clinic: A Practical Guide«, Journal of Translational Medicine 17, Nr. 1 (2019): 356.

6. A. Johannessen et al., »Prolactin, Growth Hormone, Thyrotropin, 3, 5, 3'-Triiodothyronine, and Thyroxine Responses to Exercise After Fat- and Carbohydrate-Enriched Diet«, The Journal of Clinical Endocrinology & Metabolism 52, Nr. 1 (1981): 56–61; L. J. McCargar et al., »Dietary Carbohydrate-to-Fat Ratio: Influence on Whole-Body Nitrogen Retention, Substrate Utilization, and Hormone Response in Healthy Male Subjects«, The American Journal of Clinical Nutrition 49, Nr. 6 (1989): 1169–78; J. Langfort et al., »Effect of Low-Carbohydrate-Ketogenic Diet on Metabolic and Hormonal Responses to Graded Exercise in Men«, Journal of Physiology and Pharmacology: An Official Journal of the Polish Physiological Society 47, Nr. 2 (1996): 361–71; F. Q. Nuttall et al., »The Metabolic Response to a High-Protein, Low-Carbohydrate Diet in Men with Type 2 Diabetes Mellitus«, Metabolism 55, Nr. 2 (2006): 243–51; A. E. Lima-Silva et al., »Low Carbohydrate Diet Affects the Oxygen Uptake on-Kinetics and Rating of Perceived Exertion in High-Intensity Exercise«, Psychophysiology 48, Nr. 2 (2011): 277–84; A. Zajac et al., »The Effects of a Ketogenic Diet on Exercise Metabolism and Physical Performance in Off-Road Cyclists«, Nutrients 6, Nr. 7 (2014): 2493–508; K. D. Hall et al., »Energy Expenditure and Body Composition Changes After an Isocaloric Ketogenic Diet in Overweight and Obese Men«, The American Journal of Clinical Nutrition 104, Nr. 2 (2016): 324–33; S. Vargas et al., »Efficacy of Ketogenic Diet on Body Composition During Resistance Training in Trained Men: A Randomized Controlled Trial«, Journal of the International Society of Sports Nutrition 15, Nr. 1 (2018): 31.

7. A. M. Johnstone et al., »Effects of a High-Protein Ketogenic Diet on Hunger, Appetite, and Weight Loss in Obese Men Feeding Ad Libitum«, The American Journal of Clinical Nutrition 87, Nr. 1 (2008): 44–55.

8. S. R. Nymo et al., »Timeline of Changes in Appetite During Weight Loss with a Ketogenic Diet«, International Journal of Obesity 41, Nr. 8 (2017): 1224–31.

9. Hall et al., »Energy Expenditure and Body Composition«.

10. Vargas et al., »Efficacy of Ketogenic Diet«.

11. M. J. Sharman et al., »A Ketogenic Diet Favorably Affects Serum Biomarkers for Cardiovascular Disease in Normal-Weight Men«, The Journal of Nutrition 132, Nr. 7 (2002): 1879–85.

12. K. K. Ryan et al., »Dietary Manipulations That Induce Ketosis Activate the HPA Axis in Male Rats and Mice: A Potential Role for Fibroblast Growth Factor-21«, Endocrinology 159, Nr. 1 (2017): 400–413.

13. C. M. Young et al., »Effect on Body Composition and Other Parameters in Obese Young Men of Carbohydrate Level of Reduction Diet«, The American Journal of Clinical Nutrition 24, Nr. 3 (1971): 290–96; S. B. Hulley et al., »Lipid and Lipoprotein Responses of Hypertriglyceridaemic Outpatients to a Low-Carbohydrate Modification of the AHA Fat-Controlled Diet«, The Lancet 300, Nr. 7777 (1972): 551–55; B. Fagerberg et al., »Weight-Reducing Diets: Role of Carbohydrates on Sympathetic Nervous Activity and Hypotensive Response«, International Journal of Obesity 8, Nr. 3 (1984): 237–43; J. W. Helge et al., »Prolonged Adaptation to Fat-Rich Diet and Training: Effects on Body Fat Stores and Insulin Resistance in Man«, International Journal of Obesity 26, Nr. 8 (2002): 1118–24; J. S. Volek et al., »Body Composition and Hormonal Responses to a Carbohydrate-Restricted Diet«, Metabolism-Clinical and Experimental 51, Nr. 7 (2002): 864–70; R. H. Stimson et al., »Dietary Macronutrient Content Alters Cortisol Metabolism Independently of Body Weight Changes in Obese Men«, The Journal of Clinical Endocrinology & Metabolism 92, Nr. 11 (2007): 4480–84; A. R. Lane et al., »Influence of Dietary Carbohydrate Intake on the Free Testosterone: Cortisol Ratio Responses to Short-Term Intensive Exercise Training«, European Journal of Applied Physiology 108, Nr. 6 (2010): 1125–31; K. Pilis et al., »Three-Year Chronic Consumption of Low-Carbohydrate Diet Impairs Exercise Performance and Has a Small Unfavorable Effect on Lipid Profile in Middle-Aged Men«, Nutrients 10, Nr. 12 (2018): 1914; H. S. Waldman et al., »Effects of a 15-day Low Carbohydrate, High-Fat Diet in Resistance-Trained Men«, The Journal of Strength & Conditioning Research 32, Nr. 11 (2018): 3103–11; M. M. Michalczyk et al., »Anaerobic Performance After a Low-Carbohydrate

Diet (LCD) Followed by 7 Days of Carbohydrate Loading in Male Basketball Players«, Nutrients 11, Nr. 4 (2019): 778.

14. L. Stern et al., »The Effects of Low-Carbohydrate Versus Conventional Weight Loss Diets in Severely Obese Adults: One-Year Follow-Up of a Randomized Trial«, Annals of Internal Medicine 140, Nr. 10 (2004): 778–85; I. Shai et al., »Weight Loss with a Low-Carbohydrate, Mediterranean, or Low-Fat Diet«, New England Journal of Medicine 359, Nr. 3 (2008): 229–41; N. Iqbal et al., »Effects of a Low-Intensity Intervention That Prescribed a Low-Carbohydrate vs. a Low-Fat Diet in Obese, Diabetic Participants«, Obesity 18, Nr. 9 (2010): 1733–38.

15. Volek et al., »Cardiovascular and Hormonal Aspects«; Volek et al., »Comparison of Energy-Restricted«; Dashti et al., »Long Term Effects of Ketogenic Diet«; Ruano, »Physiogenomic Analysis of Weight Loss«; Durkalec-Michalski et al., »Effect of a Four-week Ketogenic Diet«.

16. R. L. Williams et al., »Effectiveness of Weight Loss Interventions – Is there a Difference Between Men and Women? A Systematic Review«, Obesity Review 16, Nr. 2 (2015): 171–86.

17. D. J. Millward et al., »Sex Differences in the Composition of Weight Gain and Loss in Overweight and Obese Adults«, British Journal of Nutrition 111, Nr. 5 (2014): 933–43.

18. A. Wirth et al., »Gender Differences in Changes in Subcutaneous and Intra-Abdominal Fat During Weight Reduction: An Ultrasound Study«, Obesity Research 6, Nr. 6 (1998): 393–99.

19. Bei Männern war die Wahrscheinlichkeit, dass sie sich ihres Gewichts bewusst waren (»Gewichtswahrnehmung«), um 64 Prozent geringer, die Wahrscheinlichkeit, dass sie mit ihrem Gewicht unzufrieden waren, um 61 Prozent geringer, und die Wahrscheinlichkeit, dass sie versuchten, abzunehmen, um 45 Prozent geringer. Bei Männern, die abzunehmen versuchten, war die Wahrscheinlichkeit, dass sie im Laufe eines Jahres mindestens 10 Pfund abnahmen, dieses Gewicht beibehielten und mehr Sport trieben, um 40 Prozent höher als bei Frauen. S. A. Tsai et al., »Gender Differences in Weight-Related Attitudes and Behaviors Among Overweight and Obese Adults in the United States«, American Journal of Men's Health 10, Nr. 5 (2016): 389–98.

20. A. Furnham et al., »Body Image Dissatisfaction: Gender Differences in Eating Attitudes, Self-Esteem, and Reasons for Exercise«, Journal of Psychology 136, Nr. 6 (2002): 581–96.

21. E. Johansson et al., »Obesity and Labour Market Success in Finland: The Difference Between Having a High BMI and Being Fat«, Economics and Human Biology 7, Nr. 1 (2009): 36–45.

22. Diagnostische Bereiche für Cortisol und Blutzucker. Ich messe Cortisol im Blut und Urin. Glukose messe ich im Blut und im Zwischenzellraum mit einem kontinuierlichen Glukosemessgerät. So definiert die American Diabetes Association Prädiabetes: Grenzwertiger Blutzucker, der mit einem der folgenden drei Messwerte gemessen wird – Nüchternplasmaglukose 100–125 mg/dL (5,6–6,9 mmol/l), 2-h-Plasmaglukose 140–199 mg/dL (7,8–11,0 mmol/l) oder Hämoglobin A1c 5,7–6,4 Prozent (39–46 mmol/mol).
J. S. Yudkin, »‚Prediabetes': Are There Problems with This Label? Yes, the Label Creates Further Problems!« Diabetes Care 39, Nr. 8 (2016): 1468–71; American Diabetes Association, »2. Classification and Diagnosis of Diabetes: Standards of Medical Care in Diabetes – 2018«, Diabetes Care 41, Nr. 1 (2018): S 13–27.

23. D. E. Laaksonen et al., »Serum Fatty Acid Composition Predicts Development of Impaired Fasting Glycaemia and Diabetes in Middle-aged Men«, Diabetic Medicine 19, Nr. 6 (2002): 456–64; R. M. Van Dam et al., »Dietary Fat and Meat Intake in Relation to Risk of Type 2 Diabetes in Men«, Diabetes Care 25, Nr. 3 (2002): 417–24; G. Riccardi et al., »Dietary Fat, Insulin Sensitivity, and the Metabolic Syndrome«, Clinical Nutrition 23, Nr. 4 (2004): 447–56; A. Shaheen et al., »A Hypothetical Model to Solve the Controversy over the Involvement of UCP2 in Palmitate-Induced ß-cell Dysfunction«, Endocrine 54, Nr. 2 (2016): 276–83; M. Mazidi et al., »Dietary Food Patterns and Glucose/Insulin Homeostasis: A Cross-sectional Study Involving 24,182 Adult Americans«, Lipids in Health and Disease 16, Nr. 1 (2017): 192; M. Rapoport et al., »Triglycerides, Free Fatty Acids, and Glycemic Control: An Unresolved Puzzle«, The Israel Medical Association Journal 20, Nr. 6 (2018): 385–87; A. Julibert et al., »Total and Subtypes of Dietary Fat Intake and Its Association with Components of the Metabolic Syndrome

in a Mediterranean Population at High Cardiovascular Risk«, Nutrients 11, Nr. 7 (2019): 1493.

24. J. Y. Lee et al., »Saturated Fatty Acids, but Not Unsaturated Fatty Acids, Induce the Expression of Cyclooxygenase-2 Mediated Through Toll-Like Receptor 4«, Journal of Biological Chemistry 276, Nr. 20 (2001): 16683–89; J. M. Fernandez-Real et al., »Insulin Resistance, Inflammation, and Serum Fatty Acid Composition«, Diabetes Care 26, Nr. 5 (2003): 1362–68; K. M. Ajuwon et al., »Palmitate Activates the NF-kB Transcription Factor and Induces IL-6 and TNFa Expression in 3T3-L1 Adipocytes«, The Journal of Nutrition 135, Nr. 8 (2005): 1841–46; C. Klein-Platat et al., »Plasma Fatty Acid Composition Is Associated with the Metabolic Syndrome and Low-Grade Inflammation in Overweight Adolescents«, The American Journal of Clinical Nutrition 82, Nr. 6 (2005): 1178–84; A. R. Weatherill et al., »Saturated and Polyunsaturated Fatty Acids Reciprocally Modulate Dendritic Cell Functions Mediated Through TLR4«, The Journal of Immunology 174, Nr. 9 (2005): 5390–97; S. Santos et al., »Systematic Review of Saturated Fatty Acids on Inflammation and Circulating Levels of Adipokines«, Nutrition Research 33, Nr. 9 (2013): 687–95; J. E. Kaikkonen et al., »High Serum n6 Fatty Acid Proportion Is Associated with Lowered LDL Oxidation and Inflammation: The Cardiovascular Risk in Young Finns Study«, Free Radical Research 48, Nr. 4 (2014): 420–26; C. Harris et al., »Associations Between Fatty Acids and Low-Grade Inflammation in Children from the MELISSAplus Birth Cohort Study«, European Journal of Clinical Nutrition 71, Nr. 11 (2017): 1303–11; D. M. Rocha et al., »The Role of Dietary Fatty Acid Intake in Inflammatory Gene Expression: A Critical Review« São Paulo Medical Journal 135, Nr. 2 (2017): 157–68.

25. L. Arab et al., »Biomarkers and the Measurement of Fatty Acids«, Public Health Nutrition 5, Nr. 6 a (2002): 865–71; C. Kasapis et al., »The Effects of Physical Activity on Serum C-Reactive Protein and Inflammatory Markers: A Systematic Review«, Journal of the American College of Cardiology 45, Nr. 10 (2005): 1563–69; M. Gleeson et al., »The Anti-Inflammatory Effects of Exercise: Mechanisms and Implications for the Prevention and Treatment of Disease«, Nature Reviews Immunology 11, Nr. 9 (2011): 607–15; B. Ruiz-Nunez et al., »Lifestyle and Nutritional Imbalances Associated with Western Diseases: Causes and Consequen-

ces of Chronic Systemic Low-Grade Inflammation in an Evolutionary Context«, The Journal of Nutritional Biochemistry 24, Nr. 7 (2013): 1183–1201; S. Santos et al., »Fatty Acids Derived from a Food Frequency Questionnaire and Measured in the Erythrocyte Membrane in Relation to Adiponectin and Leptin Concentrations«, European Journal of Clinical Nutrition 68, Nr. 5 (2014): 555–60; M. Mazidi et al., »Impact of the Dietary Fatty Acid Intake on C-Reactive Protein Levels in US Adults«, Medicine 96, Nr. 7 (2017): e5736.

26. Rodrigues et al., »The Action of ß-hydroxybutyrate«

27. G. Beccuti et al., »Sleep and Obesity«, Current Opinion in Clinical Nutrition and Metabolic Care 14, Nr. 4 (2011): 402–12.

KAPITEL 5: WIE SIE ANFANGEN UND WAS SIE ESSEN SOLLEN

1. T. L. Stanley et al., »Effects of Growth Hormone-Releasing Hormone on Visceral Fat, Metabolic, and Cardiovascular Indices in Human Studies«, Growth Hormone & IGF Research 25, Nr. 2 (2015): 59–65.

2. L. R. Squire et al., »Conscious and Unconscious Memory Systems«, Cold Spring Harbor Perspectives in Biology 7, Nr. 3 (2015): a021667; J. Goodman et al., »Memory Systems and the Addicted Brain«, Frontiers in Psychiatry 7 (2016): 24; M. M. Torregrossa et al., »Neuroscience of Learning and Memory for Addiction Medicine: From Habit Formation to Memory Reconsolidation«, Progress in Brain Research 223 (2016): 91–113; J. Goodman et al., »The Dorsolateral Striatum Selectively Mediates Extinction of Habit Memory«, Neurobiology of Learning and Memory 136 (2016): 54–62; L. Mang et al., »The Influence of Mood and Attitudes Towards Eating on Cognitive and Autobiographical Memory Flexibility in Female University Students«, Psychiatry Research 269 (2018): 444–49.

3. E. Patrono et al., »Transitionality in Addiction: A ›Temporal Continuum‹ Hypotheses Involving the Aberrant Motivation, the Hedonic

Dysregulation, and the Aberrant Learning«, Medical Hypotheses 93 (2016): 62–70.

4. V. Voon, »Cognitive Biases in Binge Eating Disorder: The Hijacking of Decision Making«, CNS Spectrums 20, Nr. 6 (2015): 566–73.
5. J. Goodman et al., »Enhancing and Impairing Extinction of Habit Memory Through Modulation of NMDA Receptors in the Dorsolateral Striatum«, Neuroscience 352 (2017): 216–25.
6. Mang et al., »The Influence of Mood and Attitudes«.
7. Bei Vollwertkost nehmen Sie die Gesamtkohlenhydrate und ziehen von diesen die Ballaststoffe (in Gramm) ab, um Ihre Nettokohlenhydrate zu bestimmen. Bei verarbeiteten Lebensmitteln ziehen Sie Ballaststoffe (in Gramm) und den Zuckeralkohol (in Gramm) von den Gesamtkohlenhydraten in Gramm ab, um Ihre Nettokohlenhydrate zu bestimmen.
8. Labortests auf Insulinresistenz umfassen sowohl gestörte Nüchternglukose als auch gestörte Glukosetoleranz. Dies sind die Diagnosekriterien für optimale Werte, grenzwertige Werte, Prädiabetes und Diabetes, die ich in meiner Praxis basierend auf den besten Beweisen verwende, aber Sie sollten wissen, dass zahlreiche Gruppen, von der American Diabetes Association bis hin zur Weltgesundheitsorganisation, Kriterien verwenden, für die es keinen Konsens gibt.
   - Nüchternglukose: optimal 70–85, grenzwertig 86–99, Prädiabetes 100–125, Diabetes über 126 mg/dL
   - Kontinuierliche Glukosemessung mit einem optimalen Durchschnittswert von weniger als 100 und einer Standardabweichung von weniger als 15 mg/dL (meiner Meinung nach, basierend auf klinischer Erfahrung und meiner bevorzugten Methode zur Diagnose von Insulinproblemen)
   - 2-Stunden-Postprandial-Glukose: Prädiabetes 140–199 mg/dL, Diabetes über 199 mg/dL
   - Hämoglobin: optimal unter 5 Prozent, grenzwertig 5,0–5,6 Prozent, Prädiabetes A1C 5,7–6,4 Prozent, Diabetes über 6,4 Prozent Weltgesundheitsorganisation, “Definition and Diagnosis of Diabetes Mellitus and Intermediate Hyperglycaemia: Report of a WHO/IDF

Consultation" (2006): 1–50; N. Bansal, "Prediabetes Diagnosis and Treatment: A Review", World Journal of Diabetes 6, Nr. 2 (2015): 296; W. C. Y. Yip et al., "Prevalence of Pre-Diabetes Across Ethnicities: A Review of Impaired Fasting Glucose (IFG) and Impaired Glucose Tolerance (IGT) for Classification of Dysglycaemia", Nutrients 9, Nr. 11 (2017): 1273; Z. Punthakee et al., "Classification and Diagnosis of Diabetes, Prediabetes, and Metabolic Syndrome", Canadian Journal of Diabetes 42 (2018): S 10–15; American Diabetes Association, "2. Classification and Diagnosis of Diabetes: Standards of Medical Care in Diabetes – 2018", Diabetes Care 41, Nr. 1 (2018): S 13–27.

9. A. Hozawa et al., »Association Between Body Mass Index and All-Cause Death in Japanese Population: Pooled Individual Participant Data Analysis of 13 Cohort Studies«, Journal of Epidemiology 29, Nr. 12 (2019): 457–63; M. D. Rahman et al., »Trend, Projection, and Appropriate Body Mass Index Cut-Off Point for Diabetes and Hypertension in Bangladesh«, Diabetes Research and Clinical Practice 126 (2017): 43–53.

10. Der Online-Rechner wird von den Centers for Disease Control angeboten: https://www.cdc.gov/healthyweight/assessing/bmi/adult_bmi/english_bmi_calculator/bmi_calculator.html, aufgerufen am 20. Mai 2020.

11. Wenn ich Patientinnen zum Gottfried-Programm berate, frage ich sie, ob sie den grundlegenden oder den fortgeschrittenen Ansatz wünschen. Für Menschen, die sich eingehend damit auseinandersetzen wollen, kann es hilfreich sein, weitere Zahlen zu messen, darunter:
    - Tägliche Blutzucker- und Ketonmessung am Finger, um den Glukose-Keton-Index zu berechnen
    - kontinuierliche Glukosemessung
    - Bluetooth-Körperanalysewaage
    - Ruhestoffwechselrate
    - Körperliche Leistungsfähigkeit

12. Eine der besten Beschreibungen des ketogenen Verhältnisses findet sich in diesem Buch: Jacob Wilson und Ryan Lowery, The Ketogenic Bible (Las Vegas: Victory Belt, 2017), 39–40.

13. Die ketogene Wirkung von Proteinen ist gemischt. Warum? Einige Eiweißbausteine, die sogenannten Aminosäuren, sind ketogen und andere sind antiketogen. Beispiele für ketogene Aminosäuren sind Leucin und Lysin. Ein Beispiel für eine antiketogene Aminosäure ist Alanin.

14. I. A. Cohen, »A Model for Determining Total Ketogenic Ratio (TKR) for Evaluating the Ketogenic Property of a Weight-Reduction Diet«, Medical Hypotheses 73, Nr. 3 (2009): 377–81.

15. Young et al., »Effect on Body Composition«.

16. S. H. Duncan et al., »Reduced Dietary Intake of Carbohydrates by Obese Subjects Results in Decreased Concentrations of Butyrate and Butyrate-Producing Bacteria in Feces«, Applied and Environmental Microbiology 73, Nr. 4 (2007): 1073–78.

17. Um die Nettokohlenhydrate in verarbeiteten Lebensmitteln zu berechnen, ziehen Sie die Ballaststoffe und eine Portion Zuckeralkohol ab. Bei einem Drittel einer mittelgroßen Avocado sind das 4 Gramm Kohlenhydrate minus 3 Gramm Ballaststoffe (4 g – 3 g = 1 g), also 1 Nettokohlenhydrat. Bei meinen Lieblingsbrownies sind das 13 Gesamtkohlenhydrate pro Portion Brownie minus 5 Gramm Ballaststoffe minus 7 Gramm Zuckeralkohol (in diesem Fall Erythrit und Allulose) oder 1 Nettokohlenhydrat.

18. J. Rehm et al., »Alcohol Use and Cancer in the European Union«, European Addiction Research (2020): 1–8; S. Parida et al., »Microbial Alterations and Risk Factors of Breast Cancer: Connections and Mechanistic Insights«, Cells 9, Nr. 5 (2020): 1091.

19. X. Yao et al., »Change in Moderate Alcohol Consumption and Quality of Life: Evidence from 2 Population-Based Cohorts«, CMAJ 191, Nr. 27 (2019): E753–60.

20. M. Venkatesh et al., »Dietary Oil Composition Differentially Modulates Intestinal Endotoxin Transport and Postprandial Endotoxemia«, Nutrition & Metabolism 10, Nr. 1 (2013): 6.

21. A. Dagfinn et al., »Nut Consumption and Risk of Cardiovascular Disease, Total Cancer, All-Cause and Cause-Specific Mortality: A Systematic Review and Dose-Response Meta-Analysis of Prospective Stu-

dies«, BMC Medicine 14, Nr. 1 (2016): 207; C. Guo-Chong et al., »Nut Consumption in Relation to All-Cause and Cause-Specific Mortality: A Meta-Analysis 18 Prospective Studies«, Food & Function 8, Nr. 11 (2017): 3893–905.

22. M. P. St-Onge et al., »Consumption of a Functional Oil Rich in Phytosterols and Medium-Chain Triglyceride Oil Improves Plasma Lipid Profiles in Men«, The Journal of Nutrition 133, Nr. 6, (2003): 1815–20; J. R. Han et al., »Effects of Dietary Medium-Chain Triglyceride on Weight Loss and Insulin Sensitivity in a Group of Moderately Overweight Free-Living Type 2 Diabetic Chinese Subjects«, Metabolism 56, Nr. 7 (2007): 985–91; M. P. St-Onge et al., »Medium-Chain Triglyceride Oil Consumption as Part of a Weight Loss Diet Does Not Lead to an Adverse Metabolic Profile When Compared to Olive Oil«, Journal of the American College of Nutrition 27, Nr. 5 (2008): 547–52.

23. K. Mumme et al., »Effects of Medium-Chain Triglycerides on Weight Loss and Body Composition: A Meta-Analysis of Randomized Controlled Trials«, Journal of the Academy of Nutrition and Dietetics 115, Nr. 2 (2015): 249–63.

24. T. Maher et al., »A Comparison of the Satiating Properties of Medium-Chain Triglycerides and Conjugated Linoleic Acid in Participants with Healthy Weight and Overweight or Obesity«, European Journal of Nutrition (2020): 1–13.

25. MCT-Öl steigert die Ketone um 19 Prozent und kann dazu beitragen, dass der Stoffwechsel von der Glukoseverbrennung in die Fettverbrennung umschaltet. (C. Vandenberghe et al., »Medium-Chain Triglycerides Modulate the Ketogenic Effect of a Metabolic Switch«, Frontiers in Nutrition 7 (2020): 3–6.)
Außerdem verbesserten sich in begrenzten Studien zu Alzheimer einige kognitive Messgrößen durch den Zusatz von MCT-Öl zur Ernährung (K. I. Avgerinos et al., »Medium-Chain Triglycerides Induce Mild Ketosis and May Improve Cognition in Alzheimer's Disease: A Systematic Review and Meta-Analysis of Human Studies«, Ageing Research Reviews [2019]: 101001) und die Verwertung von Ketonen im Gehirn kann sich verdoppeln (E. Croteau et al., »Ketogenic Medium-Chain Triglycerides Increase Brain Energy Metabolism in Alzheimer's Disease«, Journal of Alzheimer's Disease 64, Nr. 2 [2018]: 551–61).

MCT kommuniziert ebenfalls mit den Hormonen und kann laut einer kleinen, nicht kontrollierten Studie dazu beitragen, innerhalb von sechs Wochen insulinempfindlicher zu werden und Ihr Adiponectin zu senken (D. D. Thomas et al., »Effects of Medium-Chain Triglycerides Supplementation on Insulin Sensitivity and Beta Cell Function: A Feasibility Study«, PLoS One 14, Nr. 12 (2019).)

26. Man geht davon aus, dass der Mechanismus der Schädigung durch die Erhöhung der bakteriellen Giftstoffe aus dem Darm, die sogenannte Endotoxämie, fünf bis acht Stunden nach dem Verzehr erfolgt. P. Dandona et al., »Macronutrient Intake Induces Oxidative and Inflammatory Stress: Potential Relevance to Atherosclerosis and Insulin Resistance«, Experimental & Molecular Medicine 42, Nr. 4 (2010): 245–53; F. Biobaku et al., »Macronutrient-Mediated Inflammation and Oxidative Stress: Relevance to Insulin Resistance, Obesity, and Atherogenesis«, The Journal of Clinical Endocrinology & Metabolism 104, Nr. 12 (2019): 6118–28.

27. Wenn Sie gesättigte Fettsäuren oder Transfette zusammen mit raffinierten Kohlenhydraten essen, besteht der Mechanismus für den Schaden aus einer Kombination aus oxidativem Stress, chronischer Entzündung, Endotoxämie, verstärkter Expression von SOCS-3 und TLR4, Blockierung der IRS-1- und PI3K-Signalwege, was zu Insulinresistenz führt. Dies weiß ich durch meine persönliche Kommunikation mit Dr. Mark Houston und Dandona et al., »Macronutrient Intake«.

28. Y. Bao et al., »Association of Nut Consumption with Total and Cause-Specific Mortality«, The New England Journal of Medicine 369, Nr. 21 (2013): 2001–11.

29. C. Smith-Spangler et al., »Are Organic Foods Safer or Healthier Than Conventional Alternatives? A Systematic Review«, Annals of Internal Medicine 157, Nr. 5 (2012): 343–66; S. Watson, »Organic Food No More Nutritious Than Conventionally Grown Food«, Harvard Women's Health Watch, September 5, 2012, https://www.health.harvard.edu/blog/organic-food-no-more-nutritious-than-conventionally-grown-food-201209055264. Aufgerufen am 6. Mai 2020.

30. A. S. Abargouei et al., »Effect of Dairy Consumption on Weight and Body Composition in Adults: A Systematic Review and Meta-Analysis

of Randomized Controlled Clinical Trials«, International Journal of Obesity 36, Nr. 12 (2012): 1485–93.

31. California Avocados, »Avocado Nutritional Information«, https://www.californiaavocado.com/nutrition/nutrients. Aufgerufen am 6. Mai 2020.

32. S. Kim et al., »Effects of Growth Hormone on Glucose Metabolism and Insulin Resistance in Humans«, Annals of Pediatric Endocrinology & Metabolism 22, Nr. 3 (2017): 145.

33. L. A. Frohman, »Growth Hormone«, Encyclopedia of Neuroscience, Ausgabe 1 (London: Academic Press, 2009).

34. Diabetes Teaching Center at the University of California, San Francisco, »Blood Sugar & Other Hormones«, https://dtc.ucsf.edu/types-of-diabetes/type1/understanding-type-1-diabetes/how-the-body-processes-sugar/blood-sugar-other-hormones/

35. R. Lanzi et al., »Elevated Insulin Levels Contribute to the Reduced Growth Hormone (GH) Response to GH-Releasing Hormone in Obese Subjects«, Metabolism 48, Nr. 9 (1999): 1152–56; J. Xu et al., »Crosstalk Between Growth Hormone and Insulin Signaling«, Vitamins & Hormones 80 (2009): 125–53; H. Qiu et al., »Influence of Insulin on Growth Hormone Secretion, Level, and Growth Hormone Signaling«, Sheng Li Xue Bao 69, Nr. 5 (2017): 541–56.

36. M. La Merrill et al., »Toxicological Function of Adipose Tissue: Focus on Persistent Organic Pollutants«, Environmental Health Perspectives 121, Nr. 2 (2013): 162–69.

37. Ihre Leber verarbeitet Giftstoffe in zwei Phasen. In Phase eins wandelt sie fettlösliche Giftstoffe in wasserlösliche Substanzen um. Am Ende von Phase zwei scheidet die Leber die wasserlöslichen Giftstoffe über den Urin, Stuhl, Schweiß und andere Körperflüssigkeiten aus. Bei einem Entgiftungsprogramm muss dieser zweiphasige Prozess in umgekehrter Reihenfolge durchgeführt werden: Optimieren Sie Phase zwei, bevor Sie Phase eins auslösen. Dies ist einer der Gründe, warum Entgiftungs- und »Reinigungs«-Programme umstritten sind und Menschen krank machen können; werden die Giftstoffe schneller aus dem Gewebe als aus dem Körper entfernt, fühlen sich die Men-

schen schlecht und können schwere Nebenwirkungen verspüren. Das wäre so, als würden Sie Ihr Auto in der Garage starten, um den Motor aufzuwärmen, und dann erst das Garagentor öffnen, um die Abgase hinauszulassen.

38. J. Obert et al., »Popular Weight Loss Strategies: A Review of Four Weight Loss Techniques«, Current Gastroenterology Reports 19, Nr. 12 (2017): 61.
39. M. S. Duchowny, »Food for Thought: The Ketogenic Diet and Adverse Effects in Children«, Epilepsy Currents 5, Nr. 4 (2005): 152–54.
40. G. Zong et al., »Consumption of Meals Prepared at Home and Risk of Type 2 Diabetes: An Analysis of Two Prospective Cohort Studies«, PLoS Medicine 13, Nr. 7 (2016): e1002052.

KAPITEL 6: ENTGIFTUNG, ZIRKADIANES FASTEN UND FEHLERBEHEBUNG

1. M. M. Hetherington et al., »Understanding the Science of Portion Control and the Art of Downsizing«, Proceedings of the Nutrition Society 77, Nr. 3 (2018): 347–55.
2. J. J. Meidenbauer et al., »The Glucose Ketone Index Calculator: A Simple Tool to Monitor Therapeutic Efficacy for Metabolic Management of Brain Cancer«, Nutrition & Metabolism 12, Nr. 1 (2015): 1–7.
3. Y. Li, »Exogenous Stimuli Maintain Intraepithelial Lymphocytes Via Aryl Hydrocarbon Receptor Activation«, Cell 147, Nr. 3 (2011): 629–40.
4. A. Paoli et al., »Effect of Ketogenic Mediterranean Diet with Phytoextracts and Low Carbohydrates/High-Protein Meals on Weight, Cardiovascular Risk Factors, Body Composition, and Diet Compliance in Italian Council Employees«, Nutrition Journal 10, Nr. 1 (2011): 112; A. Paoli et al., »Long Term Successful Weight Loss with a Combination Biphasic Ketogenic Mediterranean Diet and Mediterranean Diet Maintenance Protocol«, Nutrients 5, Nr. 12 (2013): 5205–17; A. Paoli et al., »Ketogenic Diet and Phytoextracts«, Scientific Advisory Board 21, Nr. 4 (2010): 24–29; A. Paoli et al., »Ketogenic Diet Does Not Affect

Strength Performance in Elite Artistic Gymnasts«, Journal of the International Society of Sports Nutrition 9, Nr. 1 (2012): 34; A. Paoli et al., »Effects of n-3 Polyunsaturated Fatty Acids (w-3) Supplementation on Some Cardiovascular Risk Factors with a Ketogenic Mediterranean Diet«, Marine Drugs 13, Nr. 2 (2015): 996–1009; G. Bosco et al., »Effects of the Ketogenic Diet in Overweight Divers Breathing Enriched Air Nitrox«, Scientific Reports 8, Nr. 1 (2018): 1–8; A. Paoli et al., »Effects of a Ketogenic Diet in Overweight Women with Polycystic Ovary Syndrome«, Journal of Translational Medicine 18, Nr. 1 (2020): 1–11.

5. Y. Aitbali et al., »Glyphosate Based-Herbicide Exposure Affects Gut Microbiota, Anxiety, and Depression-Like Behaviors in Mice«, Neurotoxicology and Teratology (2018); I. Argou-Cardozo et al., »Clostridium Bacteria and Autism Spectrum Conditions: A Systematic Review and Hypothetical Contribution of Environmental Glyphosate Levels«, Medical Sciences 6, Nr. 2 (2018): 29; C. E. Gallegos et al., »Perinatal Glyphosate-Based Herbicide Exposure in Rats Alters Brain Antioxidant Status, Glutamate and Acetylcholine Metabolism, and Affects Recognition Memory«, Neurotoxicity Research (2018): 1–12; P. Good, »Evidence the US Autism Epidemic Initiated by Acetaminophen (Tylenol) Is Aggravated by Oral Antibiotic Amoxicillin/Clavulanate (Augmentin) and Now Exponentially by Herbicide Glyphosate (Roundup)«, Clinical Nutrition ESPEN 23 (2018): 171–83; L. N. Nielsen et al., »Glyphosate Has Limited Short-Term Effects on Commensal Bacterial Community Composition in the Gut Environment Due to Sufficient Aromatic Amino Acid Levels«, Environmental Pollution 233 (2018): 364–76.

6. J. J. Gildea et al., »Protection Against Gluten-Mediated Tight Junction Injury with a Novel Lignite Extract Supplement«, Journal of Nutrition & Food Sciences 6, Nr. 547 (2016): 2; J. J. Gildea et al., »Protective Effects of Lignite Extract Supplement on Intestinal Barrier Function in Glyphosate-Mediated Tight Junction Injury«, Journal of Clinical Nutrition & Dietetics 3, Nr. 1 (2017).

7. A. Di Ciaula et al., »Diet and Contaminants: Driving the Rise to Obesity Epidemics?« Current Medicinal Chemistry 26, Nr. 19 (2019): 3471–82; L. A. Hoepner, »Bisphenol A: A Narrative Review of Prenatal Exposure Effects on Adipogenesis and Childhood Obesity Via

Peroxisome Proliferator-Activated Receptor Gamma«, Environmental Research 173 (2019): 54–68; Rubin et al., »The Case for BPA as an Obesogen«; R. Chamorro-Garcia et al., »Current Research Approaches and Challenges in the Obesogen Field«, Frontiers in Endocrinology 10 (2019): 167; J. J. Heindel, »History of the Obesogen Field: Looking Back to Look Forward«, Frontiers in Endocrinology 10 (2019): 14.

8. K. Katoh et al., »Suppressing Effects of Bisphenol A on the Secretory Function of Ovine Anterior Pituitary Cells«, Cell Biology International 28, Nr. 6 (2004): 463–69.

9. A. B. Javurek et al., »Effects of Exposure to Bisphenol A and Ethinyl Estradiol on the Gut Microbiota of Parents and Their Offspring in a Rodent Model«, Gut Microbes 7, Nr. 6 (2016): 471–85; J. Xu et al., »Developmental Bisphenol A Exposure Modulates Immune-Related Diseases«, Toxics 4, Nr. 4 (2016): 23; K. P. Lai et al., »Bisphenol A Alters Gut Microbiome: Comparative Metagenomics Analysis«, Environmental Pollution 218 (2016): 923–30; L. Reddivari et al., »Perinatal Bisphenol A Exposure Induces Chronic Inflammation in Rabbit Offspring via Modulation of Gut Bacteria and Their Metabolites«, MSystems 2, Nr. 5 (2017); Y. Malaise et al., »Gut Dysbiosis and Impairment of Immune System Homeostasis in Perinatally Exposed Mice to Bisphenol A Precede Obese Phenotype Development«, Scientific Reports 7, Nr. 1 (2017): 1–12; J. A. DeLuca et al., »Bisphenol-A Alters Microbiota Metabolites Derived from Aromatic Amino Acids and Worsens Disease Activity During Colitis«, Experimental Biology and Medicine 243, Nr. 10 (2018): 864–75; T. R. Catron et al., »Host Developmental Toxicity of BPA and BPA Alternatives Is Inversely Related to Microbiota Disruption in Zebrafish«, Toxicological Sciences 167, Nr. 2 (2019): 468–83.

10. K. Oishi, »Effect of Probiotics, Bifidobacterium Breve, and Lactobacillus Casei on Bisphenol A Exposure in Rats«, Bioscience, Biotechnology, and Biochemistry 72, Nr. 6 (2008): 1409-15; S. Song et al., »The Anti-Allergic Activity of Lactobacillus Plantarum L67 and Its Application to Yogurt«, Journal of Dairy Science 99, Nr. 12 (2016): 9372-82.

11. A. A. Ismail et al., »Chronic Magnesium Deficiency and Human Disease: Time for Reappraisal?« QJM: An International Journal of Medicine 111, Nr. 11 (2018): 759-63; M. S. Razzaque, »Magnesium: Are We Consuming Enough?« Nutrients 10, Nr. 12 (2018): 1863; J. L. Workinger

et al., »Challenges in the Diagnosis of Magnesium Status«, Nutrients 10, Nr. 9 (2018): 1202.

12. Eine vollständige Liste der Ärzte und Ärztinnen für funktionelle Medizin finden Sie unter dem Link »find a practitioner« des Institute of Functional Medicine, https://www.ifm.org/find-a-practitioner/. Aufgerufen am 16. Dezember 2020.

13. J. Hussain et al., »Clinical Effects of Regular Dry Sauna Bathing: A Systematic Review«, Evidence-Based Complementary and Alternative Medicine (2018).

14. C. P. Oliveira et al., »N-Acetylcysteine and/or Ursodeoxycholic Acid Associated with Metformin in Non-Alcoholic Steatohepatitis: An Open-Label Multicenter Randomized Controlled Trial«, Arquivos de Gastroenterologia 56, Nr. 2 (2019): 184-90; D. Thakker et al., »N-Acetylcysteine for Polycystic Ovary Syndrome: A Systematic Review and Meta-Analysis of Randomized Controlled Clinical Trials«, Obstetrics and Gynecology International (2015).

15. A. M. Fulghesu et al., »N-Acetyl-Cysteine Treatment Improves Insulin Sensitivity in Women with Polycystic Ovary Syndrome«, Fertility and Sterility 77, Nr. 6 (2002): 1128-35; G. Oner et al., »Clinical, Endocrine, and Metabolic Effects of Metformin vs. N-acetyl-cysteine in Women with Polycystic Ovary Syndrome«, European Journal of Obstetrics & Gynecology and Reproductive Biology 159, Nr. 1 (2011): 127-31.

16. A. Elnashar et al., »N-Acetyl Cysteine vs. Metformin in Treatment of Clomiphene Citrate-Resistant Polycystic Ovary Syndrome: A Prospective Randomized Controlled Study«, Fertility and Sterility 88, Nr. 2 (2007): 406-9.

17. S. Ebrahimpour-Koujan et al., »Lower Glycemic Indices and Lipid Profile Among Type 2 Diabetes Mellitus Patients Who Received Novel Dose of Silybum Marianum (L.) Gaertn. (silymarin) Extract Supplement: A Triple-Blinded Randomized Controlled Clinical Trial«, Phytomedicine 44 (2018): 39–44.

18. S. Rahmani et al., »Treatment of Non-Alcoholic Fatty Liver Disease with Curcumin: A Randomized Placebo-Controlled Trial«, Phytotherapy Research 30, Nr. 9 (2016): 1540-48; Y. Panahi et al., »Efficacy and

Safety of Phytosomal Curcumin in Non-Alcoholic Fatty Liver Disease: A Randomized Controlled Trial«, Drug Research 67, Nr. 04 (2017): 244-51; R. Goodarzi et al., »Does Turmeric/Curcumin Supplementation Improve Serum Alanine Aminotransferase and Aspartate Aminotransferase Levels in Patients with Nonalcoholic Fatty Liver Disease? A Systematic Review and Meta-Analysis of Randomized Controlled Trials«, Phytotherapy Research 33, Nr. 3 (2019): 561-70; F. Mansour-Ghanaei et al., »Efficacy of Curcumin/Turmeric on Liver Enzymes in Patients with Non-Alcoholic Fatty Liver Disease: A Systematic Review of Randomized Controlled Trials«, Integrative Medicine Research 8, Nr. 1 (2019): 57–61; A. Ghaffari et al., »Turmeric and Chicory Seed Have Beneficial Effects on Obesity Markers and Lipid Profile in Non-Alcoholic Fatty Liver Disease (NAFLD)«, International Journal for Vitamin and Nutrition Research (2019).

19. K. Gabel et al., »Effects of 8-hour Time Restricted Feeding on Body Weight and Metabolic Disease Risk Factors in Obese Adults: A Pilot Study«, Nutrition and Healthy Aging 4, Nr. 4 (2018): 345-53, https://content.iospress.com/articles/nutrition-and-healthy-aging/nha170036.

20. M. N. Harvie, »The Effects of Intermittent or Continuous Energy Restriction on Weight Loss and Metabolic Disease Risk Markers: A Randomized Trial in Young Overweight Women«, International Journal of Obesity (London) 35 (2011): 714-27.
S. Gil et al., »A Smartphone App Reveals Diurnal Eating Patterns in Humans That Can Be Modulated for Health Benefits«, Cell Metabolism 22, Nr. 5 (2015): 789-98; G. M. Tinsley et al., »Effects of Intermittent Fasting on Body Composition«.

21. A. Chaix et al., »The Effects of Time-Restricted Feeding on Lipid Metabolism and Adiposity«, Adipocyte 4, Nr. 4 (2015): 319-24; H. Chung et al., »Time-Restricted Feeding Improves Insulin Resistance and Hepatic Steatosis in a Mouse Model of Postmenopausal Obesity«, Metabolism-Clinical and Experimental 65, Nr. 12 (2016): 1743-54.

22. A. Chaix et al., »Time-Restricted Feeding Is a Preventative and Therapeutic Intervention Against Diverse Nutritional Challenges«, Cell Metabolism 20, Nr. 6 (2014): 991–1005; R. Antoni et al., »Effects of Intermittent Fasting on Glucose and Lipid Metabolism«, Proceedings of the Nutrition Society 76, Nr. 3 (2017): 361–68.

23. G. C. Melkani et al., »Time Restricted Feeding for Prevention and Treatment of Cardiometabolic Disorders«, The Journal of Physiology 595, Nr. 12 (2017): 3691–700.

24. R. E. Patterson et al., »Intermittent Fasting and Human Metabolic Health«, Journal of the Academy of Nutrition and Dietetics 115, Nr. 8 (2015): 1203–12; C. R. Marinac et al., »Prolonged Nightly Fasting and Breast Cancer Prognosis«, JAMA Oncology 2, Nr. 8 (2016): 1049–55; L. A. Smith et al., »Translating Mechanism-Based Strategies to Break the Obesity-Cancer Link: A Narrative Review«, Journal of the Academy of Nutrition and Dietetics 118, Nr. 4 (2018): 652–67.

25. E. N. Manoogian et al., »Circadian Rhythms, Time-Restricted Feeding, and Healthy Aging«, Ageing Research Reviews 39 (2017): 59–67.

26. J. T. Haas et al., »Fasting the Microbiota to Improve Metabolism?« Cell Metabolism 26, Nr. 4 (2017): 584–85; R. Kivelä et al., »White Adipose Tissue Coloring by Intermittent Fasting«, Cell Research 27, Nr. 11 (2017): 1300–1301; G. Li et al., »Intermittent Fasting Promotes White Adipose Browning and Decreases Obesity by Shaping the Gut Microbiota«, Cell Metabolism 26, Nr. 4 (2017): 672–85.

27. S. Eslami et al., »Annual Fasting; The Early Calories Restriction for Cancer Prevention«, BioImpacts: BI 2, Nr. 4 (2012): 213–15; A. Zarrinpar et al., »Diet and Feeding Pattern Affect the Diurnal Dynamics of the Gut Microbiome«, Cell Metabolism 20, Nr. 6 (2014): 1006–17; A. Chaix et al. »The Effects of Time-Restricted Feeding«; J. L. Kaczmarek et al., »Complex Interactions of Circadian Rhythms, Eating Behaviors, and the Gastrointestinal Microbiota and Their Potential Impact on Health«, Nutrition Reviews 75, Nr. 9 (2017): 673–82; Li et al., »Intermittent Fasting Promotes White«; R. E. Patterson et al., »Metabolic Effects of Intermittent Fasting«, Annual Review of Nutrition 37 (2017): 371–93; E. Beli et al., »Restructuring of the Gut Microbiome by Intermittent Fasting Prevents Retinopathy and Prolongs Survival in db/db Mice«, Diabetes (2018): db180158.

28. S. Panda, »Circadian Physiology of Metabolism«, Science 354, Nr. 6315 (2016): 1008–15.

29. M. P. Mattson et al., »Impact of Intermittent Fasting on Health and Disease Processes«, Ageing Research Reviews 39 (2017): 46–58; B. K. Shin

et al., »Intermittent Fasting Protects Against the Deterioration of Cognitive Function, Energy Metabolism, and Dyslipidemia in Alzheimer's Disease-Induced Estrogen Deficient Rats«, Experimental Biology and Medicine 234, Nr. 4 (2018): 334–43.

30. M. Hatori et al., »Time-Restricted Feeding Without Reducing Caloric Intake Prevents Metabolic Diseases in Mice Fed a High-Fat Diet«, Cell Metabolism 15, Nr. 6 (2012): 848–60.

31. K. M. Pursey et al., »Neural Responses to Visual Food Cues According to Weight Status: A Systematic Review of Functional Magnetic Resonance Imaging Studies«, Frontiers in Nutrition 1 (2017): 7–18.

32. Das habe ich von Dr. Jeffrey Becker in einer Vorlesung gelernt, die er am Institut für Integrative Psychiatrie hielt. Er empfiehlt 1 TL MCT-Öl auf der Arbeit oder einen halben Nährstoffriegel am Nachmittag, um das Verlangen nach Alkohol zu vermeiden.

33. M. C. Houston, »Treatment of Hypertension with Nutraceuticals, Vitamins, Antioxidants, and Minerals«, Expert Review of Cardiovascular Therapy 5, Nr. 4 (2007): 681–91; S. T. Sinatra et al., Nutritional and Integrative Strategies in Cardiovascular Medicine (Boca Raton, FL: CRC Press, 2015); L. Rochette et al., »Alpha-Lipoic Acid: Molecular Mechanisms and Therapeutic Potential in Diabetes«, Canadian Journal of Physiology and Pharmacology 93, Nr. 12 (2015): 1021–27; S. Kucukgoncu et al., »Alpha-Lipoic Acid (ALA) as a Supplementation for Weight Loss: Results from a Meta-Analysis of Randomized Controlled Trials«, Obesity Reviews 18, Nr. 5 (2017): 594–601.

34. Rochette et al., »Alpha-Lipoic Acid«.

35. K. H. Weylandt et al., »Omega-3 Fatty Acids and Their Lipid Mediators: Towards an Understanding of Resolvin and Protectin Formation«, Prostaglandins & Other Lipid Mediators 97, Nr. 3–4 (2012): 73–82; R. Ramaswami et al., »Fish Oil Supplementation in Pregnancy«, New England Journal of Medicine 375, Nr. 26 (2016): 2599–601.

36. Yang et al., »Ratio of N-3/N-6 PUFAs«; C. J. Fabian et al., »Omega-3 Fatty Acids for Breast Cancer Prevention and Survivorship«, Breast Cancer Research 17, Nr. 1 (2015): 1–11.

37. M. Houston, Personalized and Precision Integrative Cardiovascular

Medicine (Philadelphia: Lippincott Williams & Wilkins, 2019); Z. Ilyas et al., »The Effect of Berberine on Weight Loss in Order to Prevent Obesity: A Systematic Review«, Biomedicine & Pharmacotherapy 127 (2020): 110137; M. Rondanelli et al., »Polycystic Ovary Syndrome Management: A Review of the Possible Amazing Role of Berberine«, Archives of Gynecology and Obstetrics (2020): 1–8.

38. C. N. Serhan, »Pro-Resolving Lipid Mediators Are Leads for Resolution Physiology«, Nature 510, Nr. 7503 (2014): 92–101; C. N. Serhan et al., »Resolvins in Inflammation: Emergence of the Pro-Resolving Superfamily of Mediators«, The Journal of Clinical Investigation 128, Nr. 7 (2018): 2657–69; P. C. Norris et al., »Identification of Specialized Pro-Resolving Mediator Clusters from Healthy Adults After Intravenous Low-Dose Endotoxin and Omega-3 Supplementation: A Methodological Validation«, Scientific Reports 8, Nr. 1 (2018): 1–13.

39. C. C. Douglas et al., »Role of Diet in the Treatment of Polycystic Ovary Syndrome«, Fertility and Sterility 85, Nr. 3 (2006): 679–88; Gottfried, The Hormone Cure; M. McGrice et al., »The Effect of Low Carbohydrate Diets on Fertility Hormones and Outcomes in Overweight and Obese Women: A Systematic Review«, Nutrients 9, Nr. 3 (2017): 204; L. Barrea et al., »Source and Amount of Carbohydrate in the Diet and Inflammation in Women with Polycystic Ovary Syndrome«, Nutrition Research Reviews 31, Nr. 2 (2018): 291–301; L. Barrea et al., »Adherence to the Mediterranean Diet, Dietary Patterns, and Body Composition in Women with Polycystic Ovary Syndrome (PCOS)«, Nutrients 11, Nr. 10 (2019): 2278.

40. Mavropoulos et al., »The Effects of a Low-Carbohydrate«; Gottfried, The Hormone Cure; D. Kulak et al., »Should the Ketogenic Diet Be Considered for Enhancing Fertility?« Maturitas 74, Nr. 1 (2013): 10–13; Muscogiuri et al., »Current Insights into Inositol Isoforms«; M. Melanie et al., »The Effect of Low Carbohydrate Diets on Fertility Hormones and Outcomes in Overweight and Obese Women: A Systematic Review«, Nutrients 9, Nr. 3 (2017): 204; M. Caprio et al., »Very-Low-Calorie Ketogenic Diet (VLCKD) in the Management of Metabolic Diseases: Systematic Review and Consensus Statement from the Italian Society of Endocrinology (SIE)«, Journal of Endocrinological Inves-

tigation 42, Nr. 11 (2019): 1365–86; Paoli et al., »Effects of a Ketogenic Diet in Overweight Women«.

41. Gottfried, The Hormone Cure; M. J. Carvalho et al., »Controversial Association Between Polycystic Ovary Syndrome and Breast Cancer«, European Journal of Obstetrics & Gynecology and Reproductive Biology 243 (2019): 125–32.
42. A. Balen, »Polycystic Ovary Syndrome and Cancer«, Human Reproduction Update 7, Nr. 6 (2001): 522–25; Gottfried, The Hormone Cure; C. C. Shen et al., »A Nationwide Population-Based Retrospective Cohort Study of the Risk of Uterine, Ovarian, and Breast Cancer in Women with Polycystic Ovary Syndrome«, The Oncologist 20, Nr. 1 (2015): 45; F. Shobeiri et al., »The Association Between Polycystic Ovary Syndrome and Breast Cancer: A Meta-Analysis«, Obstetrics & Gynecology Science 59, Nr. 5 (2016): 367–72.
43. Gottfried, The Hormone Cure; J. Barry et al., »Risk of Endometrial, Ovarian, and Breast Cancer in Women with Polycystic Ovary Syndrome: A Systematic Review and Meta-Analysis«, Human Reproduction Update 20, Nr. 5 (2014): 748–58; M. Gottschau et al., »Risk of Cancer Among Women with Polycystic Ovary Syndrome: A Danish Cohort Study«, Gynecologic Oncology 136, Nr. 1 (2015): 99–103; H. R. Harris et al., »Polycystic Ovary Syndrome and Risk of Endometrial, Ovarian, and Breast Cancer: A Systematic Review«, Fertility Research and Practice 2, Nr. 1 (2016): 14; D. C. Ding et al., »Association Between Polycystic Ovarian Syndrome and Endometrial, Ovarian, and Breast Cancer: A Population-Based Cohort Study in Taiwan«, Medicine 97, Nr. 39 (2018).
44. Gottfried, The Hormone Cure; Barry et al., »Risk of Endometrial, Ovarian, and Breast Cancer«; Shen et al., »A Nationwide Population-Based Retrospective«;
Gottschau et al., »Risk of Cancer Among Women«; Harris et al., »Polycystic Ovary Syndrome«; Ding et al., »Association Between Polycystic Ovarian Syndrome«.

KAPITEL 7: ÜBERGANG

1. R. R. Wing et al., »Weight Gain at the Time of Menopause«, Archives of Internal Medicine 151, Nr. 1 (1991): 97–102; G. M. Van Dijk et al., »The Association Between Vasomotor Symptoms and Metabolic Health in Peri- and Postmenopausal Women: A Systematic Review«, Maturitas 80, Nr. 2 (2015): 140–47; P. Tuomikoski et al., »Vasomotor Symptoms and Metabolic Syndrome«, Maturitas 97 (2017): 61–65; S. Sayan et al., »Relationship Between Vasomotor Symptoms and Metabolic Syndrome in Postmenopausal Women«, Journal of International Medical Research 46, Nr. 10 (2018): 4157–66.
2. V. D. Longo et al., »Fasting, Circadian Rhythms, and Time-Restricted Feeding in Healthy Lifespan«, Cell Metabolism 23, Nr. 6 (2016): 1048–59.
3. F. Coucke, »Food Intolerance in Patients with Manifest Autoimmunity: Observational Study«, Autoimmunity Reviews 17, Nr. 11 (2018): 1078–80.
4. T. C. Wallace et al., »Dairy Intake Is Not Associated with Improvements in Bone Mineral Density or Risk of Fractures Across the Menopause Transition: Data from the Study of Women's Health Across the Nation«, Menopause 27, Nr. 8 (2020): 879–86.
5. A. Trichopoulou et al., »Healthy Traditional Mediterranean Diet: An Expression of Culture, History, and Lifestyle«, Nutrition Reviews 55, Nr. 11 (1997): 383–89; S. Dernini, »The Erosion and the Renaissance of the Mediterranean Diet: A Sustainable Cultural Resource«, Quaderns de la Mediterrania 16 (2011): 75–82; T. I. Gonzalez, »The Mediterranean Diet: Consumption, Cuisine, and Food Habits«, in MediTERRA 2012: The Mediterranean Diet for Sustainable Regional Development, ed. F. Mombiela (Paris: CIHEAM Sciences/Presses de Sciences Po, 2012), 115–32; N. R. Sahyoun et al., Historical Origins of the Mediterranean Diet, Regional Dietary Profiles, and the Development of the Dietary Guidelines (Totowa, NJ: Humana Press, 2016), 43–56; C. M. Lăcătusu et al., »The Mediterranean Diet: From an Environment-Driven Food Culture to an Emerging Medical Prescription«, International Journal of Environmental Research and Public Health 16, Nr. 6 (2019): 942.
6. M. De Lorgeril et al., »Mediterranean Alpha-Linolenic Acid-Rich Diet

in Secondary Prevention of Coronary Heart Disease«, The Lancet 343, Nr. 8911 (1994): 1454–59; M. De Lorgeril et al., »Mediterranean Diet, Traditional Risk Factors, and the Rate of Cardiovascular Complications After Myocardial Infarction: Final Report of the Lyon Diet Heart Study«, Circulation 99, Nr. 6 (1999): 779–85; R. Estruch et al., »Retraction and Republication: Primary Prevention of Cardiovascular Disease with a Mediterranean Diet«, New England Journal of Medicine 368 (2013): 1279–90; M. Sotos-Prieto et al., »Assessing Validity of Self-Reported Dietary Intake Within a Mediterranean Diet Cluster Randomized Controlled Trial among US Firefighters«, Nutrients 11, Nr. 9 (2019): 2250.

7. J. Salas-Salvado et al., »Effect of a Mediterranean Diet Supplemented with Nuts on Metabolic Syndrome Status: One-Year Results of the PREDIMED Randomized Trial«, Archives of Internal Medicine 168, Nr. 22 (2008): 2449–58; M. T. Mitjavila et al., »The Mediterranean Diet Improves the Systemic Lipid and DNA Oxidative Damage in Metabolic Syndrome Individuals: A Randomized, Controlled Trial«, Clinical Nutrition 32, Nr. 2 (2013): 172–78; N. Di Daniele et al., »Impact of Mediterranean Diet on Metabolic Syndrome, Cancer, and Longevity«, Oncotarget 8, Nr. 5 (2017): 8947–79; M. Finicelli et al., »Metabolic Syndrome, Mediterranean Diet, and Polyphenols: Evidence and Perspectives«, Journal of Cell Physiology 234, Nr. 5 (2019): 5807–26.

8. O. Ajala et al., »Systematic Review and Meta-Analysis of Different Dietary Approaches to the Management of Type 2 Diabetes«, American Journal of Clinical Nutrition 97, Nr. 3 (2013): 505–16; J. Salas-Salvado et al., »Prevention of Diabetes with Mediterranean Diets: A Subgroup Analysis of a Randomized Trial«, Annals of Internal Medicine 160, Nr. 1 (2014): 1–10; die veröffentlichte Korrektur erschien in 169, Nr. 4 (2018): 271–272.

9. Shai et al., »Weight Loss with a Low-Carbohydrate«; F. M. Sacks et al., »Comparison of Weight-Loss Diets with Different Compositions of Fat, Protein, and Carbohydrates«, New England Journal of Medicine 360, Nr. 9 (2009): 859–73; C. Haro et al., »Two Healthy Diets Modulate Gut Microbial Community Improving Insulin Sensitivity in a Human Obese Population«, Journal of Clinical Endocrinology Metabolism 101, Nr. 1 (2016): 233–42.

10. N. Di Daniele et al., »Impact of Mediterranean Diet on Metabolic Syndrome, Cancer, and Longevity«, Oncotarget 8, Nr. 5 (2017): 8947–79.

11. E. Toledo et al., »Mediterranean Diet and Invasive Breast Cancer Risk Among Women at High Cardiovascular Risk in the PREDIMED Trial: A Randomized Clinical Trial«, JAMA Internal Medicine 175, Nr. 11 (2015): 1752–60.

12. E. H. Martinez-Lapiscina et al., »Mediterranean Diet Improves Cognition: The PREDIMED-NAVARRA Randomised Trial«, Journal of Neurology and Neurosurgery Psychiatry 84, Nr. 12 (2013): 1318–25; A. Knight et al., »A Randomised Controlled Intervention Trial Evaluating the Efficacy of a Mediterranean Dietary Pattern on Cognitive Function and Psychological Wellbeing in Healthy Older Adults: The MedLey Study«, BMC Geriatrics (2015): 15:55; C. Valls-Pedret et al., »Mediterranean Diet and Age-Related Cognitive Decline: A Randomized Clinical Trial«, JAMA Internal Medicine 175, Nr. 7 (2015): 1094–103.

13. J. E. de la Rubia Ortí et al., »Improvement of Main Cognitive Functions in Patients with Alzheimer's Disease After Treatment with Coconut Oil Enriched Mediterranean Diet: A Pilot Study«, Journal of Alzheimer's Disease 65, Nr. 2 (2018): 577–87.

14. S. I. Katz et al., »Randomized-Controlled Trial of a Modified Mediterranean Dietary Program for Multiple Sclerosis: A Pilot Study«, Multiple Sclerosis Related Disorders 36 (2019): 101403.

15. O. Ajala et al., »Systematic Review and Meta-Analysis«.

16. J. L. Steiner et al., »Impact of Alcohol on Glycemic Control and Insulin Action«, Biomolecules 5, Nr. 4 (2015): 2223–46; M. B. Esser et al., »Peer Reviewed: Prevalence of Alcohol Dependence Among US Adult Drinkers, 2009–2011« Preventing Chronic Disease 11 (2014); R. W. Wilsnack et al., »Gender Differences in Binge Drinking: Prevalence, Predictors, and Consequences«, Alcohol Research: Current Reviews 39, Nr. 1 (2018): 57–76.

17. K. Bogusz et al., »Prevalence of Alcohol Use Disorder Among Individuals Who Binge Eat: A Systematic Review and Meta-Analysis«, Addiction (2020). doi: 10.1111/add.15155.

STICHWORTVERZEICHNIS

ÜBER DIE AUTORIN

Sara Gottfried ist approbierte Ärztin mit Abschluss der Harvard Medical School und des Massachusetts Institute of Technology. Ihre Facharztausbildung schloss sie an der University of California in San Francisco ab. In den letzten zwei Jahrzehnten hat Gottfried mehr als 25.000 Patientinnen nach ihren Prinzipien der evidenzbasierten integrativen, personalisierten und funktionalen Medizin behandelt.

Sara Gottfried ist neben ihrer Tätigkeit als Ärztin international gefragte Vortragsrednerin. Sie ist klinische Assistenzprofessorin in der Abteilung für Integrative Medizin und Ernährungswissenschaften am Sidney Kimmel Medical College der Thomas Jefferson University und Leiterin der Abteilung für personalisierte Medizin am Marcus Institute of Integrative Health. Sie hat drei New-York-Times-Bestseller veröffentlicht: *Die Hormondiät*, *The Hormone Cure* und *10 Jahre jünger!* Mehr erfahren Sie unter www.Saragottfriedmd.com

Weitere Titel im Unimedica-Verlag

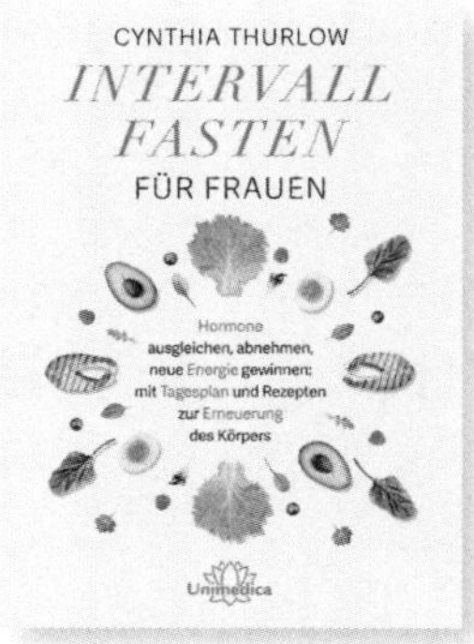

Cynthia Thurlow

Intervallfasten für Frauen

Hormone ausgleichen, abnehmen, neue Energie gewinnen: mit Tagesplan und Rezepten zur Erneuerung des Körpers

384 S., kart., € 24,80

Entdecken Sie das Geheimnis der Erneuerung Ihres Körpers!

Dieses speziell für Frauen entwickelte sechswöchige Fastenprogramm verändert alles – unabhängig davon, ob frau sich im Zyklus, in der Menopause oder danach befindet. Es basiert auf dem 16:8-Fastenmodell und erklärt die erstaunliche Wirkung auf sämtliche Körperprozesse. Von zentraler Bedeutung ist dabei der Hormonhaushalt, von dem unser Wohlbefinden, gesunder Schlaf, die Fettverbrennung, eine regelmäßige Entgiftung und unsere Lebensenergie abhängig sind.

Dieses einzigartige Programm wird Ihnen helfen,
- kontinuierlich Gewicht zu verlieren und dieses ohne Hunger zu halten,
- einen geregelten Zyklus zu haben und die Symptome der Menopause zu lindern,
- körperliche und geistige Energie den ganzen Tag über zu erleben und den Alterungsprozess aufzuhalten!

Mit Tagesplänen, 50 Rezeptvorschlägen, Empfehlungen für Heilkräuter und Nahrungsergänzungsmittel kann dieses Buch ihr Leben verändern: Nach 45 Tagen werden Sie süchtig sein nach Intervallfasten und es als Lebensstil beibehalten wollen!

»Dieses bahnbrechende, gründlich recherchierte Buch ist der einzige Diätplan, der wirklich auf Frauen zugeschnitten ist.« – Dr. Benjamin Bikman, Wissenschaftler und Autor von *Warum wir krank werden*

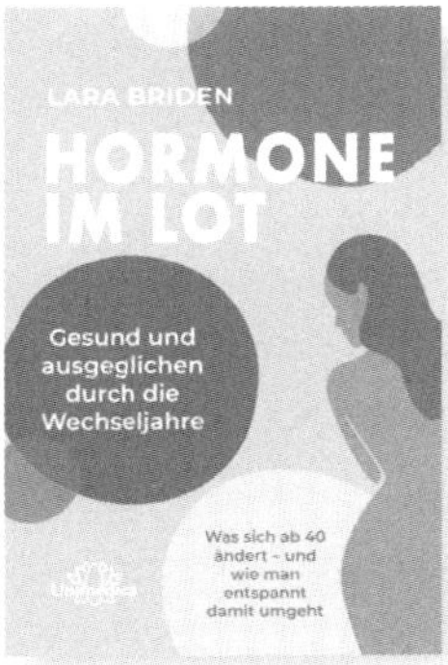

Lara Briden

Hormone im Lot

Gesund und ausgeglichen durch die Wechseljahre.

Was sich ab 40 ändert – und wie man entspannt damit umgeht

328 S., kart., € 22,80

Den Herausforderungen der Hormonumstellung positiv begegnen

Viele Frauen, die auf die 40 zugehen, haben Angst vor der Menopause. Vor allen Dingen fürchten sie die Symptome, aber auch das damit einhergehende Stigma. Lara Briden, Expertin für Frauenheilkunde, beschäftigt sich seit Langem mit den Wechseljahren. In ihrem Ratgeber »Hormone im Lot« bietet sie umfassende Hilfe zur Bewältigung der Hormonumstellung und gibt wertvolle Tipps zu Ernährung, Gesundheit und Prävention.

Anhand zahlreicher Fallbeispiele aus der Praxis der Autorin erfahren Betroffene, wie sie die Herausforderungen gut überstehen und was gegen Auswirkungen wie Hitzewallungen, Schlaflosigkeit, Gedächtnisprobleme, Zyklusbeschwerden, Stimmungsschwankungen, Gewichtszunahme und Schmerzen am besten hilft.

Ein einfühlsamer, verständlich geschriebener Begleiter für einen gesunden Umgang mit der Perimenopause, Menopause und Postmenopause. Für einen ausgeglichenen Hormonhaushalt und einen gelungenen Start in einen neuen, positiven Lebensabschnitt.

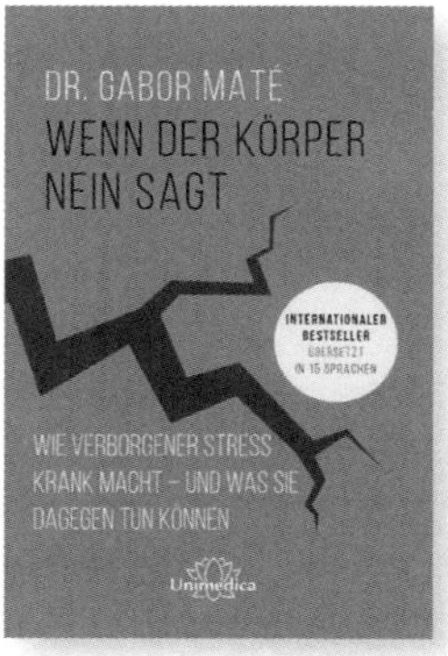

Dr. Gabor Maté

Wenn der Körper nein sagt

Wie verborgener Stress krank macht und was Sie dagegen tun können.

Internationaler Bestseller übersetzt in 15 Sprachen.

328 S., kart., € 24,80

Ein Must-read für Patienten und Ärzte: Es kann Leben retten.

– Peter Levine, Bestseller-Autor

Kann ein Mensch buchstäblich an Einsamkeit sterben? Gibt es einen Zusammenhang zwischen der Fähigkeit, Gefühle auszudrücken, und Alzheimer? Gibt es so etwas wie eine „Krebspersönlichkeit"?

Das Buch WENN DER KÖRPER NEIN SAGT von DR. GABOR MATÉ stützt sich auf wissenschaftliche Forschungsergebnisse und die jahrzehntelange Erfahrung des Autors als praktizierender Arzt. Das Buch gibt Antworten auf diese und andere wichtige Fragen zur Bedeutung der Leib-Seele-Einheit in Bezug auf Krankheit und Gesundheit sowie auf die Rolle, die Stress, Stressbewältigung und die individuelle emotionale Verfassung bei vielen häufig vorkommenden Krankheiten spielen.

Klug und einfach nachvollziehbar liefert der Autor:

- Antworten auf die Rolle der Körper-Geist-Verbindung bei Krankheiten wie Arthritis, Krebs, Diabetes, Herzerkrankungen, Alzheimer, Reizdarmsyndrom und Multipler Sklerose
- zahlreiche aufschlussreiche Fallstudien und Geschichten von bekannten Persönlichkeiten wie Betty Ford (Brustkrebs), Ronald Reagan (Alzheimer) und Lance Armstrong (Hodenkrebs)
- 7 Prinzipien zu Prävention und Heilung von Krankheitsbildern

WENN DER KÖRPER NEIN SAGT vermittelt neue Kenntnisse und verbessert die Heilchancen von Betroffenen. Es lehrt unter einer Krankheit zu verstehen, dass der Körper ab einem gewissen Punkt nein zu dem sagt, was der Geist nicht einmal wahrnimmt.

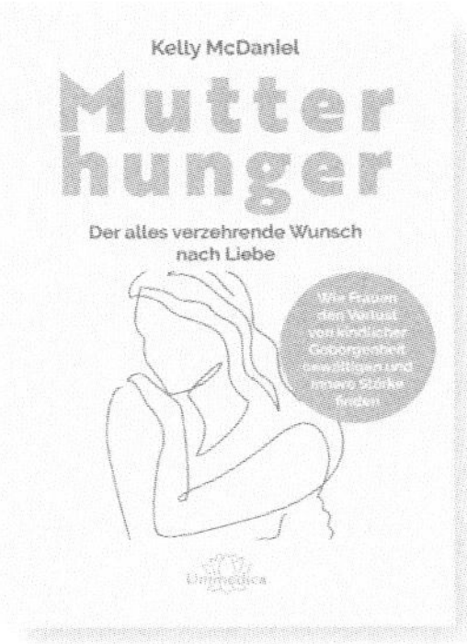

Kelly McDaniel

Mutterhunger

Der alles verzehrende Wunsch nach Liebe

320 S., kart., € 18,90

Wie Frauen den Verlust von kindlicher Geborgenheit bewältigen und innere Stärke finden

Es fühlt sich an wie eine Bürde, die alles bestimmt: das unstillbare Bedürfnis nach Geliebtwerden, glücklose Beziehungen, exzessives Essen, der Drang nach Alkohol oder anderen Ersatzbefriedigungen, um die innere Leere zu füllen. Dahinter steckt eine tiefe Sehnsucht nach mütterlicher Liebe.
Doch es gibt Wege aus dem Teufelskreis destruktiver Verhaltensweisen und orientierungsloser Suche in ein erfülltes Leben mit gesunden Beziehungen. Traumatherapeutin Kelly McDaniel zeigt, wie in der Kindheit versäumte Fürsorge, Schutz und Führung zurückgeholt werden können, die für die Entwicklung des Urvertrauens unerlässlich sind. Ihre eindringliche Botschaft: Damit Heilung geschehen kann, müssen wir zunächst benennen, was uns fehlt! Mit »Mutterhunger« gibt sie diesem Schmerz erstmals einen Namen und beleuchtet somit das mit Scham behaftete Gefühl von Bedürftigkeit.
Von emotionalem Missbrauch bis zu schwerer Vernachlässigung – dieser Leitfaden liefert den Kompass, um den Kampf mit der Einsamkeit zu beenden und schrittweise neue Perspektiven zu schaffen. Auf wissenschaftlichen Erkenntnissen basierend schafft er Klarheit über das eigene unbewusste Bindungsverhalten und bietet therapeutische Werkzeuge wie Übungen zur Korrektur von falschen frühkindlichen Prägungen.

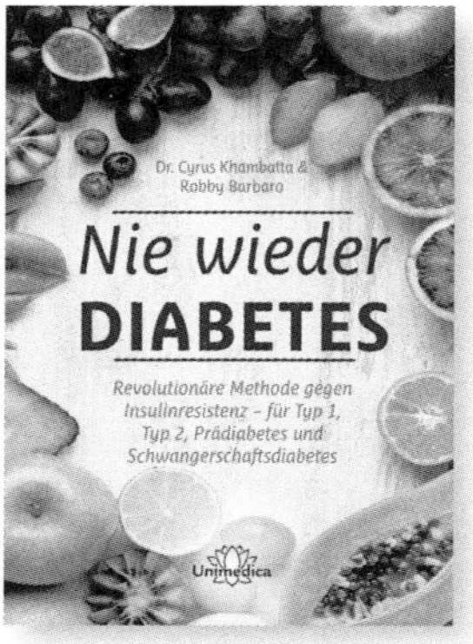

Robby Barbaro / Dr. Cyrus Khambatta

Nie wieder Diabetes

Revolutionäre Methode gegen Insulinresistenz – für Typ 1, Typ 2, Prädiabetes und Schwangerschaftsdiabetes

384 S., kart., € 24,80

Bekommen Sie Ihren Zucker in den Griff!

»Dieses Buch wird Ihre Einstellung zu Diabetes grundlegend verändern. Es wurde von zwei jungen Männern geschrieben, die beide mit der Diagnose Diabetes Typ 1 leben. Sie geben Ihnen einen klaren Leitfaden an die Hand, damit Sie die Physiologie der Insulinresistenz besser verstehen und Ihren Diabetes mit fundierten wissenschaftlichen Fakten umkehren können.« - Dr. Michael Greger, Autor des weltweiten Bestsellers HOW NOT TO DIE

Egal ob Typ-1- oder Typ-2-Diabetes, Prä- oder Schwangerschaftsdiabetes: Heilung ist möglich! Dr. Cyrus Khambatta, Biologe, und Robby Barbaro, Ernährungswissenschaftler, haben eine bahnbrechende Methode entwickelt, die den Umgang mit allen Arten von Diabetes revolutioniert: Sie bieten einen einfachen Schritt-für-Schritt-Plan, um den Blutzucker endlich ins Lot zu bringen.

Die Methode der Autoren, die beide selbst Betroffene sind, basiert auf der dauerhaften Umkehrung der Insulinresistenz. Eine kohlenhydratarme, fettreiche Ernährung verbessert die Blutzuckerwerte zwar kurzfristig, langfristig steigt jedoch das Risiko für chronische Krankheiten wie Bluthochdruck, hoher Cholesterinspiegel, Fettleber oder Krebs. Dabei lässt sich mit einer angepassten Ernährung kohlenhydratreiche Vollwertkost genießen und gleichzeitig der Blutzucker senken.

Lernen Sie, wie Sie Ihr ideales Körpergewicht erreichen, Ihre Verdauung verbessern, Energie gewinnen, ein aktives Leben führen – und weiterhin Schlemmen, bis Sie wirklich satt sind!

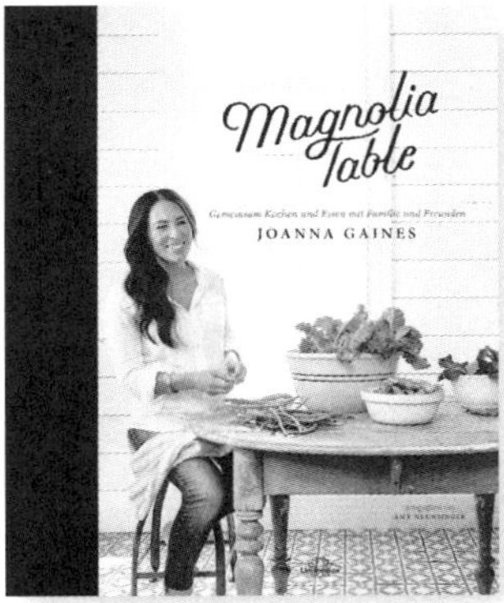

Joanna Gaines

Magnolia Table 1

Gemeinsam kochen und essen mit Familie und Freunden

336 S., geb., € 34,90

Ein gemeinsames, großartiges Essen ist die schönste Art, um Familie und Freundschaft zu feiern.

Mit Magnolia Table präsentiert der bekannte TV-Star Joanna Gaines 125 abwechslungsreiche und raffinierte Gerichte für die ganze Familie – leidenschaftlich und phantasievoll direkt aus dem Herzen. Chicken Pot Pie, Gaines Brothers Burger, Schoko-Cookies: Die Gründerin der Lifestylemarke Magnolia gibt eine moderne Auswahl amerikanischer Klassiker für jeden Geschmack und jede Gelegenheit.

Aus ihrer Liebe zum Garten lässt sie saisonale Produkte aus eigenem Anbau in ihre Rezeptideen einfließen.

Der New York Times Bestseller wird abgerundet mit persönlichen Geschichten des Star-Ehepaars und mit stimmungsvollen Fotos.

Magnolia Table lädt dazu ein, mit Joanna Gaines und ihrer Familie den Tisch zu teilen.

»Joanna Gaines ist eine multimediale Kraft, mit der man rechnen muss… Gaines wirkt im Fernsehen so sympathisch, zugänglich und real, und ihr Charme und ihre Anmut lassen sich mühelos auf jede Seite von Magnolia Table übertragen.« *Philadelphia Inquirer*